精编
药物学理论与应用 ‹

张 倩　李福丽　庄光兰　主编
王安芳　王 静　李学敏

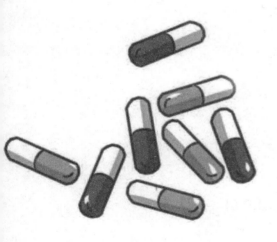

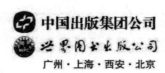

中国出版集团公司

世界图书出版公司

广州·上海·西安·北京

图书在版编目（CIP）数据

精编药物学理论与应用 / 张倩等主编. -- 广州：
世界图书出版广东有限公司，2022.7
ISBN 978-7-5192-9636-0

Ⅰ.①精…　Ⅱ.①张…　Ⅲ.①药物学　Ⅳ.①R9

中国版本图书馆CIP数据核字(2022)第112978号

书　　　名	精编药物学理论与应用
	JINGBIAN YAOWUXUE LILUN YU YINGYONG
主　　　编	张　倩　李福丽　庄光兰　王安芳　王　静　李学敏
责任编辑	曹桔方
责任技编	刘上锦
出版发行	世界图书出版有限公司　世界图书出版广东有限公司
地　　　址	广州市海珠区新港西路大江冲25号
邮　　　编	510300
电　　　话	020-84460408
网　　　址	http//www.gdst.com.cn
邮　　　箱	wpc_gdst@163.com
经　　　销	各地新华书店
印　　　刷	三河市嵩川印刷有限公司
开　　　本	787mm×1092mm　1/16
印　　　张	19
字　　　数	567千字
版　　　次	2022年7月第1版　2022年7月第1次印刷
国际书号	ISBN 978-7-5192-9636-0
定　　　价	188.00元

咨询、投稿：020-84460408　gdstcjf@126.com

编 委 会

前　　言

药物治疗学是通过药物特有的药理作用,对机体病变部位或疾病的病理生理过程产生影响,以达到治疗疾病为目的的一门学科。临床药学作为现代医院药学的核心,是一门运用药学专业理论与临床实践,以患者为中心,确保患者用药安全的应用型学科。临床用药是临床医务人员的基本技能,由于医药科学发展迅速,疾病种类,诊断指标,药物的品种和剂型、规格都发生了变化,临床医务人员,特别是基层临床药师,迫切需要可便捷查阅药物信息的图书。为了能更好地应用临床药学专业知识参与临床用药,为药师及医师提供安全用药指导,编者编写了本书。

本书从临床合理用药与药物不良反应开始讲起,之后详细阐述了神经系统、呼吸系统、循环系统、血液系统、消化系统、内分泌系统、泌尿系统、风湿免疫系统、抗肿瘤、女性生殖系统、骨科等现代医学临床用药。

在本书的编写过程中,编者参阅了大量文献资料,并结合临床工作的实践经验和认知,使读者在学习药学理论知识的同时,能更为深刻地理解并掌握书中理论在具体临床实践中的应用。本书专业性强、简洁实用,是临床药师及基层医师不可缺少的工具书。

由于编者水平有限,若本书内容存在不妥之处,恳请广大读者批评指正。

编　者

目　　录

第一章　合理用药与药物不良反应

第一节　合理用药

在现代医疗活动中,药物对疾病的防治占有相当重要的地位。随着科学技术的发展,药物的更新换代正在加快,新药物种层出不穷。但是药物使用是一把"双刃剑",一方面,它可以防治疾病;另一方面,它也可能引起严重的不良后果。判断药物的效果如何、是有益还是有害,取决于其是否合理应用。合理用药可以取得良好的治疗效果;而不合理应用,轻则疗效不佳、延误诊断和治疗,重则加重病情,甚至导致患者死亡。如何合理用药,是一个迫切需要解决的实际问题。

现代药学的发展主要经历了三个阶段,即传统的以药品供应为中心的阶段,参与临床用药实践、促进合理用药为主的临床药学阶段和更高层次的以患者为中心、强调改善患者生命质量的药学服务阶段。药学服务阶段反映了现代医药学服务模式和健康的新观念,体现了"以人为本"的宗旨。

一、基本概念

(一)合理用药的含义

合理用药的现代含义是指以现代的、系统的医药知识,在了解疾病和药物的基础上,从大卫生观出发,安全、有效、经济地使用药物,从而达到以最小的卫生资源投入,取得最大的医疗效果和社会效益。合理用药的宗旨就是开展以患者为中心、全方位的药学服务,推进社会用药的合理性,提高人们的健康水平。

1987年,世界卫生组织(WHO)的合理用药标准有五条:①开具处方的药物应适宜。②在适宜的时间,以公众能支付的价格保证药物供应。③正确地调剂处方。④以准确的剂量,正确的用法和用药时间服用药物。⑤确保药物质量安全、有效。

合理用药的基本要素:绝对合理用药也是难以达到的,一般所指的合理用药只是相对的,当今比较公认的合理用药应包含安全、有效、经济与适当这四个基本要素。

(二)合理用药的内容

合理用药是一个涉及面很广的课题。药物合理使用的目的是追求药物治疗中获得最大疗效和最大安全。因此,合理用药首先必须合理诊断,只有诊断正确,才能针对病因、病症选择适当的药物进行治疗。在药物治疗中,应充分地考虑到影响药物治疗的各种因素,包括患者的生理状态、病理状态、药物相互作用、环境因素、用药时间、遗传因素、精神因素、饮食状态、过敏史、是否吸烟喝酒等各种情况。同时,要按照每位患者的具体情况,选择适当的给药方法、药物剂量、剂型、给药间隔时间、给药途径、疗程长短等。在患者用药过程中,应密切观察药效及不良反应,及时调整药物及剂量、给药时间等。

(三)合理用药的参与者

各级医师、药师、护理人员和患者本人都是合理用药的参与者。

医师是合理用药的主角。医师的正确诊断,是合理用药的基础,这就要求医师具有高尚的医德、精湛的医术和广博的药学知识。

药师与医师的不同之处是药学知识丰厚而临床知识相对不足。现代医药学正在互相渗透,随着临床药理、临床药学、药学服务的开展,临床药师在合理用药中发挥着重要的作用。

护理人员在执行医嘱时,直接将药物作用于患者并担当着观察病情、反馈疗效的责任,其作用不容忽视。

患者本人是否能按医嘱用药,也直接影响着药物的效果。随着国家非处方药(OTC)的实行,要求每位公民都应具有一定的医药卫生知识,才能在"小病上药房,大病上医院"的过程中,避免因不合理用药而增加痛苦。因此,每位患者或健康者均是合理用药的参与者。

二、基本知识

(一)药的相关概念

1.药

药是人类用以防治疾病、康复保健、计划生育的特殊物质,是"药物"和"药品"两个概念的统称,必须经过科学论证其治疗效能,并经省级以上卫生行政部门批准后,方可作为市场上允许出售的特殊商品。

2.药物

药物是泛指对疾病具有治疗、预防作用的物质。

3.药品

药品是指用于预防、治疗人的疾病,有目的地调节人的生理功能,并规定有适应证或者功能主治、用法和用量的物质。包括中药材、中药饮片、中成药、化学原料药及其制剂、抗生素、生物制品、放射性药品、血清疫苗、血液制品和诊断药品等。

4.药品的特殊性

药品是特殊商品,表现在以下几点:①专用性——药品具有治病救人和康复保健的专属性,这种专属性只有通过医师的检查、诊断,并在医师的指导下合理使用,才能发挥出来;②两重性——药品既可治病,又可致命,用之得当,能祛病延年,造福患者,反之则可以危害患者健康和生命安全,甚至祸国殃民,造成恶果;③质量的可靠性——药品是治病救人的必需品,国家规定了各种药品的质量标准和检验制度,只有质量合格的药品才能被安全、合理地使用。

5.中药

中药是指在中医药理论体系指导下,用于预防、治疗、诊断疾病,并具有康复与保健作用的物质。

6.西药

西药是指用西医药理论体系的术语表达药物性能、功效和使用规律,并且按西医的理论指导应用的药物。

7.成药

成药是指根据疗效显著和稳定性较大的成分制成的特殊制品,如去痛片、清凉油等。

8.中成药

中成药是以中药材为原料,在中医药理论指导下,为了预防及治疗疾病的需要,按规定的处方和制剂工艺将其加工制成一定剂型的中药制品,是经国家药品监督管理部门批准的商品化的一类中药制剂。

9.麻醉药品

麻醉药品是指对中枢神经有麻醉作用,连续使用、滥用或者不合理使用,易产生身体依赖性和精神依赖性,能成瘾癖的药品。常用的麻醉药品有醋托啡、乙酰阿法甲基芬太尼、醋美沙朵等。

10.麻醉药

麻醉药是指用药物或非药物方法使机体或机体局部暂时可逆性失去知觉及痛觉,多用于手术或某些疾病治疗的药剂。

11.精神药品

精神药品是指直接作用于中枢神经系统,使之兴奋或抑制,连续使用能产生依赖性的药品。依据人体对精神药品产生的依赖性和危害人体健康的程度,将其分为一类和二类精神药品。

12.特殊药品

特殊药品是指国家制定法律制度,实行比其他药品更加严格的管制药品。麻醉药品、精神药品、医疗用毒性药品、放射性药品等属于特殊管理药品,在管理和使用过程,应严格执行国家有关管理规定。

13.新药

新药是指化学结构、药品组分和药理作用不同于现有药品的药物。根据 2016 年发布的《化学药品注册分类改革工作方案》,新药是指境内外均未上市的创新药,指含有新的结构明确、具有药理作用的化合物,且具有临床价值的药品。境内外均未上市的改良型新药是指在已知活性成分的基础上,对其结构、剂型、处方工艺、给药途径、适应证等进行优化,且具有明显临床优势的药品。

14.假药

《中华人民共和国药品管理法》(简称《药品管理法》)规定,有下列情形之一的为假药。

(1)药品所含成分的名称与国家药品标准或者省、自治区、直辖市药品标准规定不符合的。

(2)以非药品冒充药品或者以他种药品冒充此种药品的。

有下列情形之一的药品按假药处理:①国务院卫生行政部门规定禁止使用的;②未取得批准文号生产的;③变质不能药用的;④被污染不能药用的。

15.劣药

《中华人民共和国药品管理法》规定有下列情形之一的药品为劣药。

(1)药品成分的含量与国家药品标准或者省、自治区、直辖市药品标准规定不符合的。

(2)超过有效期的。

(3)其他不符合药品标准规定的。

(二)其他概念

1.处方

处方是医师为某个患者的需要而开写的调配、发出及使用药品的书面规定,具有法律上的意义。处方作为法律性的文件,要求医师签字或盖章,药剂人员调配、复核、发药后也需签字或盖章。我国施行了《处方管理办法》,对处方的管理进行了明确规定。

2.调剂

调剂按医师处方专为某一患者配制的,并注明其用法、用量的药剂调配操作。

3.药品有效期

药品有效期是指在一定贮存条件下,能够保持质量合格的期限。药品有效期应根据药物稳定性,经留样观察实验和其他科学预测方法而合理确定。《中华人民共和国药品管理法》规定,在贮存过程中,超出一定的时间限度,质量不能保证的药品均应规定有效期。大多数抗生素、生物制品、脏器制剂等都有"有效期"的规定。在这些药品的包装上,必须注明该药品的有效期。在确认药品的有效期时应注意包装上有效期的日期表示:有效期的计算,是从药品的生产日期(以生产批号为准)算起,有效期是指当月还有效,可以用到包装上所标明月份的最后一天。如有效期:199812,即有效期为 1998 年 12 月,实际可以用到 1998 年 12 月 31 日。过期药品不得使用。

4.药品的失效期

药品的失效期是指药品失效的最后期限,在失效期到达之前,药品是有效的。失效期药品也要在包装上注明。与有效期不同的是,失效期是指可以使用到标明月份的前 1 个月的最后一天为止。如失效期:199911,是指失效期为 1999 年 11 月,实际上只可以使用到 1999 年 10 月 31 日,从 11 月 1 日起,就不能使用了。

5.配伍禁忌

药物的处方和调剂时应该避免的一切配伍,因为这些药物配伍能发生医疗上和药剂学上所不希望的作用,如毒性增加、疗效降低或出现沉淀等。

6.特异质

对药物可发生变态反应的一种体质。如对阿司匹林有特异质的患者,在使用该药后可发生荨麻疹或哮喘等反应。常人即使用到该药的中毒剂量,亦不会发生变态反应。

7.蓄积中毒

连续给药而药物的吸收量超过消耗量,药物在体内蓄积到一定程度所致的中毒。例如,洋地黄在反复应用时,如不适当控制剂量,可产生蓄积中毒。

8.耐受性

耐受性是指药物连续多次应用于机体,其效应逐渐减弱,必须不断地增加用量才能达到原来的效应。耐受性是药物治疗中的一种常见现象,其发生的机制可因药物性质的不同而异。有耐受性的人,甚至用到一般中毒剂量也不会中毒。

9.耐药性

耐药性亦称"抗药性",是指生物对药物的抵抗性。对某种药物原来敏感的微生物、昆虫、寄生虫、肿瘤细胞经非致死性浓度作用一定时间后,对该药所产生的耐受性,这种性质往往可以遗传至它们的后代。

10.成瘾性

成瘾性是指连续使用某些药物(如麻醉药)时,机体逐渐对之产生强烈嗜好,一旦停药就会产生严重戒断症状的两种特性。

11.药物依赖性

药物依赖性是由药物与机体相互作用造成的一种精神状态,有时也包括身体状态,表现出一种强迫使用该药的行为和其他反应,为的是体验它的精神效应,有时也是为了避免由于诊断所引起的不舒适。可以发生或不发生耐受性。同一人可以对一种以上的药物发生依赖性(WHO推荐定义)。

三、基本理论

(一)药物在体内的过程

药物在体内的过程是指药物从进入到离开机体的全部过程,主要包括吸收、分布、代谢、消除等主要环节,包括药物转运及药物转化或代谢两部分。药物转运是指药物进入机体的吸收、分布、排泄三个过程的统称;药物转化或代谢是指药物在机体依靠酶的作用发生化学变化成为新物质的过程。

1.药物转运

药物转运是药物分子通过(穿透、渗透)一系列细胞膜的过程,主要有被动转运和主动转运两种形式。被动转运是药物从浓度高的膜一侧向浓度低的一侧扩散,不消耗能量,不存在饱和现象和竞争性抑制。主动转运是药物逆浓度梯度的运转,由细胞膜提供载体,药物通过载体透膜运转,需消耗能量,依靠相同载体进行透膜的药物之间存在竞争。

2.药物吸收

药物吸收指药物以口服、注射、吸入等途径由患者体外进入血液循环的过程。药物本身的理化性质、给药途径、吸收部位的生理情况、吸收面积的大小对药物吸收均有影响。某些药物在肠道吸收时经肝脏代谢酶部分灭活,使进入血循环的药量减少,称首过效应,首过效应对吸收影响大,通过改变给药途径可避免。

3.药物分布

药物分布指药物吸收入血后随血液循环到达全身细胞的过程。药物分布到作用部位,需通过不同的屏障,主要有毛细血管、血-脑屏障、胎盘屏障等。影响药物吸收的因素:药物与血浆蛋白质的结合能力,组织及细胞内环境及各种屏障。

4.药物排泄

肾脏是药物排泄的主要器官,许多药物需根据肾功能情况来调整给药剂量。肾功能情况可通过测定血清肌酐和肌酐清除率来估算。在合理用药时,要特别注意保护肾脏,用药时要注意肾功能是否正常。除肾脏外,药物还可通过其他途径排泄。如挥发性药物通过呼吸道排出体外,口服药物可随胆汁进入肠道再吸收而重新经肝脏进入体循环,这个过程又称为肠肝循环,这个过程使药物在体内作用时间较长。

5.药物代谢

药物代谢是指进入体内的药物经化学转化生成新物质的过程。药物的代谢主要在肝内依赖酶催化而进行。不同的酶作用于不同的药物,发生不同的生化反应。药物经代谢生成代谢物,多数代谢物降低或失去了原来的药理活性,这个过程又称解毒。少数代谢物仍具有一定活性。也有的药物本身不具活性,需在体内转化成活性代谢物而起作用,这类药物称为前体药物。药物代谢中主要涉及的酶有以下几种:单胺氧化酶(MAO)、混合功能氧化酶(依赖细胞色素 P_{450})、葡萄糖醛酸转化酶、醇脱氢酶、氧化硫还原酶、核酸酯酶和酸胺酶、转氨基酶、谷胱甘肽 S-转移酶、甲基转移酶、乙基转移酶、硫氰酸酶及氰化物结合酶。

酶抑制与酶诱导作用:药物与酶结合而抑制催化活性的过程称酶抑制。许多药物的药理学机制是酶抑制作用,如帕吉林抑制单胺氧化酶,干扰酪胺的正常代谢而起降压作用。相反,有些药物使代谢酶激活,加快了另一种药物的代谢速度或使其首过效应增强而发生效应的变化,称酶诱导。具有酶抑制的主要药物:氯霉素、帕吉林、西咪替丁、异烟肼、甲硝唑、保泰松、甲嘌呤等。具有酶诱导作用的主要药物:酒精、苯妥英钠、利福平等。

(二)影响合理用药的因素

影响合理用药的因素是多种多样的,本书仅从药物、环境、患者和遗传等方面介绍。

1.药物因素

(1)药物的剂量:药物的剂量与治疗效果有密切的关系。同一种药物使用不同剂量产生的效果不同。一般情况下,在药物的最小有效量与极量之间为治疗剂量,按治疗剂量服药是安全、有效的,超过了极量有中毒的可能。但由于个体差异的原因,同一剂量在不同人身上产生的效果不同。《中国药典》对一些药物规定了一次或一日的极量,超过极量引起中毒的量为最小致死量,严重中毒导致死亡的量称为致死量。用药时应注意。如果达不到维持治疗需要的剂量,就达不到应有的治疗效果。

(2)药物的剂型:同一种药物用不同的方法可制成不同的剂型:如红霉素有口服片剂、注射针剂;氧氟沙星有口服片剂、注射用输液剂和滴眼剂等不同的剂型。剂型与效应的关系日益受到重视。因为剂型影响药物在体内的溶解速率和释放速率,进而影响到药物作用的发挥。如近年来发展起来的膜剂、微囊剂、缓释剂、控释剂、泡腾剂以及脂质体等,使药物的疗效延长且作用增强。

(3)药物的制剂:同一药物的不同制剂,可引起不同的药物效应。这是由于同一种药物的不同制剂在生产中的工艺及所用辅料不同,在体内的药动学过程不同,达到的血药浓度不同,因而治疗效果也不同。甚至同一种药物,生产厂家不同,或同一个厂家生产的同一种药物批号不同,产生的效应也会不同。为了保证不同药厂所生产的不同批号的同种药品疗效相同,常采用生物利用度来表示药物的效价。

(4)给药途径:主要影响药物的吸收速度、有效血药浓度高低以及药物作用的强弱。一般情况下,同一种药物出现药效的速度为:静脉注射强于肌内注射,肌内注射强于皮下注射,皮下注射强于胃肠内给药。但是随着制剂工艺的发展,许多口服药的效果已超过了注射给药。不同的给药途径影响药物的效果,如硫酸镁口服可用于导泻,而注射则有抗惊厥、镇静、降血压等作用。应根据患者的情况选择不同的给药途径,以达到最好的治疗效果。

(5)给药时间与疗程:不同的药物要求给药的时间不同,只有按时用药才能使体内维持治疗需要达到的血药浓度,达到最好的治疗效果。如有的药物要求 8 小时服用 1 次,有的要求每日服用 2 次;有的药物要求饭前服用,而有的又要求睡前服用。疗程表示治疗时间的长短,如果仅按时服药而达不到所需要的疗程,也就达不到预期的治疗效果。如治疗胃与十二指肠溃疡的药物西咪替丁,口服每天 1 g(要求三餐后各服0.2 g,临睡前再服 0.4 g),疗程为 6~8 周。

只有按此剂量服药,才能达到最好的疗效(参见表1—1)。

表1—1 常用药物服用时间表

服药时间	举例	原因
空腹(清晨)	1.驱虫药	1.使药迅速入肠,并保持高浓度
	2.盐类泻药:如硫酸镁、硫酸钠	2.使药迅速入肠,发挥致泻作用,(服后应多饮水)服后4~5小时起效
	3.青霉胺、头孢氨苄	3.食物可减少其吸收
睡前(指睡前15~30分钟)	1.泻药:如大黄、果导等	1.服后8~12小时见效,睡前服第2天上午排便
	2.催眠药:水合氯醛(临睡时服)、苯巴比妥钠(睡前半小时至1小时服)	2.使适时入睡
	3.驱虫药:哌嗪、抗肿瘤药氮甲	3、4.减少不良反应,发挥最大疗效
	4.其他:西比灵、西咪替丁、法莫替丁等	
饭前(指食前30~60分钟)	1.苦味药:如龙胆、大黄制剂	1.可增加食欲和胃液分泌
	2.收敛药:如鞣酸蛋白	2.使药物快速入肠,遇碱性分解出鞣酸而起作用
	3.胃壁保护药:如氢氧化铝、兰索拉唑、硫糖铝、碱式碳酸铋等	3.使药充分作用于胃壁
	4.吸附药:如药用炭	4.空腹时便于发挥吸附有害物质及气体
	5.阿托品、胃复安、吗丁啉、普鲁卡因液、碳酸氢钠等	5.使药物保持有效浓度,发挥作用快
	6.利胆药:硫酸镁、胆盐等,驱虫药甲紫	6.使药物通过胃时不致过分稀释
	7.肠用丸剂	7.使较快通过胃进入肠
	8.人参制剂、鹿茸精等以及其他对胃无刺激的滋补性药物	8.使吸收较快
	9.异烟肼、利福平、氨苄西林等	9.其生物利用度可因食物影响下降
饭时服(饭前片刻)	消化药盐酸、胃蛋白酶、淀粉酶等大部分药物可在饭前服	使及时发挥作用
饭后(饭后15~30分钟)	1.刺激性药物:如阿司匹林、水杨酸、保泰松、吲哚美辛、盐酸奎宁、硫酸亚铁、碘化钾、氯化铵、亚砷酸钾溶液、醋酸钾、多西环素、黄连素等	1.避免对胃产生刺激性
	2.呋喃妥因、普萘洛尔、苯妥英钠、螺内酯	2.因食物使其生物利用度增加
	3.维生素B_2	3.随食物缓慢进入小肠

(6)药物相互作用:几种药物联合应用,药物间的相互作用对药物的疗效是有影响的,能干扰原来所预期的药物作用,如药物之间的拮抗或协同作用等,将使药效减弱或增强。

2.环境因素

(1)时辰药理学:时辰药理学是研究昼夜节律对药物作用、毒性和体内过程的影响。时辰药理学对合理用药有一定意义,可利用药物作用的昼夜节律性更合理地用药。在机体对药物敏感性低时可加大药物剂量,敏感性高时减少药物剂量。这将有助于提高疗效,减少患者的不良反应。例如,糖皮质激素地塞米松等,长期应用突然停药会产生肾上腺皮质功能不足的不良反应,如果利用时辰药理学的知识,在早晨8点左右1次给予1天或2天的总药物的服用剂量,就会减少或避免对肾上腺皮质的抑制,从而减少或避免停药后产生的不良反应。

(2)饮食的影响:药物的吸收受胃内食物的影响。如有的食物延缓胃排空,而使药物吸收缓慢,影响药物的作用强度和持续时间的长短。如心得安、苯妥英钠等饭后服可增加药物的生物利用度,而利福平、氨苄青霉素等最好在饭前1小时服用,不降低药物的生物利用度。

(3)药物滥用。

滥用抗生素:滥用抗生素不仅会引起不良反应,还可以产生严重的药源性疾病,如滥用氨基糖苷类抗生素,造成了无数聋儿。最危险的是患者产生耐药菌株。

精神药品、麻醉药品的滥用:精神药品是指直接作用于中枢神经系统,使之兴奋或抑制,连续应用产生依赖性的药品。如强痛定、巴比妥类、苯丙醇胺、阿普唑仑、安非拉酮、地西泮、氯硝西泮等。麻醉药品是指连续应用易产生生理依赖性,能成瘾癖的药品,如吗啡、可待因、杜冷丁等。

滥用中药:中药比西药相对安全。正因为如此,人们往往容易忽视中药的毒性反应。中药也可引起患者不良反应。曾有报道,患者轮换服用朱砂安神丸、活络丹、补心丹造成了汞中毒,原因是这些中药都含有汞,长期服用造成了汞蓄积中毒。其他易造成中毒的中药还有巴豆、苍耳子、雷公藤、甜瓜蒂、木通、牵牛子、苦楝皮及六神丸、云南白药、六应丸、梅花点舌丹等。有的中成药还可引起过敏如牛黄解毒丸等,木通可引起患者肾功能损害,应引起警惕。

其他还有滥用营养药,滥用解热镇痛药,滥用补药,滥用维生素等。

(4)合理用药意识淡薄:我国不合理用药情况比较普遍且严重,一是群众合理用药意识淡薄,不了解药物的性能,尤其对药物的毒副反应更是知之甚少,造成盲目用药,重复用药;二是医疗保险制度尚不完善,受经济利益驱使,导致大处方、多用药、用贵药的现象发生;三是缺乏合理用药的知识。无论是卫生专业人员还是普通群众,合理用药的知识都比较欠缺,因此易导致不合理用药现象。

(5)其他因素:自然环境、医疗环境、病原体的耐药性、政治经济和科学技术的发展水平、药品质量、社会风气、公民素质高低、医药人员素质的高低、医德医风等因素都可以影响合理用药。

3.患者因素

(1)患者的生理因素。

年龄:药物在机体内的作用随年龄的不同而发生变化,主要表现在婴幼儿和老年人。婴幼儿机体尚未发育成熟,而老年人机体的各种功能逐渐衰退,对药物的反应各不相同。如儿童对中枢抑制药敏感,而老年人对肾上腺素、胰岛素、麻醉药比较敏感,故药物的剂量应按年龄的变化而不同。老年人用量一般应为成年人的3/4,而儿童则应按机体的发育情况而定。新生儿用经肾排的氨苄青霉素必须减量等。

性别:男女性别的不同,生理功能就不同,激素水平不同,对药物的反应也有明显的差异。如对某些选择作用于性器官的性激素反应不同。女性由于有月经、妊娠、哺乳期等生理特点,故对某些药物反应与男性不同,如月经期和妊娠期对泻药比较敏感,有引起月经过多、流产、早产的危险。某些药物可透过胎盘进入胎儿体内而导致其中毒,因此妊娠期女性用药应特别注意。

营养状况:营养状况的好坏直接影响患者的身高、体重和患者的分布容积等药动学参数,造成用药的个体差异。营养不良的人不仅体重相对较轻,而且对药物的作用较敏感,可能是因为血浆蛋白少,结合药物较少,肝脏药酶活性较低,对药物毒性反应的耐受性差的原因。

个体差异:不同的患者对药物的敏感性可有很大的不同。有的患者对某些药物表现出高敏性、耐受性。特异质的患者对某些药物作用与一般人有质的不同,如吗啡是中枢抑制药,有特异质的患者服用后却表现出兴奋作用。

(2)疾病因素:疾病使人体的生理状态和器官、组织的功能发生一系列变化,使药物的吸收、体内分布、代谢和排泄都受到影响,导致了药物药动学和药效学方面的改变,必然要影响到药物的疗效和不良反应。

4.遗传因素

(1)遗传对药动学的影响:绝大多数药物到体内后都在酶的影响下发生生物转化,由于酶和蛋白质是在基因指导下合成的,因此,遗传基因的不同必然导致酶和蛋白质的性质和数量的不同,因而产生药物代谢动力学上的差异。

对吸收的影响:药物吸收除受机体内环境影响外,也受遗传因素的影响。例如:维生素 B_{12} 需与胃幽门部分的糖蛋白(内因子)结合才能通过肠壁吸收,恶性贫血患者因缺乏内因子而导致维生素 B_{12} 吸收障碍引发此病。内因子缺乏是由遗传引起的。

对分布的影响:大多数药物进入血液后都与血浆蛋白有不同程度的结合,与血浆蛋白结合的药物暂时失去活性,同时因结合药物的蛋白分子增大不易透过生物膜分布到细胞中去。例如:先天愚型患者由于血浆蛋白变异,与药物结合率降低,如服用水杨酸类药物易因游离药物浓度增高而中毒。

对代谢的影响:人体内代谢需代谢酶参加,基因突变可引起酶活性缺陷,从而影响药物代谢。因此,给酶活性缺陷患者用药,可出现罕见的药物不良反应,常用剂量即可造成药物蓄积中毒;或引起药效减弱或丧失。

(2)遗传对药效学影响:遗传因素可在不改变药动学基础上而使药物的药效学发生改变,出现一些异常反应。①葡萄糖-6-磷酸脱氢酶(G-6-PD)缺乏是人类最普通的遗传性缺陷。②不稳定型血红蛋白病。③葡萄糖醛酸转移酶缺乏综合征为一种伴有大脑功能失调的先天性非溶血性黄疸症。④受体缺陷疾病主要有胰岛素受体病、先天性肾性尿崩症、华法林耐受性(属常染色体隐性遗传)。⑤遗传特异性的药物反应:肝性卟啉症为一类血红素合成障碍遗传病,使用中枢类药、磺胺类、激素类等其他药均可引起;别嘌呤醇诱发痛风;糖皮质激素致眼压升高;肌强直性恶性高热症使用一些麻醉药品可引起,属常染色体异常。

第二节　药物不良反应

药物具有两重性,即治疗作用和不良反应。凡是患者用药后所产生的与用药目的无关或给患者带来痛苦的反应统称为药物不良反应(ADR)。药物的不良反应是药物固有的作用和机体相互作用的结果。药源性疾病是由药物引起的人体功能或结构的损害,并有临床过程的疾病。它既是医源性疾病的组成部分之一,又是药物不良反应的延伸。近年来,随着各类新药的不断涌现,不良反应和药源性疾病的发生率逐年上升,应当引起医护人员的高度重视。

一、药物不良反应的分类

(一)A 型不良反应(量变型异常)

A 型不良反应发生与药物的剂量有直接关系,并随剂量的增加而加重。一般可以预测,发生率高,死亡率低。例如,镇静催眠药对中枢神经系统的抑制性不良反应就属于 A 型不良反应。

(二)B 型不良反应(质变型异常)

B 型不良反应与药物剂量无关,分为药物异常性与患者异常性两种。药物异常性包括药物有效成分的降解产物、杂质、添加剂、脱色剂、增溶剂、稳定剂、赋形剂、防腐剂等所引起的异常作用;患者异常性包括高敏性体质、特异性遗传体质,如红细胞葡萄糖－6－磷酸脱氢酶(G－6－PD)缺乏所致的溶血性贫血等。此外,药物的变态反应、致癌作用和致畸作用也属于 B 型不良反应。其特点是发生率较低,但死亡率高,一般很难预测,常规的毒理学筛选难以发现。

二、药物不良反应的构成

(一)不良反应

不良反应是指药物在治疗剂量(或常用剂量)下出现的与用药目的无关的作用,一般为可恢复的功能性变化。如阿托品在治疗胃肠痉挛时,因抑制唾液腺分泌引起的口干和扩瞳引起的视力模糊就是不良反应。产生不良反应的药理学基础是药物的选择性低和作用广泛造成的。当一个药物的某种作用被用于治疗目的时,这个药物的其他作用就可能成为不良反应。

(二)毒性反应

毒性反应指用药剂量过大或用药时间过长引起的严重功能紊乱或组织损伤。例如,链霉素引起的耳聋,抗癌药引起的骨髓抑制。个别患者对某种药物特别敏感也容易引起毒性反应。毒性反应在用药后短期内发生,即所谓急性毒性;也有可能在长期用药后逐渐产生,即所谓慢性毒性。此外,某些药物可能有致畸胎、致癌、致突变,即所谓"三致"作用,也称为特殊毒性。

(三)后遗效应

后遗效应指停药后血浆药物浓度已经下降到治疗浓度以下,甚至药物已从体内完全消除,还残存的有害生物效应。后遗效应长短不一,短的只有数小时,如服用苯巴比妥催眠后第 2 天早晨发生的宿醉现象;也可能持续时间很长久,例如,长期应用糖皮质激素后,由于药物对腺垂体(垂体前叶)的负反馈抑制作用,使促肾上腺皮质激素(ACTH)分泌减少,因而皮质功能减退,一旦停药会发生肾上腺皮质功能不足,需要几个月甚至半年以上才能恢复。

(四)变态反应

变态反应指一部分患者在接触某种药物后,机体对这种药物产生致敏,当再次使用这类药物而发生的异常免疫反应,也称变态反应。常见的变态反应的表现有皮疹、皮炎、发热、血管神经性水肿等,严重的有过敏性休克。这种反应一般与药物的剂量无关,个体差异也很大,如少数患者接触微量的青霉素就可能引起过敏性休克。

(五)特异质反应

特异质反应是指少数特异体质患者对某些药物反应特别敏感,反应性质也可能与常人不同,但与药物的固有药理作用基本一致,反应的严重程度与剂量成正比。这种特异质反应与遗传有关。例如,红细胞内先天性缺乏 G－6－PD 的患者在服用伯氨喹后容易发生急性溶血性贫血和高铁血红蛋白血症。

(六)停药反应

停药反应指患者长期用某种药物,致使机体对药物的作用已经适应,而一旦停用该药,就会使机体处于不适应状态,主要的表现是症状反跳,如长期服用可乐定降血压,突然停药后次日血压可能急剧升高。

(七)继发反应

继发反应是由于药物的治疗作用所引起的不良后果,又称为治疗矛盾。如广谱抗生素可引起菌群失调而致某些维生素缺乏,进而引起出血和二重感染;免疫抑制药降低机体的抵抗力也可致患者二重感染。

三、药物不良反应的发生机制

(一)A 型不良反应

1.药动学原因

(1)药物的吸收:非脂溶性药物口服后吸收不完全,个体差异很大。例如,胍乙啶治疗高血压时的剂量可为 10～100 mg/d,但吸收率为 3%～27%。若用药不当,则可引起 A 型不良反应。

虽然药物进入体循环的量与给药剂量有关,但在口服给药时,也受其他许多因素的影响,如药物的制剂、胃肠内容物、胃肠道蠕动、胃肠道黏膜吸收能力及首关消除等。

(2)药物的分布:药物在体循环中分布的量和范围取决于局部组织的血流量和药物透过细胞膜的难易。心排出量对药物的区域分布和组织灌注速率起主要作用。经肝代谢的药物,如利多卡因主要受肝血流量的影响,当心力衰竭、肝血流量减少时,利多卡因的消除速率降低,血浆半衰期延长,容易引起 A 型不良反应。

(3)与大分子结合:多数药物吸收入血后与血浆蛋白结合,其结合率多少,对药效及不良反应均有显著影响。药物如与血浆蛋白结合减少或机体缺乏清蛋白时,游离药物浓度增高,使药效增强,可产生 A 型不良反应。

药物与组织结合也是引起 A 型不良反应的原因之一,如氯喹对黑色素具有高度亲和力,因此,药物高浓度的蓄积在黑色素的眼组织中易引起视网膜变性。

(4)药物的生物转化:外源性的化合物主要在肝脏内进行生物转化。药物在人体生物转化分两个阶段,先进行氧化、还原或水解过程,然后再进行结合反应,主要为葡萄糖醛酸化、乙酰化及甲基化等。氧化反应是体内重要的代谢反应,主要在肝细胞内质网中经肝细胞微粒体氧化酶进行。药物氧化的速率主要取决于基因遗传,因此有很大的个体差异,如每天给予苯妥英钠300 mg,血药浓度范围为4～40 mg/L,当血药浓度超过20 mg/L时,即可产生运动失调、眼球震颤等A型不良反应。

有些肝药酶诱导剂可使另一些药物代谢加速,如巴比妥类催眠药与抗凝药双香豆素合用可使后者抗凝作用减弱或消失。在临床上,为达到和维持疗效必须加大双香豆素的剂量。一旦停用苯巴比妥时,双香豆素的血药浓度即升高,从而产生A型不良反应。相反,一些肝药酶抑制药,可使另一些药物代谢减慢,如氯霉素通过酶抑制作用延缓苯妥英钠的代谢,使苯妥英钠的血药浓度升高4～5倍而产生A型不良反应。

酒精和单胺类药物主要经肝微粒体由单胺氧化酶氧化而代谢。单胺氧化酶抑制药可抑制上述药物的氧化作用,从而使在肝内由单胺氧化酶进行代谢的药物蓄积而产生A型不良反应。

乙酰化是磺胺类、异烟肼、普鲁卡因胺和肼屈嗪等许多药物的主要代谢途径。乙酰化有快代谢型和慢代谢型两种,主要由遗传因子控制,黄种人快代谢型较多,白种人慢代谢型较多。慢代谢型者如长期服用异烟肼,在约23%的患者引起多发性外周神经炎等A型不良反应。异烟肼的肝损害作用,也与乙酰化快慢有关,肝损害的80%以上发生在快代谢型者。

(5)肾排泄:婴儿、老人、低血容量休克和肾功能不全患者,由于肾小球滤过率减少,主要经肾消除的药物或其代谢物的排泄变慢,血浆半衰期延长,易产生A型不良反应,尤以地高辛、氨基糖苷类抗生素和多黏菌素E的毒性较大,要特别注意。

有些药物可经肾小管分泌排出,如两种药物分泌机制相同,则两药合用可发生竞争性抑制,其中一药可延缓另一药物的排泄,而使血药浓度增加,药效增强,导致A型不良反应发生。

2.靶器官的敏感性增强

许多药物不良反应属药动学原因,但也有一些是由于靶器官敏感性增强所致,如神经递质、激素和某些维生素等许多药物是通过与受体结合而发挥药理作用。受体的数目和敏感性有个体差异,而且也可受其他药物的影响。例如,乙诺酮本身并无抗凝作用,但如与抗凝药华法林合用,前者可增加华法林对肝受体部位的亲和力,使华法林的抗凝作用明显增强而引起A型不良反应。

(二)B型不良反应

这是一类与药物原有药理作用无关的异常反应,包括药物异常性和患者异常性两种类型。

1.药物异常性

药物异常性包括药物有效成分的分解产物,药物的添加剂、稳定剂、增溶剂、着色剂等赋形剂以及化学合成过程中产生的杂质所引起的反应,如四环素贮存在温暖条件下可降解,形成一种棕色黏性物而引起范可尼综合征(fanconi syndrome)。由于药物赋形剂而引起的不良反应,已越来越受到人们的关注和重视。

2.患者异常性

因为患者异常引起的B型药物不良反应主要与患者特异性遗传素质有关,如红细胞缺乏G-6-PD所引起的溶血性贫血、遗传性高铁血红蛋白症、恶性高热、血紫质病。氯霉素引起的再生障碍性贫血以及避孕药甲孕酮、甲地孕酮引起的胆汁淤积性黄疸等。

患者异常引起的 B 型不良反应也涉及免疫学、致癌及致畸胎等方面。

免疫学原因：大多数药物变态反应为 B 型不良反应，包括Ⅰ型（速发型或过敏性休克型）、Ⅱ型（溶细胞型或细胞毒型）、Ⅲ型（免疫复合物型）及Ⅳ型（迟发型）反应。变态反应为抗原抗体反应。有些药物或其代谢产物为半抗原，与体内的蛋白质、多糖或氨基酸结合后可成为全抗原而产生抗体。例如，青霉素 G 及其降解产物青霉烯酸与蛋白质结合后可成为全抗原，再使用青霉素 G 可引起变态反应。

致癌作用：虽然对不少可能致癌的药物难以做出评价，但近几年来报道一些药物确实与人体的致癌作用有关，如肾脏患者常服用复方阿司匹林片（APC）等解热镇痛药，致肾盂癌及膀胱癌的发病率远高于一般人。

致畸作用：动物实验证明不少药物有致畸胎作用，但在人体未必如此，由于"反应停"导致以万计的胎儿畸形的悲痛教训，因此，专家认为用于人体的药物需特别慎重。一般在妊娠期前 3 个月，胎儿各器官正处在发育关键时期，对药物十分敏感。由于药物影响正常的细胞分裂，容易致畸，故在此期用药应非常谨慎小心，尽量少用或不用为好。

四、药物不良反应的监测

鉴于药物不良反应的严重性，许多发达国家从 20 世纪 60 年代开始先后开展了药物不良反应监测工作。我国于 1988 年在北京、上海两地进行了药物不良反应监测工作的试点，并在全国范围内逐步扩大。1989 年正式成立国家药物不良反应监测中心。1997 年 10 月，我国成为 WHO 国际药物监测合作计划参加国的正式成员。由于这项工作在我国开始较晚，广大医护人员对开展药物不良反应监测的重要性和必要性尚缺乏认识，对如何开展监测工作也不太清楚。

（一）药物不良反应监测方法

目前，常用的药物不良反应监测方法有自愿呈报、医院集中监测、记录联结和记录应用等。

1.自发呈报系统

自发呈报系统分为正式和非正式自发呈报两种形式，前者是指国家或地区设有专门的药物不良反应登记处，成立有关药物不良反应的专门委员会或监测中心，以收集、整理、分析自发呈报的药物不良反应的资料，并将不良反应信息及时反馈给监测报告单位以保障用药安全。目前，WHO 国际药物监测合作中心的成员国大多采用这种方法。非正式自发呈报无正式登记处，也不设监测中心等组织，大多由医师发现可疑的药物不良反应后，向医药商或医药期刊投稿。

自发呈报系统的优点是监测覆盖面大，监测范围广，时间长，简单易行。药物上市后自然地加入被监测行列，且没有时间限制，可以及早形成假说，使药物不良反应得到早期警告。缺点是存在资料偏差和漏报现象。

2.集中监测系统

在一定时间（如数月、数年）、一定范围（某一地区、几家医院或几个病房）内根据研究的目的详细记录药物和药物不良反应的发生情况，即集中监测。根据监测对象不同，可分为住院患者和门诊患者监测。根据研究的目的又可分为患者源性和药物源性监测；前者是以患者为线索，了解用药及药物不良反应情况，后者是以药物为线索对某一种或几种药物的不良反应的监测。我国集中监测系统采用重点医院监测和重点药物监测系统相结合。

集中监测系统通过对资料的收集和整理，可以对药物不良反应全貌有所了解，如患者药物不良反应出现的缓急、轻重程度,患者不良反应出现的部位、持续时间,患者是否因不良反应而停药,患者是否延长住院期限,各种药物引起的不良反应发生率及转归等。

3.记录联结

记录联结是指通过独特方式把各种信息联结起来,可能会发现与药物有关的事件。通过分析提示药物与疾病间和其他异常行为之间的关系,从而发现某些药物的不良反应。如通过研究发现安定类药与交通事故之间存在相关性,证实患者服用安定类药后,有嗜睡、精力不集中的不良反应,建议驾驶员、机械操作者慎用。

记录联结的优点是监测大量的人群,有可能研究不常用的药物和不常见的不良反应。可以计算不良反应发生率,能避免回忆和访视时的主观偏差,能发现延迟性不良反应。缺点是需要依赖其他已成熟的系统,专门建立系统,则费用昂贵。

4.记录应用

记录应用是在一定范围内通过记录使用研究药物的每个患者的所有有关资料,以提供没有偏性的抽样人群,从而了解药物不良反应在不同人群的发生情况,计算药物不良反应发生率,寻找药物不良反应的易发因素。根据研究的内容不同,记录应用规模可大可小。

(二)监测报告系统

各国情况不同,监测系统各不相同。我国药物不良反应监测报告工作由国家药品监督管理局主管。监测报告系统由国家药物不良反应监测中心和专家咨询委员会、省市级中心监测报告单位组成。

(三)报告程序

药物不良反应监测报告实行逐级定期报告制度。严重或罕见的药物不良反应需随时报告,必要时可以越级报告,最迟不超过15个工作日。

药品生产、经营、使用的单位和个人发现可疑的药物不良反应病例时,需进行详细记录、调查,并按要求填写报表,向辖区药物不良反应监测中心报告。

我国目前医院报告药物不良反应一般由医师或临床药师填写报告表,交临床药学室,该室对收集的报告表进行整理、加工,对疑难病例由医院药物不良反应监测组分析评定,然后全部上报辖区药物不良反应监测中心,并将收集到的不良反应报告上报国家药物不良反应监测中心。国家中心将有关报告上报WHO药物监测合作中心。

WHO药物监测合作中心要求各成员国每3个月以报告卡或磁盘方式向中心报告所收集到的不良反应。WHO药物监测合作中心将报告汇总分类后,定期向各成员国反馈不良反应信息资料。

(四)不良反应报告范围

(1)有关新药任何可疑的不良反应。

(2)有明显影响患者治疗可疑的药物不良反应,包括:①可引起患者死亡或危及患者生命的可疑不良反应。②可导致患者住院或延长住院期或导致患者明显丧失劳动力的可疑不良反应。③可导致增加住院费用或调查费用的可疑不良反应。④可引起少见的或尚未见到报道的可疑不良反应。⑤妇女妊娠期服用药物而引起畸胎的详细情况。

(3)可疑的药物相互作用。

第二章　神经系统临床用药

第一节　解热、镇痛、抗感染、抗痛风药

本类药物有解热、镇痛作用，其中许多药还有抗感染、抗风湿的作用。这些药物虽有抗感染、抗风湿的作用，但在化学结构上与肾上腺皮质激素不同，故称为非甾体抗感染药（NSAIDs）。

本类药物按化学结构可分为很多类。①甲酸类：也称水杨酸类，代表药物为阿司匹林、二氟尼柳。②乙酸类：代表药物为双氯芬酸、吲哚美辛、舒林酸和依托芬那酯等。③丙酸类：代表药物为布洛芬、酮基布洛芬、芬布芬、萘普生、奥沙普秦、丙嗪等。④昔康类：代表药吡罗昔康、美洛昔康、替诺昔康、罗诺昔康。⑤昔布类：塞来昔布等。⑥吡唑酮类：包括氨基比林、保泰松、羟基安非他酮。⑦其他：尼美舒利等。非酸类有萘丁美酮。

虽然它们的化学结构差别很大，但它们均具有相同的作用，即解热、镇痛、抗感染作用，而且还具有相同的作用机制——抑制合成前列腺素所需要的环氧酶（COX）。然而，各个药物在选择性上（如解热或镇痛或抗感染作用）有一定的差异。它们还具有共同的不良反应——对消化系统的影响，尤其是比较严重的反应，如消化性溃疡，这也与其抑制前列腺素的合成相关。

一、解热镇痛药

（一）阿司匹林（aspirin）

1.剂型规格

本品剂型包括6种。①片剂：0.05 g；0.1 g；0.2 g；0.3 g；0.5 g。②泡腾片：0.3 g；0.5 g。③肠溶片（胶囊）：40 mg；0.15 g；0.3 g；0.5 g。④散剂：0.1 g；0.5 g。⑤栓剂：0.1 g；0.3 g；0.45 g；0.5 g。⑥新阿司匹林片（阿司匹林钙片）：每片含阿司匹林0.324 g，枸橼酸0.032 4 g，碳酸钙0.097 2 g，糖精钠0.003 3 g。

2.适应证

（1）镇痛、解热：缓解轻度或中度的疼痛，如头痛、牙痛、神经痛、肌肉痛及月经痛，也用于感冒和流感等退热。

（2）抗感染、抗风湿：为治疗风湿热的常用药物。

（3）关节炎：风湿性关节炎、类风湿关节炎、骨关节炎、强直性脊柱炎、痛风性关节炎、幼年型关节炎以及其他非风湿性炎症的骨骼肌肉疼痛。

（4）儿童皮肤黏膜淋巴结综合征（川崎病）。

3.用法用量

（1）解热镇痛：每次口服0.3～0.6 g，每日3次，或需要时服。

（2）抗风湿：0.5～1 g/d，每日3～5次。口服时宜嚼碎，并可与碳酸钙或氢氧化铝或复方

氢氧化铝片合用,以减少对胃刺激。1个疗程为 3 个月左右。小儿每日用量为 0.1 g/kg,分 3次服用,前3天先服半量,以减少反应。

(3)预防心肌梗死、动脉血栓、动脉粥样硬化,每日 1 次,每次用量为 0.3 g;预防暂时性脑缺血,每次用量为 0.65 g,每日 2 次。

(4)治疗胆管蛔虫病:1 g/d,每日2~3 次,连用 2~3 天。当阵发性绞痛停止 24 小时后即停药,然后再行常规驱虫。

(5)治疗 X 线照射或放疗引起的腹泻:0.6~0.9 g/(d·6 h)。

(6)治疗足癣:先用温开水或 1:5 000 的高锰酸钾溶液洗涤患处,然后用本品粉末撒布患处,一般 2~4 次可愈。

4.注意事项

(1)本药仅能缓解症状,不能治疗引起疼痛和发热的病因,因此在使用本品的同时,当应用相应的药物对病因进行治疗。

(2)本药解热用不得超过 3 天,止痛用不得超过 5 天。应用本药抑制血小板聚集时,长期服用应选择肠溶制剂。

(3)为减少本药的刺激,本药应与食物同服或用水冲服。

(4)对本药过敏者应当立即停用。

(5)本药有交叉过敏现象,对本药过敏可能对其他 NSAIDs 过敏。

(6)饮酒后应停止服用本药。

(7)年老体弱或体温在 40 ℃以上者,解热时宜用小量,以免大量出汗而引起虚脱。解热时应多喝水,以利排汗和降温,否则因出汗过多而造成水与电解质平衡失调或虚脱。

(8)慎用:对所有类型的镇痛、解热、抗感染和抗风湿药物过敏患者;肝、肾功能不全患者;有其他变态反应的患者;接受抗凝血剂治疗的患者;花粉性鼻炎、鼻出血或慢性呼吸道感染者;心功能不全、高血压患者;痛风患者;葡萄糖-6-磷酸脱氢酶缺乏患者;月经过多者;12岁以下儿童;胃、十二指肠溃疡史,出血症史,溶血性贫血病史者。

5.不良反应

(1)胃肠道反应:较常见的有恶心、呕吐、上腹部不适或疼痛。

(2)凝血障碍:长期服用还可抑制凝血酶原形成。

(3)变态反应:出现于0.2%的患者,表现为哮喘、荨麻疹、血管神经性水肿或休克。

(4)水杨酸反应:出现可逆性耳鸣、听力下降。

(5)瑞氏综合征。

(6)剂量超过 1 g,偶见收缩压和舒张压轻度升高。

(7)肝功能损害,与剂量大小有关,停药后可恢复。

6.禁忌证

禁忌证包括 10 种,以下情况禁用。①对阿司匹林或其他非甾体抗感染药以及咖啡因类药物过敏者。②血友病、活动性消化性溃疡及其他原因所致消化道出血者。③3 个月龄以下婴儿禁用。④先天性或后天性血凝异常者。⑤哮喘患者。⑥严重肝、肾功能不全者。⑦血友病者。⑧哮喘患者。⑨鼻息肉综合征患者。⑩妊娠期、哺乳期妇女。

7.药物相互作用

(1)本品与其他非甾体抗感染药同用时疗效并不加强,因为本品可以降低其他非甾体抗感染药的生物利用度。本品与对乙酰氨基酚长期大量同用有引起肾脏病变,包括肾乳头坏死、肾癌或膀胱癌的可能。

(2)本品与任何可引起低凝血酶原血症、血小板减少、血小板聚集功能降低或胃肠道溃疡出血的药物同用时,可有加重凝血障碍及引起出血的危险。

(3)本品与抗凝药(双香豆素、肝素等)、溶栓药(链激酶、尿激酶)同用,可增加出血的危险。

(4)尿碱化药(碳酸氢钠等)、抗酸药(长期大量应用)可增加本品自尿中排泄,使血药浓度下降。但当本品血药浓度已达稳定状态而停用碱性药物,又可使本品血药浓度升高到毒性水平。碳酸酐酶抑制药可使尿碱化,但可引起代谢性酸中毒,不仅能使血药浓度降低,而且使本品透入脑组织中的量增多,从而增加毒性反应。

(5)尿酸化药可减低本品排泄,使其血药浓度升高,本品血药浓度已达稳定状态的患者加用尿酸化药后可能导致本品血药浓度升高,毒性反应增加。

(6)糖皮质激素(简称激素)可增加水杨酸盐的排泄,本品与激素长期同用,尤其是大量应用时,有增加胃肠溃疡和出血的危险性。

(7)胰岛素或口服降糖药物的降糖效果可因与本品同用而加强和加速。

(8)与甲氨蝶呤(MTX)同用时,可减少甲氨蝶呤与蛋白的结合,减少其从肾脏的排泄,使血药浓度升高而增加毒性反应。

(9)丙磺舒或磺吡酮(sulfinpyrazone)的排尿酸作用,可因同时应用本品而降低。此外,丙磺舒可降低水杨酸盐自肾脏的清除率,从而使后者的血药浓度升高。

8.药物过量

药物过量后的表现如下。

(1)轻度,即水杨酸反应(salicylism),多见于风湿病用本品治疗者,表现为头痛、头晕、耳鸣、耳聋、恶心、呕吐、腹泻、嗜睡、精神紊乱、多汗、呼吸深快、烦渴、手足不自主运动(多见于老年人)及视力障碍等。

(2)重度,可出现血尿、抽搐、幻觉、重症精神紊乱、呼吸困难及无名热等;儿童患者精神及呼吸障碍更明显;过量时实验室检查可有脑电图异常、酸碱平衡改变(呼吸性碱中毒及代谢性酸中毒)、低血糖或高血糖、酮尿、低钠血症、低钾血症及蛋白尿。防治措施:①催吐、洗胃,给予活性炭吸附;②监测、维持生命功能。

(3)纠正高热、水电解质失衡和酮症等。

(4)可给予大量碱性药及利尿药以促进该药的排泄,但不宜口服碳酸氢钠。

(5)保持血糖平衡。

(6)监测水杨酸盐血药浓度至中毒浓度以下。

(7)较严重者可考虑进行血液透析。

(8)对于出血者,可给予维生素 K 或输血。

(二)复方阿司匹林(compound aspirin)

1.剂型规格

本药含阿司匹林、非那西丁和咖啡因,片剂:0.42 g。

2.适应证

本品用于治疗感冒或流感引起的发热、头痛,也用于缓解轻、中度疼痛如肌肉痛、神经痛、关节痛、牙痛、经痛。

3.用法用量

口服:成年人每次 1～2 片,每日 3 次,饭后服;儿童,10～15 mg/(kg·d),每日3～4 次。

4.注意事项

(1)本药不宜长期服用,长期大量应用时应定期检查血细胞比容、肝功能及血清水杨酸含量。

(2)交叉变态反应:对本品过敏时也可能对另一种水杨酸类药或另一种非水杨酸类的非甾体抗感染药过敏,必须警惕交叉过敏的可能性。

(3)儿童患者,尤其有发热及脱水者,易出现毒性反应;急性发热性疾病,尤其是流感及水痘患儿应用本品,可能发生瑞氏综合征(reye syndrome)。

(4)慎用:6 岁以下儿童及年老体弱者,有哮喘及其他变态反应者,葡萄糖－6－磷酸脱氢酶缺陷者,痛风患者,心、肝、肾功能不全者,血小板减少者及其他出血倾向者。

5.不良反应

(1)本品的主要成分为阿司匹林、非那西丁。阿司匹林较常见的不良反应有恶心、呕吐、上腹部不适或疼痛等胃肠道反应,停药后多可消失。

(2)长期或大量应用时可发生胃肠道出血或溃疡。

(3)在服用一定疗程后可出现可逆性耳鸣、听力下降;少数患者可发生哮喘、荨麻疹、血管神经性水肿或休克等变态反应,严重者可致死亡。

(4)剂量过大时可致肝肾功能损害。

(5)非那西丁可引起肾乳头坏死、间质性肾炎并发生急性肾衰竭,甚至可能诱发肾盂癌和膀胱癌。

(6)非那西丁还易使血红蛋白形成高铁血红蛋白,使血液的携氧能力下降,引起发绀反应。

(7)另外,非那西丁还可以引起溶血和溶血性贫血,并对视网膜有一定毒性。

(8)长期服用非那西丁还可造成对药物的依赖性。

(9)非那西丁还可以引起肝脏损害。

6.禁忌证

(1)对阿司匹林或其他非甾体抗感染药以及咖啡因类药物过敏者,血友病、活动性消化性溃疡及其他原因所致消化道出血者禁用。

(2)孕妇、3 个月龄以下婴儿禁用。

7.药物相互作用

(1)不应与含有本品的同类制剂及其他解热镇痛药同用。

(2)不宜与抗凝血药(如双香豆素、肝素)同用。

(3)本品与糖皮质激素类同用,可增加胃肠道不良反应。

(4)本品不应与氯霉素、巴比妥类、颠茄类药物同服。

8.药物过量

过量服用本品可引起中枢神经、肝肾功能、血液系统等损害。防治措施如下。

(1)催吐、洗胃,给予活性炭吸附。

(2)对症支持治疗。

(三)卡巴匹林钙(carbasalate calcium)

1.剂型规格

散剂:0.05 g、0.1 g、0.15 g、0.2 g、0.3 g、0.6 g。

2.适应证

主要用于感冒发热、头痛、牙痛、神经痛、月经痛、风湿及类风湿关节炎,预防暂时性脑缺血发作,心肌梗死或其他手术后血栓形成。

3.用法用量

口服给药,解热镇痛成年人用量为每次 0.6 g,每日 3 次,必要时 4 小时 1 次,每日总量不超过 3.6 g;抗风湿每次 1.2 g,每日 3～4 次,儿童遵医嘱。小儿剂量:初生～6 个月,剂量为 50 毫克/次;6 个月～1 岁,剂量为 50～100 毫克/次;1～4 岁,剂量为 0.1～0.15 克/次;4～6 岁,剂量为 0.15～0.2 克/次;6～9 岁,剂量为 0.2～0.25 克/次;9～14 岁,剂量为 0.25～0.3 克/次,需要时 2～4 小时后可重复。

4.注意事项

(1)本品久服可致贫血,可引起胃痛及胃出血。

(2)长期服用本品可引起药物蓄积。

(3)妊娠期和哺乳期妇女应在医师指导下服用。

(4)慎用:抗凝治疗患者;小儿患者,尤其是发热及脱水者,易出现毒性反应。急性发热性疾病,尤其是流感及水痘患儿应用本品,可能发生瑞氏综合征,因而建议慎用;老年患者服用本品易出现毒性反应。

5.不良反应

肠胃刺激较阿司匹林为轻,长期应用时不良反应与阿司匹林相同。

6.禁忌证

(1)活动性溃疡病或其他原因引起的消化道出血。

(2)血友病或血小板减少症。

(3)有阿司匹林或其他非甾体抗感染药过敏史者,尤其是出现哮喘、神经血管性水肿或休克者。

(4)妊娠早期最好不用,最后4周禁用。

(5)肝肾功能不全、哮喘、月经过多、痛风不宜用。

(6)拔牙及饮酒前后不宜用。

7.药物相互作用

同复方阿司匹林。

(四)双水杨酯(salsalate)

1.剂型规格

片剂:0.3 g、0.5 g。胶囊:0.5 g。

2.适应证

一般适应证同阿司匹林,可用于流行性感冒、急慢性风湿性关节炎、风湿热及头痛、牙痛、腰痛、神经痛等中度疼痛,对痛风也有较好的疗效。

3.用法用量

口服:解热镇痛,1次用量为 0.3～0.6 g,每日 1～3 次。抗风湿,1次用量为 0.9～1.2 g,每日 2～3 次。

4.注意事项

一般同复方阿司匹林。

5.不良反应

本品对胃刺激性较阿司匹林为小,与其他非甾体抗感染药发生交叉变态反应较阿司匹林为低。大剂量与口服抗凝药合用时,有发生出血的可能性。

6.禁忌证

(1)对本品过敏、有哮喘史患者。

(2)严重的肝病、出血性疾病或接受抗凝药治疗患者。

(3)动脉硬化伴高血压、近期脑出血或年老体弱者。

(4)大剂量时有致基因突变可能,妊娠早期及分娩前 2～3 周的妇女禁用。

7.药物相互作用

(1)双水杨酯可加强磺酰脲类药品的降血糖作用;并能由蛋白质的结合部位置换甲氨蝶呤,故与这类药物合用时应降低后者的剂量。

(2)本品与抗凝血药(肝素钠、华法林钠)合用应密切注意凝血反应。

(五)保泰松(phenylbutazone)

1.剂型规格

片剂:0.1 g。胶囊剂:0.1 g。

2.适应证

用于类风湿关节炎、风湿性关节炎及痛风。常需连续给药或与其他药交互配合使用。用于丝虫病急性淋巴管炎。

3.用法用量

(1)关节炎:开始第一天用量为 0.3～0.6 g,分 3 次服,饭后。日剂量不宜超过 0.8 g。1 周后如无不良反应,可继续服用,并递减至维持量,每日 0.1～0.2 g。

(2)丝虫病急性淋巴管炎:每次服 0.2 g,每日 3 次,总用量为 1.2～3 g,急性炎症控制后,再用抗丝虫病药治疗。

4.注意事项

(1)用药时应控制食盐的摄入量。

(2)服药期间应检查血常规,监测肾功能。

(3)服药一周以上应检查血常规。

(4)如出现发热、咽痛、皮疹、黄疸及柏油样大便应即停药。

(5)老年患者慎用。

5.不良反应

(1)常见不良反应有恶心、呕吐、胃肠道不适、水钠潴留、水肿、皮疹等。

(2)可引起腹泻、眩晕、头痛、长期大剂量致消化道溃疡及胃肠出血。

(3)偶有引起肝炎、黄疸、肾炎、血尿、剥脱性皮炎、多形性红斑、甲状腺肿、粒细胞及血小板缺乏症。

6.禁忌证

(1)对本药、阿司匹林过敏者。

(2)有溃疡病史、水肿、高血压、精神病、癫痫、支气管哮喘、心脏病及肝、肾功能不全者。

(3)孕妇。

(4)14岁以下儿童。

7.药物相互作用

参考复方阿司匹林。

8.药物过量

药物过量后的表现:惊厥或昏迷。防治措施:对症治疗。

(六)水杨酸镁(magnesium salicylate)

1.剂型规格

片剂:250 mg。胶囊剂:250 mg。

2.适应证

用于类风湿关节炎、结缔组织病、关节痛及风湿病,亦用于滑囊炎。尤其是伴有高血压或心力衰竭的风湿病患者。

3.用法用量

口服:1次0.5~1 g,每日3次。

4.注意事项

除与阿司匹林的一般注意事项相同外,还需注意在慢性肾功能不全患者有引起高镁血症的危险,大量应用本品时应做血清镁含量监测。

5.不良反应

少数患者有上腹部不适、恶心,偶有耳鸣、眩晕等现象。

6.禁忌证

(1)肝肾功能不全、活动性消化性溃疡患者禁用。

(2)重症肌无力者禁用。

(3)妊娠期及哺乳期妇女禁用。

7.药物过量

药物过量后的表现:除阿司匹林的一般毒性外,还可引起高镁血症,严重时可致骨骼肌麻痹、呼吸抑制。防治措施:对症治疗。

(七)对乙酰氨基酚(paracetamol)

1.剂型规格

片剂:0.3 g;0.5 g。胶囊剂:0.3 g。口服液:0.25 g(10 mL)。栓剂:0.15 g;0.3 g;0.6 g。注

射液:0.075 g(1 mL);0.25 g(2 mL)。

2.适应证

用于发热,也可用于缓解轻、中度疼痛,如头痛、肌肉痛、关节痛以及神经痛、痛经、癌性痛和手术后止痛等。本品可用于对阿司匹林过敏或不能耐受的患者。本品对各种剧痛及内脏平滑肌绞痛无效。

3.用法用量

口服:成年人1次0.3～0.6 g,每日0.6～1.8 g。一日剂量不宜超过2 g,疗程不宜超过10 d。12岁以下儿童按每日1.5 g/m² 分次服用。按年龄计:2～3岁儿童,160 mg;4～5岁儿童,240 mg;6～8岁儿童,320 mg;9～10岁儿童,400 mg;11岁儿童,480 mg。每4小时或必要时服1次。肌内注射,1次0.15～0.25 g。直肠给药:成年人一次用量为0.3 g,24小时内不超过1.2 g,3～12岁儿童,一次用量为0.15～0.3 g,每日1次。

4.注意事项

(1)对阿司匹林过敏者一般对本品不发生变态反应。但有报告在因阿司匹林过敏发生哮喘的患者中,少数患者可在服用本品后发生支气管痉挛。

(2)因疼痛服用此药时,不得连续使用5天以上,退热治疗不得超过3天,除非另有医嘱。

(3)服用本品后出现红斑或水肿症状应立即停药。

(4)出现过敏性皮炎,应立即停药。

(5)将此药放在儿童不易触及之处,万一发生过量服药现象,应立即就医。

(6)本品仅为对症治疗药,在使用本品的同时,应尽可能进行病因治疗。

(7)对诊断的干扰。①血糖测定,应用葡萄糖氧化酶/过氧化酶法测定时可得假性低值,而用己糖激酶/6-磷酸脱氢酶法测定时则无影响。②血清尿酸测定,应用磷钨酸法测定时可得假性高值。③测定尿5-羟吲哚醋酸(5-HIAA),用亚硝基萘酚试剂做定性过筛试验时可得假阳性结果,定量试验不受影响。④肝功能试验,大剂量或长期使用时,凝血酶原时间、血清胆红素、LDH、血清转氨酶均可增高。

(8)慎用:患肝病或病毒性肝炎时,本品有增加肝脏毒性的危险,应慎用;肾功能不全者长期大量使用本品,有增加肾脏毒性的危险,应慎用;本品可通过胎盘屏障,故应考虑到孕妇用本品后可能对胎儿造成的不良影响。虽然哺乳期妇女用本品后在乳汁中可达一定浓度,但在哺乳婴儿的尿液中尚未发现本品或本品代谢产物排出。妊娠期及哺乳期妇女不推荐使用本药;老年患者由于肝、肾功能发生减退,本品半衰期有所延长,易发生不良反应,应慎用或适当减量使用。

5.不良反应

常规剂量下,对乙酰氨基酚的不良反应很少,偶尔可引起恶心、呕吐、出汗、腹痛、皮肤苍白等,少数病例可发生过敏性皮炎(皮疹、皮肤瘙痒等)、粒细胞缺乏、血小板减少、高铁血红蛋白血症、贫血、肝肾功能损害等,很少引起胃肠道出血。

6.禁忌证

(1)严重肝肾功能不全患者及对本品过敏者禁用。

(2)酒精中毒者。

(3)3 岁以下儿童因肝、肾功能发育不全,应避免使用。

7.药物相互作用

(1)在长期饮酒或应用其他肝酶诱导剂,尤其是应用巴比妥类或抗惊厥药的患者,长期或大量服用本品时,更有发生肝脏毒性的危险。

(2)本品与氯霉素合用,可延长后者的半衰期,增强其毒性。

(3)本品与抗凝血药合用,可增强抗凝血作用,故要调整抗凝血药的用量。

(4)本品长期大量与阿司匹林或其他非甾体抗感染药合用时,有明显增加肾毒性的危险。

(5)本品与抗病毒药齐多夫定(zidovudine)合用时,可增加其毒性,应避免同时应用。

8.药物过量

药物过量后的表现:很快出现恶心、呕吐、腹痛、腹泻、厌食、多汗等症状,且可持续 24 小时。2～4 天内可出现肝功能损害,表现为肝区疼痛、肝大或黄疸。第 4～6 天可出现明显的肝功能衰竭以及凝血障碍、消化道出血、DIC、低血糖、酸中毒、心律失常、心力衰竭或肾小管坏死。防治措施:①洗胃或催吐;②给予拮抗剂 N－乙酰半胱氨酸(开始时按体重给予 140 mg/kg 口服,然后 70 mg/kg 每 4 小时 1 次,共 17 次;病情严重时可静脉给药,将药物溶于 5% 葡萄糖溶液 200 mL 中静脉滴注)或口服甲硫氨酸,对肝脏有保护作用;③不得给予活性炭,因它可影响解救药的吸收。拮抗剂宜尽早应用,12 小时内给药疗效满意,超过24 小时则疗效较差。同时还应给予其他疗法,如血液透析等。

二、抗感染镇痛药

(一)吲哚美辛(indomethacin)

1.剂型规格

片剂:25 mg。胶丸:25 mg、75 mg。栓剂:25 mg、75 mg、100 mg。

2.适应证

(1)本药解热、缓解炎性疼痛作用明显,故可用于急、慢性风湿性关节炎、痛风性关节炎及癌性疼痛;也可用于滑囊炎、腱鞘炎及关节囊炎等。

(2)能抗血小板聚集,防止血栓形成,但疗效不如阿司匹林。

(3)治疗Behcet综合征,退热效果好;用于 Bartter 综合征。

(4)用于胆绞痛、输尿管结石引起的绞痛有效;对偏头痛也有一定疗效,也可用于月经痛。

3.用法用量

(1)成年人常用量口服抗风湿,初始剂量一次 25～50 mg,每日 2～3 次,每日最大量不应超过 150 mg;镇痛,首剂一次为 25～50 mg,继之为 25 mg,每日 3 次,直到疼痛缓解,可停药;退热,一次用量为 6.25～12.5 mg,每日不超过 3 次。

(2)小儿口服常用量:每日按体重 1.5～2.5 mg/kg,分 3～4 次。待有效后减至最低量。

现亦采用胶丸或栓剂剂型,使胃肠道不良反应发生率降低,栓剂且有维持药效时间较长的特点,直肠给药,1 次50 mg,每日 50～100 mg,一般连用 10 d 为 1 个疗程。控释胶囊:每日 1 次,每次 75 mg,或 1 次 25 mg,每日 2 次。必要时 1 次剂量为 75 mg,每日 2 次。

4.注意事项

(1)本药与阿司匹林存在交叉过敏现象,对其他非甾体类抗感染镇痛药过敏者对本品也可能过敏。

(2)常见的不良反应有胃肠道反应(恶心、呕吐、腹痛、腹泻、溃疡,有时可引起胃出血及穿孔)。饭后服用本品胶囊剂,可减少胃肠道反应。

(3)中枢神经系统症状(头痛、眩晕等)的发生率也不低(20%～50%);若头痛持续不减,应停药。

(4)本药可引起肝功能损害(出现黄疸、转氨酶升高)。

(5)本药可抑制造血系统(粒细胞减少等,偶有再生障碍性贫血)。

(6)本药外用软膏只适用于无破损皮肤表面,忌用于皮肤损伤或开放性创口处。

(7)慎用:帕金森病、精神病、癫痫患者;再生障碍性贫血、粒细胞减少患者;心功能不全、高血压患者;感染性疾病患者;老年患者。

5.不良反应

(1)胃肠道:出现消化不良、胃痛、胃烧灼感、恶心反酸等症状,出现溃疡、胃出血及胃穿孔。

(2)神经系统:出现头痛、头晕、焦虑及失眠等,严重者可有精神行为障碍或抽搐等。

(3)肾:出现血尿、水肿、肾功能不全,在老年人多见。

(4)各型皮疹,最严重的为大疱性多形红斑(Stevens—Johnson综合征)。

(5)造血系统受抑制而出现再生障碍性贫血,白细胞减少或血小板减少等。

(6)变态反应,哮喘、血管性水肿及休克等。

6.禁忌证

①活动性溃疡病、溃疡性结肠炎病史者。②支气管哮喘者、支气管痉挛。③血管性水肿。④对本品或对阿司匹林或其他非甾体抗感染药过敏者。⑤肝肾功能不全者。⑥震颤麻痹患者。⑦血友病和其他出血性疾病患者。⑧妊娠期、哺乳期妇女,14岁以下儿童。

7.药物相互作用

(1)本药与对乙酰氨基酚长期合用可增加肾脏毒性,与其他非甾体抗感染药同用时消化道溃疡的发病率增高。

(2)本药与阿司匹林或其他水杨酸盐同用时并不能加强疗效,而胃肠道不良反应则明显增多,由于抑制血小板聚集的作用加强,可增加出血倾向。

(3)服用本药后饮酒或与皮质激素、促肾上腺皮质激素同用,可增加胃肠道溃疡或出血的危险。

(4)本药与洋地黄类药物同用时,可使洋地黄的血浓度升高(因抑制从肾脏的清除)而增加毒性,需调整洋地黄剂量。

(5)本药与肝素、口服抗凝药及溶栓药合用时,可竞争性结合蛋白,使抗凝作用加强。同时本品有抑制血小板聚集作用,有增加出血的潜在危险。

(6)本药与胰岛素或口服降糖药合用,可加强降糖效应,须调整降糖药物的剂量。

(7)本药与呋塞米同用时,可减弱后者排钠及抗高血压作用。其原因可能是由于抑制了肾脏内前列腺素的合成。本品还有阻止呋塞米、布美他尼及吲达帕胺等对血浆肾素活性增强的作用,对高血压患者评议其血浆肾素活性的意义时应注意此点。

(8)本药与氨苯蝶啶合用时可致肾功能减退(肌酐清除率下降、氮质血症)。

(9)本药与硝苯地平或维拉帕米同用时,可致后两者血药浓度增高,毒性增加。

(10)本药丙磺舒可减少本品自肾及胆汁的清除,增高血药浓度,使毒性增加,合用时需减量。

(11)本药与秋水仙碱、磺吡酮合用时可增加胃肠溃疡及出血的危险。

(12)本药与锂盐同用,可减少锂自尿排泄,使血药浓度增高,毒性加大。

(13)本品可使甲氨蝶呤血药浓度增高,并延长高血浓度时间。正在用本品的患者如需用中或大剂量甲氨蝶呤治疗,应于24～48小时前停用本品,以免增加其毒性。

(14)本品与抗病毒药齐多夫定(zidovudine)同用时,可使后者的清除率降低,毒性增加。同时本品的毒性也增加,故应避免合用。

8.药物过量

药物过量后的表现:持续性头疼。出现严重的消化性溃疡等。防治措施:洗胃催吐,服用活性炭,给予对症支持性治疗,观察患者病情变化。

(二)阿西美辛(acemetacin)

1.剂型规格

缓释胶囊:90 mg。胶囊剂:30 mg。

2.适应证

本品适应于类风湿关节炎,强直性脊柱炎,骨关节炎,银屑病关节炎,急性痛风性关节炎,其他慢性多发性关节炎,关节、肌肉或肌腱的炎症、腱鞘炎、滑囊炎,腰痛、坐骨神经痛,手术和钝性外伤后的炎症及肿胀,浅表静脉炎或其他血管炎症。

3.用法用量

口服:缓释片:1～2粒/天。胶囊:每次30～60 mg,每日3次。

4.注意事项

(1)长期服用本品者要定期进行尿、血液及肝功能检查,如发现异常则减少药量或停药。

(2)本药应于餐后或用餐时服用。

(3)服用本品时不宜与其他非甾体消炎镇痛药同时使用。

(4)患者服药后若出现困倦、眩晕时应注意停止驾驶汽车或操纵运转机器等。

(5)因为没有本品用于14岁以下儿童的经验,故不推荐儿童使用。

(6)慎用:中枢神经系统疾病患者、支气管喘息者。

5.不良反应

(1)偶见恶心、呕吐、腹痛、腹泻、头痛、头晕、眩晕、嗜睡、疲劳。极少见胃肠道溃疡(可能有出血和穿孔)、焦虑、意识模糊、精神障碍、幻觉、耳鸣、食欲不振、肌肉无力、外周神经病变、肾脏损害、水肿、高血压、高钾血症、过敏性红斑、荨麻疹、瘙痒、脱发、变态反应和白细胞减少。

(2)个别病例可见血小板减少症、再障、听力障碍、严重的皮肤反应、急性肾衰竭、中毒性肝炎和肝损害、高血糖和尿糖、心绞痛、阴道出血及长期使用后视网膜色素沉着、退化和角膜浑浊。

6.禁忌证

①消化道溃疡、严重肝肾疾患、重症血液病患者。②孕妇、哺乳期妇女。③对本药、吲哚美

辛及其他非甾体类抗感染药过敏者。

7.药物相互作用

(1)同时服用地高辛制剂时,可增加血液中地高辛浓度,接受锂剂治疗的患者,必须监测锂的清除率。

(2)同时使用抗凝药时,可增加胃肠出血的危险性。

(3)同时使用阿司匹林时,可减少血中阿西美辛的浓度。

(4)本品与丙磺舒同时使用可使阿西美辛的清除减慢,与青霉素同时使用可延迟清除,与呋塞米同用时可加快排出,本药可减弱利尿药和抗高血压药的作用,与保钾利尿药同用,应监测患者血钾水平。

8.药物过量

中毒症状有胃肠道出血、中枢神经障碍和变态反应等。防治措施:立即停药,对症治疗。对过量服用者可采取洗胃、催吐、输液促进药物排泄,维持电解质和营养平衡。

(三)布洛芬(ibuprofen)

1.剂型规格

片剂:100 mg、200 mg。缓释胶囊:0.3 g。搽剂:2.5 g/50 mL。

2.适应证

本品适用于解热,减轻中度疼痛如关节炎、神经痛、肌肉痛、头痛、偏头痛、痛经、牙痛、感冒及流感症状。用于风湿性关节炎,其消炎、镇痛、解热作用与阿司匹林、保泰松相似,比对乙酰氨基酚好。在患者不能耐受阿司匹林、保泰松等时,可试用本品。对血常规与肾功能无明显影响。

3.用法用量

口服:成年人每次 200 mg,每日 1～3 次,每日最多不超过800 mg;缓释剂可每次 300 mg,每日 1～2 次。成年人用量最大限量一般为每天 2.4 g。儿童每日 1～3 次,1 岁以下婴儿每次 20～30 mg;1～3 岁儿童每次 60 mg;4～6 岁儿童每次 100 mg;7～9 岁儿童每次 150 mg;10～12 岁儿童每次 180 mg;12 岁以上儿童每次 200 mg。

外用:5%,每日 3 次。

4.注意事项

(1)对阿司匹林或其他甾体药物过敏者,对本药也可能过敏。

(2)应用本药解热、镇痛时还应针对病因治疗。

(3)有溃疡病史者应用本药应当严密观察或加用抗酸药。

(4)应用本药期间再同时应用其他解热镇痛药应谨慎。

(5)长期用药时应定期检查患者血常规及肝、肾功能。

(6)肾功能不全患者用药后肾脏不良反应增多,甚至导致肾衰竭。

(7)慎用:原有支气管哮喘者;心功能不全、高血压;血友病或其他出血性疾病(包括凝血障碍及血小板功能异常);有消化道溃疡病史者。

5.不良反应

(1)消化道症状包括消化不良、胃烧灼感、胃痛、恶心、呕吐,出现于 16% 的长期服用者,停药后上述症状消失,不停药者大部分亦可耐受。少数(<1‰)出现胃溃疡和消化道出血,亦有因溃疡穿孔者。

(2)神经系统症状如头痛、嗜睡、晕眩、耳鸣少见,出现在 1‰～3‰ 的患者。

(3)肾功能不全很少见,多发生在有潜在性肾病变者;但少数服用者可出现下肢水肿。

(4)其他少见症状有皮疹,支气管哮喘发作、肝酶升高、白细胞减少等。

6.禁忌证

①对阿司匹林或其他非甾体药物严重过敏者。②鼻息肉综合征及血管水肿患者。③脱水小儿禁用。④有失血倾向者。⑤孕妇、哺乳期妇女。

7.药物相互作用

(1)使用本品后饮酒或与其他非甾体类消炎药同用时增加胃肠道不良反应,并有致溃疡的危险。长期与对乙酰氨基酚同用时可增加对肾脏的毒副作用。

(2)本品与阿司匹林或其他水杨酸类药物同用时,药效不增强,而胃肠道不良反应及出血倾向发生率增高。

(3)本品与肝素、双香豆素等抗凝药及血小板聚集抑制药同用时有增加出血的危险。

(4)本品与呋塞米同用时,后者的排钠和降压作用减弱。

(5)本品与维拉帕米、硝苯地平同用时,本品的血药浓度增高。

(6)本品可增高地高辛的血药浓度,同用时需注意调整地高辛的剂量。

(7)本品可增强抗糖尿病药(包括口服降糖药)的作用。

(8)本品与抗高血压药同用时可影响后者的降压效果。

(9)丙磺舒可降低本品的排泄,增加血药浓度,从而增加毒性,故同用时宜减少本品剂量。

(10)本品可降低甲氨蝶呤的排泄,增高其血药浓度,甚至可达中毒水平,故本品不应与中或大剂量甲氨蝶呤同用。

(11)酒精可增加本品的胃肠道不良反应。

(12)食物可减慢本品吸收,但并不影响吸收量。

8.药物过量

药物的不良反应与所服用的剂量呈正相关,因此,服药超量时可引起头痛、呕吐、倦睡、血压降低等。防治措施:应做紧急防治措施,包括催吐、洗胃、口服活性炭、抗酸药和(或)利尿药,并给予监测及其他支持方法。

(四)萘普生(naproxen)

1.剂型规格

片剂:0.1 g、0.125 g、0.25 g。胶囊:0.125 g、0.2 g、0.25 g。注射液:2 mL∶100 mg;2 mL∶200 mg。栓剂:0.25 g。

2.适应证

本品适用于缓解各种轻度至中等度的疼痛,如拔牙及其他手术后的疼痛、原发性痛经及头痛等。也适用于类风湿关节炎、骨关节炎、强直性脊柱炎、幼年型关节炎、肌腱炎、滑囊炎及急性痛风性关节炎,对于关节炎的疼痛、肿胀及活动受限均有缓解症状的作用。

3.用法用量

1 次使用 0.2～0.3 g,每日 2～3 次。口服:开始每日剂量 0.5～0.75 g,维持量每日 0.375～0.75 g,分早晨及傍晚 2 次服用。轻、中度疼痛或痛经时,开始用 0.5 g,必需时经 6～8 小时后再服 0.25 g,日剂量不得超过 1.25 g。肌内注射:1 次使用 100～200 mg,每日 1 次。栓剂直肠给药,1 次 0.25 g,每日 0.5 g。

4.注意事项

(1)对阿司匹林或其他非甾体抗感染药过敏者,对本品也过敏。

(2)本药宜采用最低有效量,且疗程不宜过长。

(3)长期用药应定期进行肝肾功能、血常规及眼科检查。

(4)本药有增加心血管栓塞、心梗、脑卒中的风险。

(5)慎用:有凝血机制或血小板功能障碍的患者,哮喘患者,心功能不全或高血压患者,肝和肾功能不全患者,老年人。

5.不良反应

(1)皮肤瘙痒、呼吸短促、呼吸困难、哮喘、耳鸣、下肢水肿、胃烧灼感、消化不良、胃痛或不适、便秘、头晕、嗜睡、头痛、恶心及呕吐等。发生率一般为 3%～9%。

(2)视力模糊或视觉障碍、听力减退、腹泻、口腔刺激或痛感、心慌及多汗等,发生率为 1%～3%。

(3)胃肠出血、肾脏损害(过敏性肾炎、痛病、肾乳头坏死及肾衰竭等)、荨麻疹、过敏性皮疹、精神抑郁、肌肉无力、出血或粒细胞减少及肝功能损害等较少见,发生率为 1%～3%。

6.禁忌证

①对本品或同类药有过敏史者。②对阿司匹林或其他非甾体抗感染药引起过哮喘、鼻炎及鼻息肉综合征者。③胃、十二指肠活动性溃疡者。④孕妇、哺乳期妇女、2 岁以下儿童。

7.药物相互作用

(1)饮酒或与其他抗感染镇痛药同用可使胃肠道不良反应增多,并有溃疡发作的危险。

(2)本品与肝素、双香豆素等抗凝药同用,出血时间延长,可出现出血倾向,并有导致胃肠道溃疡的可能。

(3)本品可降低呋塞米的排钠和降压作用。

(4)本品可抑制锂的排泄,使锂的血药浓度升高。

(5)本品与丙磺舒同用时,其血药浓度升高,半衰期延长,疗效增加,但不良反应也相应增加。

(6)可减弱 β 受体阻滞药、钙离子拮抗剂的降压效果。

8.药物过量

药物过量后的表现与其他非甾体类抗感染药相似。防治措施:包括催吐、洗胃,口服活性炭及抗酸药,给予对症及支持疗法,合理使用利尿药。

三、抗痛风药

(一)秋水仙碱(colchicine)

1.剂型规格

片剂:0.5 mg。

2.适应证

本品可能是通过减低白细胞活动和吞噬作用及减少乳酸形成从而减少尿酸结晶的沉积，减轻炎性反应，而起止痛作用。主要用于急性痛风，对一般疼痛、炎症和慢性痛风无效；亦可抑制细胞的有丝分裂，有抗肿瘤作用，但毒性大，现已少用。

3.用法用量

急性期：成年人常用量为每 1~2 小时服用 0.5~1 mg，直至关节症状缓解，或出现腹泻或呕吐，达到治疗量一般为 3~5 mg，24 小时内不宜超过 6 mg，停服 72 小时后日剂量为 0.5~1.5 mg，分次服用，共 7 天。预防：每日用量为 0.5~1 mg，分次服用，但疗程酌定，如出现不良反应，应随时停药。

4.注意事项

(1)如发生呕吐、腹泻等反应，应减小用量，严重者应立即停药。

(2)用药期间应定期检查患者血常规及肝、肾功能。

(3)女性患者在服药期间及停药以后数周内不得妊娠。

(4)对老年人应减少剂量。因为本品的中毒量常与其体内蓄积剂量有关，当肾排泄功能下降时容易造成积蓄中毒。

(5)本药不良反应严重，不宜用于长期预防痛风。

(6)肝功能有潜在损害的患者用药应减量。

(7)慎用：骨髓造血功能不全，严重心脏病、肝肾功能不全、胃肠道疾病、年老体弱者慎用。

5.不良反应

(1)胃肠道症状：腹痛、腹泻、呕吐及食欲不振为常见的早期不良反应，发生率可达 80%，严重者可造成脱水及电解质紊乱等表现。长期服用患者可出现严重的出血性胃肠炎或吸收不良综合征。

(2)肌肉、周围神经病变：有近端肌无力和（或）血清肌酸磷酸激酶增高。在肌细胞受损同时可出现周围神经轴突性多神经病变，表现为麻木、刺痛和无力。肌神经病变并不多见，往往在预防痛风而长期服用者和有轻度肾功能不全者出现。

(3)骨髓抑制：出现血小板减少，中性粒细胞下降，甚至再生障碍性贫血，有时可危及生命。

(4)休克：表现为少尿、血尿、抽搐及意识障碍。病死率高，多见于老年人。

(5)其他：致畸、脱发、皮疹、发热及肝损害等。

6.禁忌证

①对本药过敏者。②骨髓造血功能不全者。③孕妇、哺乳期妇女及 2 岁以下儿童。

7.药物相互作用

(1)本品可导致可逆性的维生素 B_{12} 吸收障碍。

(2)本品可增效中枢神经系统抑制药，使拟交感神经药的反应性加强。

(3)氯丙嗪可减弱本药的作用。

(4)灰黄霉素与本药合用，可加重血卟啉代谢障碍。

8.药物过量

药物过量的表现如下。

(1)口腔、咽喉及胃部出现烧灼感及其他消化系统不适症状。

(2)有发热、皮疹、代谢性酸中毒、脱水、电解质紊乱、休克、白细胞减少或增多、抽搐、上行性麻痹、癫痫、广泛血管损伤和肝衰竭、肾衰竭症状。防治措施：及时对患者给予洗胃、导泻；出现严重痉挛性腹痛可用吗啡或阿托品止痛；休克或呼吸衰竭患者应采取抗休克、辅助呼吸等措施；肾衰竭应进行血液或腹膜透析，并维持水电解质平衡。二巯丙醇可治疗本药中毒。

(二)丙磺舒(probenecid)

1.剂型规格

片剂:0.25 g。

2.适应证

用于高尿酸血症伴慢性痛风性关节炎及痛风石患者,但必须:①肾小球滤过率大于50～60 mL/mim;②无肾结石或肾结石史;③非酸性尿;④不服用水杨酸类药物者。作为抗生素治疗的辅助用药,与青霉素、氨苄西林、苯唑西林、邻氯西林、萘夫西林(nafcillin)等抗生素同用时,可抑制这些抗生素的排出,提高血药浓度并能维持较长时间。

3.用法用量

口服。①慢性痛风的高尿酸血症:成年人一次0.25 g,每日2次,一周后可增至一次0.5 g,每日2次;②增强青霉素类的作用:成年人一次0.5 g,每日4次。2～14岁或体重在50 g以下儿童,首剂按体重0.025 g/kg或按体表面积0.7 g/m²,以后每次0.01 g/kg或0.3 g/m²,每日4次。

4.注意事项

(1)痛风性关节炎急性发作症状尚未控制时不用本品;如在本品治疗期间患者有急性发作,可继续应用原来的用量,同时给予秋水仙碱或其他非甾体抗感染药治疗。

(2)服用本品时患者应保持摄入足量水分(每日2 500 mL左右),防止形成肾结石,必要时同时服用碱化尿液的药物。

(3)治疗痛风性关节炎,如患者有轻度肾功能不全,而24小时尿酸排泄量又未超过700 mg,一般每天剂量不超过2 g。

(4)用本品期间不宜服水杨酸类制剂。

(5)定期检测血和尿pH、肝肾功能及血尿酸和尿尿酸等。

(6)根据临床表现及血和尿的尿酸水平调整药物用量,原则上以最小有效量维持较长时间。

(7)老年患者因肾功能减退,用量酌减。

(8)慎用:恶血质患者。

5.不良反应

(1)胃肠道症状如恶心或呕吐等,见于约5%的服用者。偶可引起消化性溃疡。

(2)能促进肾结石形成,应保证尿pH为6～6.5。大量饮水并同服碱化尿液的药物,以防肾结石。

(3)本品与磺胺出现交叉变态反应,包括皮疹、皮肤瘙痒及发热等,但少见。

(4)偶引起白细胞减少、骨髓抑制及肝坏死等少见不良反应。

6.禁忌证

(1)对本品及磺胺类药过敏者。

(2)肾功能不全者、伴有肿瘤的高尿酸血症者,或使用细胞毒的抗癌药、放射治疗患者,均不宜使用本品,因可引起急性肾病。

(3)老年人、肝肾功能不全、活动性消化性溃疡或病史及肾结石等。

(4)孕妇、哺乳期妇女、2 岁以下儿童。

7.药物相互作用

(1)饮酒,服用氯噻酮、依他尼酸、呋塞米、吡嗪酰胺以及噻嗪类等利尿药可增加血清尿酸浓度,本品与这些药同用时需注意调整用量,以控制高尿酸血症。

(2)本品与阿司匹林或其他水杨酸盐同用时,可抑制本品的排尿酸作用。

(3)本品与吲哚美辛、氨苯砜、萘普生等同用时,后者的血药浓度增高,毒性因而加大。

(4)本品与各类青霉素、头孢菌素同用时,后者的血药浓度增高,并维持较长时间,毒性因而加大,尤其是对肾脏的毒性。

(5)本品与口服降糖药同用时,后者的效应增强。

(6)本品与甲氨蝶呤同用时,后者的血药浓度可能增高,毒性加大。

(7)本品与呋喃妥因同用时,由于肾小管分泌作用受到抑制,使呋喃妥因在尿中抗感染的疗效减低。

(8)本品与利福平同用时,因两药被肝脏摄取有竞争,故利福平的血药浓度可增高并时间延长、毒性加大。临床上一般不主张为了提高利福平的血药浓度而两药并用。

(9)本品与磺胺药同用时,因后者由肾排泄减慢,血药浓度升高。长期共用时应定期检测磺胺药的血药浓度。

8.药物过量

药物过量的表现:可引起中枢神经兴奋,出现抽搐、癫痫、呼吸衰竭而死亡。防治措施:及时洗胃和导泻,控制抽搐和癫痫,辅助呼吸,用糖皮质激素等治疗。

第二节　催眠、镇静、抗惊厥药

一、巴比妥类

(一)苯巴比妥(phenobarbital)

1.剂型规格

片剂:每片 15 mg;30 mg;100 mg;注射剂:每支 0.1 g。

2.作用用途

本品属长效催眠药,具有镇静、催眠、抗惊厥、抗癫痫作用。本品与解热镇痛药合用可增加其镇痛作用,还用于麻醉前给药,也用于治疗新生儿高胆红素血症。常用本品钠盐。

3.用法用量

(1)口服:镇静、抗癫痫,每次 0.015～0.03 g,每日 3 次。催眠,睡前服 0.03～0.09 g。

(2)肌内注射(钠盐):抗惊厥,每次 0.1～0.2 g,必要时 4～6 小时后重复 1 次,极量0.2～0.5 g。麻醉前给药,术前 0.5～1.0 小时,肌内注射 0.1～0.2 g。

4.注意事项

(1)用药后可见头晕、嗜睡等,久用可产生耐受性及成瘾性,多次连用应警惕蓄积中毒。

(2)少数患者可发生变态反应。

(3)用于抗癫痫时不可突然停药,以免引起癫痫发作。

(4)肝肾功能不良者慎用。

(5)密闭避光保存。

(二)异戊巴比妥(amobarbital)

1.剂型规格

片剂:每片 0.1 g;胶囊剂:每粒 1 g;注射剂:每支0.1 g;0.25 g,0.5 g。

2.作用用途

本品为中效巴比妥类催眠药,作用快而持续短。临床主要用于镇静、催眠、抗惊厥,也可用于麻醉前给药。

3.用法用量

(1)口服:催眠,于睡前半小时服 0.1～0.2 g。镇静,每次 0.02～0.04 g。极量:每次 0.2 g,每日0.6 g。

(2)静脉注射或肌内注射(钠盐):抗惊厥,每次 0.3～0.5 g。极量:每次 0.25 g,每日 0.5 g。

4.注意事项

(1)肝功能严重减退者禁用。

(2)本品久用可产生耐受性、依赖性。

(3)老年人或体弱患者使用本品可能产生兴奋、精神错乱或抑郁,注意减少剂量。

(4)注射速度过快易出现呼吸抑制及血压下降,应缓慢注射,每分钟不超过 100 mg,小儿不超过60 mg/m²,并严密监测呼吸、脉搏、血压,有异常应立即停药。

(5)不良反应有头晕、困倦、嗜睡等。

(三)司可巴比妥(secobarbital)

1.剂型规格

胶囊剂:每粒 0.1 g;注射剂:50 mg;100 mg。

2.作用用途

本品为短效巴比妥类催眠药,作用快,持续时间短(2～4 小时),适用于难以入睡的失眠者,也可用于抗惊厥。

3.用法用量

成年人。①口服:催眠,每次用量为 0.1 g;极量,每次用量为 0.3 g;镇静,每次用量为30～50 mg,每日 3～4 次;麻醉前给药,每次用量为 0.2～0.3 g,术前 1～2 小时服用。②肌内注射:催眠,0.1～0.2 g。③静脉注射:催眠,每次用量为 50～250 mg;镇静,每次用量为 1.1～2.2 mg/kg;抗惊厥,每次用量为 5.5 mg/kg,需要时每隔 3～4 小时重复注射,静脉注射速度不能超过每15 秒 50 mg。

4.注意事项

(1)严重肝功能不全者禁用。

(2)老年人及体弱患者酌情减量。

(3)久用本品易产生耐受性、依赖性。

二、其他催眠药

(一)格鲁米特(glutethimide)

1.剂型规格

片剂:每片 0.25 g。

2.作用用途

本品主要用于催眠,服后 30 分钟可入睡,持续 4～8 小时。对于夜间易醒和焦虑、烦躁引起的失眠效果较好,可代替巴比妥类药物,或与巴比妥类药物交替使用,可缩短快波睡眠时相(REM),久用之后停药能引起反跳,故不宜久用。还可用于麻醉前给药。

3.用法用量

口服:①催眠,每次 0.25～0.5 g。②镇静,每次 0.25 g,每日 3 次。③麻醉前给药,前一晚服用 0.5 g,麻醉前 1 小时再服用 0.5～1 g。

4.注意事项

有时出现恶心、头痛、皮疹等;久用能致依赖性和成瘾性。

(二)水合氯醛(chloral hydrate)

1.剂型规格

溶液剂:10%溶液 10 mL;水合氯醛合剂:由水合氯醛 65 g,溴化钠 65 g,琼脂糖浆 500 mL,淀粉 20 g,枸橼酸 0.25 g,浓薄荷水 0.5 mL,蒸馏水适量共配成 1 000 mL。

2.作用用途

本品具有催眠、镇静、抗惊厥作用。多用于神经性失眠、伴有显著兴奋的精神病及破伤风痉挛、士的宁中毒等。临床主要用于催眠,特别是顽固性失眠及其他药物无效时。

3.用法用量

(1)口服:临睡前 1 次口服 10%溶液 10 mL。以水稀释 1～2 倍后服用或服其合剂(掩盖其不良臭味和减少刺激性)。

(2)灌肠:抗惊厥,将 10%溶液 15～20 mL 稀释 1～2 倍后一次灌入。

4.注意事项

(1)胃炎、消化性溃疡患者禁用,严重肝、肾、心脏病患者禁用。

(2)本品致死量在 10 g 左右,口服 4～5 g 可引起急性中毒,可见到针尖样瞳孔,其他症状类似巴比妥类药物中毒。

(3)长期应用可产生依赖性和成瘾性,患者突然停药可出现谵妄、震颤等戒断症状。

(4)本品刺激性较大,易引起恶心,呕吐。

(5)偶见过敏,如红斑、荨麻疹、湿疹样皮炎等,偶会发生白细胞减少。

(三)咪达唑仑(midazolam)

1.剂型规格

片剂:每片 15 mg;注射剂:每支 5 mg(1 mL),15 mg(3 mL)。

2.作用用途

本品具有迅速镇静和催眠作用,还具有抗焦虑、抗惊厥和肌松作用。适用于各种失眠症,特别适用于入睡困难及早醒,亦可作为术前及诊断时的诱眠用药。

3.用法用量

(1)成年人。

口服:①失眠症,每晚睡前 7.5～15 mg。从低剂量开始,治疗时间为数日至 2 周。②麻醉前给药,每次 7.5～15 mg,麻醉诱导前 2 小时服。③镇静、抗惊厥,每次 7.5～15 mg。

肌内注射:术前用药,一般为 10～15 mg(0.1～0.15 mg/kg),术前 20～30 分钟给药。可单用,也可与镇痛药合用。

静脉给药:①全麻诱导,0.1～0.25 mg/kg,静脉注射。②全麻维持,分次静脉注射,剂量和给药间隔时间取决于患者当时的需要。③局部麻醉或椎管内麻醉辅助用药,0.03～0.04 mg/kg,分次静脉注射。④ICU患者镇静,先静脉注射 2～3 mg,再以 0.05 mg/(kg·h)静脉滴注维持。

(2)老年人:推荐剂量为每日 7.5 mg,每日 1 次。

(3)儿童:肌内注射,术前给药,为 0.15～0.2 mg/kg,麻醉诱导前 30 分钟给药。

4.注意事项

(1)精神病和严重抑郁症中的失眠症患者禁用。

(2)器质性脑损伤、严重呼吸功能不全者慎用。

(3)长期持续大剂量应用本品易引起成瘾性。

(4)极少有遗忘现象。

(四)溴替唑仑(brotizolam)

1.剂型规格

片剂:每片 0.25 mg。

2.作用用途

本品为短效苯二氮䓬类镇静催眠药,具有催眠、镇静、抗惊厥、肌肉松弛等作用。临床用于治疗失眠症。还可用于术前催眠。口服吸收迅速而完全,血药浓度达峰时间为 0.5～2 小时。经肝脏代谢,大部分经肾由尿排出,其余随粪便排出,半衰期为 3.6～7.9 小时。

3.用法用量

口服。①失眠症,推荐剂量为每次 0.25 g,睡前服。②术前催眠,每次 0.5 mg。③用于失眠症,老年人推荐剂量为每次 0.125 mg,睡前服。④用于长时间飞行后调整时差,每次 0.25 mg。⑤用于倒班工作后改善睡眠,每次 0.125 mg。

4.注意事项

(1)精神病(如抑郁症)患者、急性呼吸功能不全者、重症肌无力患者、急性闭角型青光眼患者、孕妇、哺乳期妇女、18 岁以下患者禁用。

(2)肝硬化患者慎用。

(3)可产生药物耐受性或短暂性遗忘。

(4)本品可使高血压患者血压下降,使用时应注意。

(5)用药期间不宜驾驶车辆操作机器及进行高空作业。

(五)佐匹克隆(zopiclone)

1.剂型规格

片剂:每片 7.5 mg。

2.作用用途

本品为环吡咯酮类催眠药,具有很强的催眠和抗焦虑作用,并有肌松和抗惊厥作用。其作用迅速,能缩短入睡时间,延长睡眠时间,减少夜间觉醒和早醒次数。临床主要用于失眠症及麻醉前给药。

3.用法用量

口服:每次 7.5 mg,临睡前服,连服 21 天。肝功能不全者、年龄超过 70 岁者每次3.75 mg。手术前服用7.5～10 mg。

4.注意事项

(1)5 岁以下儿童、孕妇、哺乳期妇女、对本品过敏患者禁用。

(2)肌无力,肝、肾功能、呼吸功能不全者慎用。

(3)驾驶员、高空作业人员、机械操作人员禁用。

(4)偶见嗜睡、口苦等,少数可出现便秘、倦怠、头晕等。

第三节 抗抑郁药

抗抑郁药是一类具有抗抑郁作用的药物。它不仅能治疗各类抑郁症,而且对焦虑、强迫、慢性疼痛、疑病及恐怖等都有一定疗效。抗抑郁药根据化学结构及作用机制的不同分为以下几类。①三环类抗抑郁药:阿米替林、丙米嗪、氯米帕明、多塞平等。②四环类抗抑郁药:马普替林。③选择性5－HT再摄取抑制药:氟西汀、帕罗西汀、舍曲林、氟伏沙明、西酞普兰。④5－HT 及去甲肾上腺素再摄取抑制药:文拉法辛。⑤去甲肾上腺素能及特异性5－HT能抗抑郁药:米氮平。⑥单胺氧化酶抑制药:吗氯贝胺。⑦5－HT 受体拮抗剂/再摄取抑制药:曲唑酮。⑧选择性去甲肾上腺素再摄取抑制药:瑞波西汀。⑨其他:噻奈普汀、贯叶连翘提取物等。

传统的三环类抗抑郁药疗效明确,因其作用位点多,故易产生多种不良反应,如自主神经系统、中枢神经系统、心血管系统等不良反应。现较广泛使用的四环类抗抑郁药有马普替林,其疗效与三环类药物相当,但不良反应较轻。近十年来,新型抗抑郁药在临床得到广泛应用,主要因为这些药物较传统的抗抑郁药更为安全和有效。

一、阿米替林

(一)别名

氨三环庚素,盐酸阿米替林。

(二)作用与用途

三环类抗抑郁药,选择性抑制神经中枢突触部位对去甲肾上腺素(NA)和5－HT 的再摄取,使突触间 NA 和5－HT 的含量增加,并增强突触后膜5－HT$_2$ 受体的敏感性。口服吸收完全,8～12 小时达血药浓度峰值。吸收后分布于全身,可透过胎盘屏障。血浆蛋白结合率为

96％。药物经肝脏代谢,主要活性代谢产物为去甲替林。本药主要经肾脏缓慢排泄,也可从乳汁排泄。血中半衰期为 32～40 小时。临床用于治疗各型抑郁症或抑郁状态,对抑郁性神经症亦有效。也用于治疗小儿遗尿症。

(三)注意事项

(1)不良反应:常见口干、嗜睡、便秘、视物模糊、排尿困难、心悸及心动过速。偶见心律失常、眩晕、运动失调、癫痫发作、直立性低血压、肝损害和迟发性运动障碍等。用量较大时对敏感者可引起谵妄。

(2)禁忌证:本品不得与单胺氧化酶抑制药合用。患者有转向躁狂倾向时应立即停药。对本药及其他三环类药物过敏者,严重心脏病、高血压患者,青光眼患者,排尿困难、前列腺肥大、尿潴留患者,甲状腺功能亢进患者,重症肌无力患者,急性心肌梗死恢复期患者,癫痫患者,肝功能不全患者,6 岁以下儿童禁用。支气管哮喘患者,心血管疾病(除严重心脏病、高血压)患者,严重肾功能不全患者,孕妇慎用。哺乳期妇女用药期间应停止哺乳。

(3)本药可导致光敏感性增加,应避免长时间暴露于阳光或日光灯下。

(4)维持治疗时,可每晚顿服,但老人、儿童与心脏病患者仍宜分次服用。

(四)用法与用量

1.成年人

(1)口服:初始剂量为一次 25 mg,每日 2～3 次;可酌情增至每日 150～250 mg,分 3 次服用;每日最大剂量不超过每日 300 mg,维持剂量为每日 50～150 mg。

(2)肌内注射:严重抑郁症、抑郁状态,一次20～30 mg,每日 2 次,可酌情增量;患者能配合治疗后改为口服给药。

2.老年人

口服:每日 50 mg,分次服或晚间顿服,可酌情减量。

3.儿童

口服:①6 岁以上小儿遗尿症,一次用量为 25 mg,睡前顿服;②青少年抑郁症,每日用量为50 mg,分次服或晚间顿服。

(五)制剂与规格

片剂:10 mg;25 mg。缓释片:50 mg。注射液:2 mL∶20 mg。

二、多塞平

(一)别名

多虑平,凯塞,凯舒,普爱宁。

(二)作用与用途

本品为三环类抗抑郁药,作用机制同阿米替林。除抗抑郁外,本药有一定的抗焦虑作用,但抗胆碱作用较弱。口服易吸收,2～4 小时血药浓度达峰值。局部外用后,也可在血中检测到药物。多塞平在体内分布较广,可透过血—脑脊液屏障和胎盘屏障。在肝脏代谢,生成活性代谢物去甲基多塞平。药物可泌入乳汁。血中半衰期为 8～25 小时。临床用于治疗焦虑性抑郁症或抑郁性神经症。也可用于镇静、催眠。本药乳膏剂用于治疗慢性单纯性苔癣、湿疹、特应性皮炎、过敏性接触性皮炎等引起的瘙痒。

（三）注意事项

（1）不良反应：轻微的有唇干、口干、口腔异味、恶心、呕吐、食欲缺乏、消化不良、便秘、腹泻、头痛、头晕、嗜睡、疲劳、失眠、烦躁、多汗、虚弱、体重增加或减少、视物模糊等。可随机体对药物的适应自行消失。局部症状有烧灼感和（或）刺痛感、瘙痒加重、湿疹加重以及皮肤干燥、发紧、张力增高、感觉异常、水肿、激惹、脱屑和龟裂。严重的不良反应有兴奋、焦虑、发热、胸痛、意识障碍、排尿困难、乳房肿胀、耳鸣、痉挛、惊厥、脱发、手足麻木、心悸、癫痫、咽痛、紫癜、震颤、眼睛或皮肤黄染等。

（2）禁忌证：对本药及其他三环类药物过敏者、严重心脏病患者、心肌梗死恢复期患者、甲状腺功能亢进患者、谵妄患者、尿潴留患者、癫痫患者、青光眼患者、肝功能不全患者禁用。心血管疾病患者，前列腺肥大、排尿困难者，眼压高者，肾功能不全者，儿童，老人，孕妇，哺乳期妇女慎用。

（3）停用单胺氧化酶抑制药 2 周后，才能使用本药。

（4）本药乳膏只用于局部未破损皮肤，不能用于眼部及黏膜。用药部位不可使用密闭敷料。连续使用本药乳膏不得超过 1 周，以防药物蓄积。

（四）用法与用量

（1）口服抗抑郁，初始剂量为一次 25 mg，每日 2～3 次；逐渐增至每日 100～250 mg；每日最大剂量不超过每日 300 mg。

（2）肌内注射重度抑郁症，一次 25～50 mg，每日 2 次。

（3）局部外用于患处涂一薄层，每日 3 次，每次涂布面积不超过总体表面积的 5％，2 次使用应间隔 4 小时。

（五）制剂与规格

片剂：25 mg；50 mg；100 mg。注射液：1 mL：25 mg。乳膏：10 g：0.5 g。

三、氯米帕明

（一）别名

安拿芬尼，海地芬，氯丙咪嗪。

（二）作用与用途

本药为三环类抗抑郁药，通过抑制突触前膜对去甲肾上腺素（NA）与 5－HT 的再摄取而产生抗抑郁作用，其抑制 5－HT 再摄取的作用强于其他三环类抗抑郁药。本药具中度抗胆碱作用，同时还有抗焦虑与镇静作用。口服吸收迅速而完全，生物利用度为 30％～40％，进食对药物吸收无影响。药物可广泛分布于全身，也可分布于脑脊液中，能透过胎盘屏障。血浆蛋白结合率为 96％～97％。在肝脏有首过代谢，活性代谢产物为去甲氯米帕明。血中半衰期为 21～31 小时。临床用于内因性抑郁症、心因性抑郁症、抑郁性神经症以及各种抑郁状态；伴有抑郁症状的精神分裂症。用于强迫症、恐惧症。也用于多种疼痛。

（三）注意事项

（1）不良反应：常见过度嗜睡。其他主要不良反应有精神紊乱、口干、出汗、眩晕、震颤、视物模糊、排尿困难、直立性低血压、性功能障碍（见于男性）、恶心及呕吐等。偶见皮肤过敏、粒细胞减少。罕见肝损伤、发热、癫痫发作。大剂量时可产生焦虑、心律不齐、传导阻滞、失眠等。

（2）禁忌证：严重心脏病、心肌梗死急性发作期、癫痫、青光眼、尿潴留及对三环类药物过敏者、6岁以下儿童禁用。肝肾功能不全、前列腺肥大、心血管病患者以及老年人、孕妇及哺乳期妇女慎用。

（3）不得与单胺氧化酶抑制药合用。

（4）只有在治疗抑郁症、强迫症或恐惧症的起始阶段，口服给药不可行或不合适时，方可采用肌内注射或静脉滴注给药。

（四）用法与用量

1.口服

（1）治疗抑郁症。①成年人：起始剂量为一次25 mg，每日2～3次；或服缓释片，每日75 mg，每晚顿服；可在1～2周内缓慢增加至最适剂量；门诊患者最大剂量为每日服用250 mg，住院患者每日用量为300 mg。②老年人：口服起始剂量为每日20～30 mg，剂量可酌情缓慢增加，以不超过每日75 mg为宜。③儿童：6岁以上者，起始剂量为每日10 mg；10天后，6～7岁儿童可增至每日20 mg，8～14岁儿童可增至每日20～25 mg，14岁以上儿童可增至每日50 mg。最大剂量为每日200 mg。

（2）治疗强迫症：起始剂量为一次25 mg，每日1次；前2周逐渐增加至每日100 mg，数周后可再增加，最大剂量为每日250 mg。儿童患者口服用量同抑郁症。

（3）治疗恐惧症：成年人，每日75～150 mg，分2～3次服。

（4）治疗慢性疼痛：成年人，每日10～150 mg，宜同时服用镇痛药。

2.静脉滴注

成年人：严重抑郁症者，开始每日25～50 mg溶于250～500 mL葡萄糖氯化钠注射液中，每日1次，在1.5～3小时内输完；可缓慢增加至每日50～150 mg，每日最大剂量每日不超过200 mg。

（五）制剂与规格

片剂：10 mg；25 mg。缓释片：75 mg。注射液：2 mL∶25 mg。

四、马普替林

（一）别名

甲胺丙内乙蒽，路滴美，路地米尔，马普智林，麦普替林。

（二）作用与用途

马普替林为四环类抗抑郁药，与三环类抗抑郁药具有相似的药理作用。本药可选择性地抑制中枢神经元突触前膜对去甲肾上腺素的再摄取，但不能阻断对5－HT的再摄取。其抗抑郁效果与阿米替林相似，且起效较快、不良反应较少。此外，本药还有抗胆碱作用。口服后吸收完全，血药浓度达峰时间为12小时。起效时间通常为2～3周，少数可在7天内起效。口服片剂的生物利用度为100%。马普替林在肝脏代谢，代谢产物有去甲基马普替林和马普替林－N－氧化物，均有药理活性。母体药物血中半衰期为27～58小时，老年人为66.1小时。活性代谢物血中半衰期为60～90小时。临床主要用于治疗各型抑郁症。

（三）注意事项

1.不良反应

本品与三环类药物相似，但轻微而短暂。

2.禁忌证

对本药过敏者,急性心肌梗死患者,束支传导阻滞者,癫痫患者或有惊厥史者,闭角型青光眼患者,尿潴留者,酒精、安眠药、止痛药或抗精神病药物急性中毒者,6岁以下儿童,哺乳期妇女禁用。心血管疾病者、前列腺肥大者、排尿困难者、有眼内压升高病史者、甲状腺功能亢进者或同服甲状腺激素者、肝肾功能不全者、老年人、孕妇慎用。

（四）用法与用量

口服。

1.成年人

开始一次25 mg,每日2～3次,根据病情需要隔日增加25～50 mg;有效治疗量一般为每日75～150 mg;每日维持剂量为50～150 mg,分1～2次口服。

2.老年

起始剂量为一次10 mg,每日3次;或一次25 mg,每日1次;或一次12.5 mg,每日1次。然后逐渐增至每日50～75 mg维持。老年人维持治疗时不宜在晚间睡前单次服药,仍以分次服药为宜。

（五）制剂与规格

片剂:10 mg;25 mg;50 mg;75 mg;注射液:5 mL：25 mg;滴剂:50 mL：1 mg。

五、氟西汀

（一）别名

百优解,氟苯氮苯胺,氟苯氧丙胺,氟胺苯胺丙醚,氯苯氟丙胺。

（二）作用与用途

本药为选择性5－HT再摄取抑制药（SSRIs）,可特异性地抑制5－HT的再摄取,增加突触间隙5－HT的浓度,从而起到抗抑郁的作用。本药对5－HT再摄取的抑制作用强于对去甲肾上腺素或多巴胺再摄取的抑制作用。其抗副交感神经的作用和抗组胺的作用较弱。口服吸收良好,用药后1～2周即可起效。治疗抑郁症时,4周可达最大效应;而治疗强迫症时,需5周或更长时间才能达到最大效应。本药有首过效应,生物利用度为100％。在体内分布广泛,可透过血－脑脊液屏障。血浆蛋白结合率高达95％。本药主要在肝脏经细胞色素P4502D6酶代谢,主要代谢产物为有活性的去甲氟西汀,其他还有少量葡萄糖醛酸结合物。药物主要经肾随尿排出,少量随粪便排出,另有部分随乳汁分泌。氟西汀和去甲氟西汀的血中半衰期分别为1～3天、4～16天,两者均不能通过透析清除。临床用于治疗各种抑郁性精神障碍,包括轻型或重型抑郁症、双相情感障碍的抑郁症、心因性抑郁症及抑郁性神经症。国外已批准用于治疗强迫症,还用于治疗贪食症、经前紧张症。

（三）注意事项

（1）不良反应:患者常见厌食、焦虑、腹泻、倦怠、头痛、失眠及恶心等。可见昏睡、多汗、皮疹等。少见咳嗽、胸痛、味觉变化、呕吐、胃痉挛、食欲减退或体重下降、便秘、视力改变、多梦、注意力集中困难、头晕、口干、心率加快、乏力、震颤、尿频、痛经、性功能减退及皮肤潮红。罕见皮肤变态反应、低血糖症、低钠血症、躁狂发作或癫痫发作。

（2）禁忌证:对本药过敏者禁用。肝肾功能不全者、儿童、孕妇慎用。不推荐哺乳期妇女使用。

（3）本药及其活性代谢产物的血中半衰期较长，停药时无须逐渐减量停药，但应考虑药物的蓄积作用。停药后其作用可持续5周，因此在停药期间应继续观察服药期间的所有反应。

（四）用法与用量

口服。

1．一般用法

（1）成年人，起始剂量为每日20 mg，早餐后服用为宜；如数周后疗效不明显，可每周增加为20 mg；通常有效治疗剂量为一次20～40 mg，每日1次；最大剂量不应超过每日60 mg。

（2）老年人，起始剂量为每日10 mg，应延长服药间隔时间，缓慢增加剂量。

2．难治性抑郁症

可用至一次60 mg，每日1次；维持量为一次20 mg，每日1次；或一次20 mg，每2～3日1次。

3．强迫症、贪食症

用量略高于抑郁症的治疗剂量，可能需要用至1次40～60 mg，每日1次。

（五）制剂与规格

片剂：10 mg；20 mg。分散片：20 mg。胶囊：20 mg。

六、帕罗西汀

（一）别名

氟苯哌苯醚，帕罗克赛，赛乐特。

（二）作用与用途

本药为抗抑郁药，能选择性抑制5－HT的再摄取，提高神经突触间隙内5－HT的浓度，从而产生抗抑郁作用。对去甲肾上腺素与多巴胺的再摄取抑制作用很微弱。本药不与肾上腺素 α_1、α_2 或 β 受体发生作用，也不与多巴胺 D_2 或组胺 H_1 受体结合，不抑制单胺氧化酶。口服吸收良好，有首过效应。口服本药30 mg，10天内可达稳态血药浓度，达峰时间为5.2小时，血药浓度峰值为61.7 ng/mL。生物利用度为50%～100%。吸收不受食物或抗酸药的影响。本药可广泛分布于各种组织和器官，仅1%出现在体循环中。血浆蛋白结合率高达95%。药物经肝脏CYP450同工酶代谢，代谢产物无活性。本药大部分经肾随尿排出，其中2%的为原形；约36%的由粪便排出；也可经乳汁排泄。健康人的血中半衰期为24小时，个体间存在显著差异。临床主要用于治疗抑郁症及其伴发的焦虑症状和睡眠障碍，也可用于惊恐障碍、社交恐惧症及强迫症。

（三）注意事项

（1）不良反应：常见乏力、便秘、腹泻、头晕、头痛、口干、视物模糊、多汗、失眠、性功能减退、震颤、尿频或尿潴留、呕吐、恶心、嗜睡、激动及胃肠胀气等症状。较少见焦虑、食欲改变、心悸、感觉障碍、味觉改变、体重变化、肌痛、肌无力、直立性低血压、血管神经性水肿、肝功能异常、心动过速、低钠血症、皮疹症状。罕见的不良反应有锥体外系反应，如静坐不能、肌张力低下、肌张力不协调、构音不连贯等。

（2）禁忌证：对本药过敏者禁用。癫痫患者、癫痫或躁狂病史者、严重心脏疾病患者、闭角型青光眼患者、肝肾功能不全者、孕妇、哺乳期妇女慎用。

（3）帕罗西汀在服用 1～3 周后才能充分显效，用药时间应足够长以巩固疗效。抑郁症痊愈后维持治疗时间至少数月，强迫症和惊恐障碍的维持治疗时间更长。

（4）用药期间不宜驾驶车辆、操作机械或进行高空作业。

（四）用法与用量

口服。建议每日早餐时顿服，勿咀嚼药片。

1.抑郁症、社交恐惧症/社交焦虑症

每日 20 mg；2～3 周后根据患者反应，每周可将每日剂量增加 10 mg，最大剂量可为每日 50 mg。

2.强迫症

初始剂量为每日 20 mg，每周可将每日剂量增加 10 mg；常规剂量为每日 40 mg，最大剂量为每日 60 mg。

3.惊恐障碍

初始剂量为每日 10 mg，每周可将每日剂量增加 10 mg；常规剂量为每日 40 mg，最大剂量为每日 50 mg。

（五）制剂与规格

片剂：20 mg。

七、舍曲林

（一）别名

珊特拉林，左洛复。

（二）作用与用途

本药是选择性 5－HT 再摄取抑制药，对 5－HT 再摄取的抑制强化了 5－HT 受体神经传递。本药与毒蕈碱受体、5－HT 能受体、多巴胺受体、肾上腺素受体、组胺受体、7－氨基丁酸受体以及苯二氮䓬类受体无亲和作用。口服易吸收，6～8 小时血药浓度达峰值。在体内分布广泛，血浆蛋白结合率约为 98％。药物通过肝脏代谢，形成活性较弱的代谢产物 N－去甲基舍曲林。舍曲林和去甲基舍曲林在体内代谢完全，最终代谢产物随粪便和尿液等量排泄，只有少量原形药随尿排出。舍曲林在血中的平均半衰期为 22～36 小时，N－去甲基舍曲林的血中半衰期为 62～104 小时。临床主要用于治疗抑郁症，或预防其发作，也用于治疗强迫症。

（三）注意事项

（1）不良反应：有胃肠道不适，如恶心、厌食、腹泻等。亦可出现头痛、不安无力、嗜睡、失眠、头晕或震颤等。少见不良反应有过敏性皮疹及性功能减退。大剂量时可能诱发癫痫。突然停药可有撤药综合征，如失眠、焦虑、恶心、出汗、震颤、眩晕或感觉异常等。

（2）禁忌证：对本药过敏者、严重肝功能不全者禁用。有癫痫病史者、闭角型青光眼患者、严重心脏病患者、轻至中度肝功能不全者、肾功能不全者、儿童、孕妇、哺乳期妇女慎用。

（3）出现癫痫发作应停药。

（4）用药期间不宜驾驶车辆、操作机械或高空作业。

（四）用法与用量

口服。

1.抑郁症

一次 50 mg,每日 1 次,治疗剂量范围为每日 50～100 mg。

2.强迫症

开始剂量为一次 50 mg,每日一次;逐渐增加至每日 100～200 mg,分次口服。

（五）制剂与规格

片剂:50 mg;100 mg。密封,30 ℃以下保存。

八、氟伏沙明

（一）别名

氟甲沙明,氟戊肟胺,兰释。

（二）作用与用途

本药具有抗抑郁作用,可抑制脑神经元对 5－HT 的再摄取,但不影响对去甲肾上腺素的再摄取和单胺氧化酶的活性,对心血管系统影响小,很少引起直立性低血压。口服吸收迅速而完全。单次服用100 mg,2～8 小时达血药浓度峰值。用药后 10 天内达稳态血药浓度。进食对药物吸收的影响不明显。血清总蛋白结合率为 77％。药物在肝脏代谢,肾脏排泄占总排泄量的 94％,少量经乳汁分泌。母药的血中半衰期为 15.6 小时。临床用于治疗各类抑郁症和强迫症。

（三）注意事项

（1）不良反应:本药耐受良好,常见的不良反应有困倦、恶心、呕吐、口干、过敏等,连续使用2～3周后可逐渐消失。也可见心动过缓、可逆性血清肝酶浓度升高。偶见惊厥。

（2）禁忌证:对本药过敏者、哺乳期妇女禁用。癫痫患者、患躁狂症或处于轻度躁狂状态的患者、孕妇慎用。不推荐儿童使用,但 8 岁以上儿童可酌情使用。

（3）服用本药期间禁止驾驶车辆或操作机械。

（4）本药治疗抑郁症伴焦虑状态、烦躁、失眠时,如疗效不佳,可与苯二氮䓬类药合用,但禁止与单胺氧化酶抑制药（MAOI）合用。停用本药 2 周后才可使用 MAOI。

（四）用法与用量

口服。

1.抑郁症

推荐起始剂量为每日 50～100 mg,晚间顿服,再逐渐增加;常规剂量为每日100 mg,可酌情调整,剂量超过每日 150 mg 时可分次服。

2.抑郁症复发

推荐剂量为每日 50～100 mg。

3.强迫症

推荐的起始剂量为每日 50 mg,睡前服,连服 3～4 天,再逐渐增加;常规剂量为每日100～300 mg;最大剂量为每日 300 mg。儿童强迫症:8 岁以上儿童的起始剂量为每日50 mg,睡前服;最大剂量为每日 200 mg。

42

（五）制剂与规格

片剂：50 mg；100 mg。干燥，避光处保存。

九、西酞普兰

（一）别名

氰酞氟苯胺，喜普妙。

（二）作用与用途

本药是一种二环氢化酞类衍生物，为选择性5-HT再摄取抑制药。通过抑制5-HT再摄取，提高突触间隙5-HT浓度，增强5-HT的传递功能而产生抗抑郁作用。口服吸收好，2～4小时达血药峰浓度，食物不影响其吸收。每日1次给药，约1周内血清浓度达稳态。绝对生物利用度约80%。药物在肝脏代谢，主要代谢产物有3种，均有活性，但它们的选择性、活性都比母体化合物差，在血清中的浓度也较低。血中半衰期较长，正常成年人半衰期约为35小时。血液透析不能清除本药。临床用于各种类型的抑郁症。

（三）注意事项

（1）不良反应：本药的不良反应通常短暂而轻微，在治疗开始的第1～2周比较明显，随着抑郁状态的改善，不良反应逐渐消失。常见恶心、呕吐、口干、腹泻、多汗、流涎减少、震颤、头痛、头晕、嗜睡或睡眠时间缩短。可引起激素分泌紊乱、躁狂、心动过速及直立性低血压、性功能障碍。有引起癫痫发作的个案报道。

（2）禁忌证：对本药过敏者禁用。对其他SSRI过敏者、心血管疾病患者、有自杀倾向者、肝功能不全者、严重肾功能不全者、有躁狂病史者、有癫痫病史者、孕妇、哺乳期妇女慎用。

（3）使用本药不应同时服用含酒精的制品。

（4）服用本药期间，患者从事需精神高度集中的工作（包括驾驶汽车）时应谨慎。

（5）本药通常需经过2～3周的治疗方可判定疗效。为防止复发，治疗至少持续6个月。为避免出现戒断症状，需经过1周的逐步减量后方可停药。

（四）用法与用量

口服。初始剂量为一次20 mg，每日1次；必要时可增至最大剂量一次60 mg，每日1次；增量需间隔2～3周。肝功能不全者、65岁以上的患者初始剂量为一次10 mg，每日1次；推荐剂量为每日20 mg，最大剂量为每日40 mg。

（五）制剂与规格

片剂：20 mg。

十、文拉法辛

（一）别名

博乐欣，凡拉克辛，万拉法新，怡诺思。

（二）作用与用途

文拉法辛及其活性代谢物是神经系统5-HT和去甲肾上腺素（NA）再摄取抑制药，通过抑制5-HT和NA的再摄取而发挥抗抑郁作用。本药及其活性代谢产物对多巴胺的再摄取有轻微的抑制作用，对单胺氧化酶无抑制作用。口服经胃肠道吸收迅速而良好，有首过效应。在肝脏中代谢的主要活性产物为O-去甲基文拉法辛（ODV），其抗抑郁作用与母体药相似。

多次给药,文拉法辛和 ODV 在 3 天内达到稳态血浆浓度。文拉法辛和 ODV 的血浆蛋白结合率分别为 27％和 30％;血中半衰期分别为 5 小时、11 小时。本药及其代谢产物主要经肾脏排泄。临床用于治疗各种抑郁症及抑郁伴发的焦虑,国外还用于治疗广泛性焦虑症。

(三)注意事项

(1)不良反应:有胃肠道不适、头痛、无力、嗜睡、失眠、头晕或震颤等;少见过敏性皮疹及性功能减退;可引起血压升高,且与剂量呈正相关;大剂量时可诱发癫痫;突然停药可见撤药综合征。

(2)禁忌证:对本品过敏者禁用。闭角型青光眼、癫痫、严重心脏疾患、高血压、甲状腺疾病、血液病患者以及有自杀倾向者、肝肾功能不全者、老年患者、孕妇及儿童慎用。

(3)本药缓释胶囊应于每日相同的时间在进餐时服,每日 1 次,以水送服。不得将其弄碎、嚼碎或溶解在水中服用。

(4)用药期间驾车或操纵机器应谨慎。

(四)用法与用量

口服。起始剂量为每日 37.5 mg,分 2～3 次进餐时服;剂量可酌情增加,通常最大剂量为每日 225 mg,分 3 次服;增加的剂量达每日 75 mg 时,至少间隔 4 天。对严重抑郁症患者,剂量可增至每日 375 mg;轻至中度肾功能不全者,日剂量应降低 25％。中度肝硬化患者,日剂量应降低 50％。

(五)制剂与规格

片剂:25 mg;37.5 mg;50 mg;75 mg;100 mg。胶囊:25 mg;50 mg。缓释胶囊:75 mg;150 mg。

十一、曲唑酮

(一)别名

苯哌丙吡唑酮,美抒玉。

(二)作用与用途

本药为三唑吡啶类抗抑郁药。本药可选择性地抑制 5－HT 的再吸收,并可微弱地阻止去甲肾上腺素再吸收。本药无抗胆碱不良反应,对心血管系统的毒性小,但能引起血压下降,此作用与剂量相关。本药还具有中枢镇静作用和轻微的肌肉松弛作用,但无抗痉挛和中枢兴奋作用。此外,本药能阻断 5－HT$_2$ 受体,改善睡眠,并能显著缩短抑郁症患者入睡的潜伏期,延长整体睡眠时间,提高睡眠效率。口服吸收良好。由肝脏的微粒体酶广泛代谢,其代谢产物仍有明显的活性。本药及其代谢产物均易透过血－脑脊液屏障,极少量可透过胎盘屏障。本品血中半衰期平均为 4.1 小时,但个体差异较大,故某些患者可能会出现药物蓄积。临床主要用于治疗各种抑郁症,也可用于治疗伴有抑郁症状的焦虑症。

(三)注意事项

(1)不良反应:常见有嗜睡、疲乏、头昏、头痛、失眠、紧张、震颤、视物模糊、口干、便秘、过度镇静及激动等症状。少见直立性低血压、心动过速、恶心、呕吐症状。偶见高血压、腹痛、共济失调、白细胞和中性粒细胞计数降低。极少见肌肉骨骼疼痛、多梦、静坐不能、变态反应、贫血、胃胀气、排尿异常、性功能障碍和月经异常等。

（2）禁忌证：对本药过敏者、严重肝功能不全者、严重心脏病或心律失常者、意识障碍者禁用。癫痫患者、轻至中度肝功能不全者、肾功能不全者、孕妇、哺乳期妇女慎用。

（3）本药与降压药合用，需要减少降压药的剂量。

（4）服用本药应从低剂量开始，逐渐增加剂量并观察治疗反应。如出现嗜睡，需减量或将每日的大部分药调至睡前服。通常在治疗第 1 周内症状有所减轻，在 2 周内出现较好的抗抑郁效果，25% 的患者达到较好的疗效需要 2～4 周。

（5）本药宜在餐后立即服用。禁食或空腹服药可能会加重头晕。

（四）用法与用量

口服。

1. 成年人

初始剂量为每日 50～100 mg，分次服用；患病在 3～4 天内，门诊患者剂量以每日 200 mg 为宜，分次服用；住院患者较严重者剂量可增加，最高剂量不超过每日 400 mg，分次服用。长期用药，维持量为最低有效剂量。一旦产生足够的疗效，可酌情逐渐减量。建议持续治疗数月以上。

2. 老年人

初始剂量为一次 25 mg，每日 2 次；经 3～5 日逐渐增至一次 50 mg，每日 3 次；剂量不超过每日 200 mg。

（五）制剂与规格

片剂：50 mg；100 mg。

十二、米氮平

（一）别名

米塔扎平、瑞美隆。

（二）作用与用途

本药为四环类抗抑郁药。是 α_2－肾上腺素和 5－HT 受体拮抗剂，可阻断突触前的 α_2－受体，强化去甲肾上腺素和 5－HT 的释放，对组胺 H_1 受体、外周 α_1－受体及胆碱能受体也有一定的阻滞作用。口服吸收快而完全，生物利用度约为 50%。约 2 小时达血药浓度峰值，血清蛋白结合率约为 85%。本药主要在肝脏代谢，主要经肾脏排泄。女性患者的血中半衰期（平均 37 小时）显著长于男性患者（平均 26 小时）。中度和重度肾功能不全时，本药的清除率分别下降 30% 和 50%。临床用于治疗抑郁症。

（三）注意事项

（1）不良反应：主要为嗜睡、食欲增加、体重增加、头晕、便秘及口干，少见意识错乱、焦虑、情绪不稳、兴奋、皮疹、水肿、呼吸困难、低血压、肌痛、感觉迟钝、疲乏、眩晕、噩梦、恶心、呕吐、腹泻、尿频。尚可诱发双相情感障碍者的躁狂发作、惊厥发作、震颤、肌痉挛、水肿、急性骨髓抑制及血清氨基转移酶升高。

（2）禁忌证：对本品过敏者禁用。肝肾功能不全者，传导阻滞、心绞痛及心肌梗死等心脏病患者，癫痫患者，粒细胞缺乏患者，高胆固醇血症患者，孕妇和哺乳期妇女不宜使用。

（3）应避免本药与地西泮及其他中枢抑制药联用，用药期间禁止饮酒。

（四）用法与用量

口服。成年人每日 15 mg，逐渐加至有效剂量每日 15～45 mg，睡前服 1 次或早晚各 1 次。

（五）制剂与规格

片剂：15 mg；30 mg。避光干燥处（2～30℃）。

十三、噻奈普汀

（一）别名

达体朗，Tatinol。

（二）作用与用途

本药为三环类抗抑郁药，作用于 5－HT 系统，对心境紊乱有较好的作用。对躯体不适症状具有较显著作用，特别是对与焦虑和心境紊乱有关的胃肠道不适症状效果较明显。对酒精依赖患者在戒断过程中出现的性格和行为异常有缓解作用。本药对睡眠和注意力、心血管系统没有影响，也无抗胆碱作用和药物成瘾性，口服吸收迅速且完全。口服 12.5 mg 后，0.79～1.8 小时可达血药浓度峰值。体内分布迅速，血浆蛋白结合率高达 94%。在肝脏代谢，主要以代谢产物形式从尿中排出，血中半衰期为 2.5 小时。长期用药的老年人及肾功能不全患者，半衰期延长 1 小时；对肝功能不全者未见不良影响。临床用于治疗各种抑郁症，如神经源性的反应性抑郁症、躯体（特别是胃肠道）不适的焦虑抑郁症及酒精依赖患者在戒断过程中出现的焦虑抑郁状态等。

（三）注意事项

（1）不良反应：少见，通常有轻度上腹不适、腹痛、口干、厌食、恶心、呕吐、便秘、腹胀；心动过速、期前收缩、心前区疼痛；失眠、嗜睡、噩梦、无力、眩晕、头痛、晕厥、震颤、发热、面部潮红；呼吸困难、喉部堵塞感、咽部发痒；肌痛、腰痛。

（2）禁忌证：对本药过敏者、15 岁以下儿童禁用。不宜与单胺氧化酶抑制药（MAOI）类药物合用。心血管疾病患者、胃肠道疾病患者、严重肾功能不全者、老年患者、有三环类抗抑郁药过敏史者、孕妇慎用。用药期间不宜哺乳。

（3）手术前 24 小时或 48 小时需停服本药。不要突然停药，需 7～14 天逐渐减量。正服用单胺氧化酶抑制药，需停药 2 周，才可服用本药；本来服用噻奈普汀改为 MAOI 类药物治疗的患者，只需停服噻奈普汀 24 小时。用药后不宜驾驶车辆或操纵机器。

（四）用法与用量

口服。推荐剂量为一次 12.5 mg，每日 3 次，于早、中、晚餐前服用。肾功能不全者、老年人应减少剂量，最大剂量不超过每日 25 mg。

（五）制剂与规格

片剂：12.5 mg。低于 30 ℃保存。

第四节　抗焦虑药

抗焦虑药是一大类主要用于减轻焦虑、紧张、恐惧、稳定情绪兼有镇静催眠作用的药物。

这一类药发展很快,20世纪前仅有溴剂、水合氯醛。20世纪初出现了巴比妥类,是20世纪50年代以前主要的镇静、催眠、抗焦虑药。

1955年,科学家成功研制了新药氯氮䓬。1960年,第一种苯二氮䓬类(BDZ)抗焦虑药问世,在抗焦虑药发展史上具有划时代意义,迅速取代巴比妥类,成为当代抗焦虑首选药。1963年后出现了地西泮系列产品,因其优良的药理学性能,被广泛用于包括精神科、神经科在内的临床各学科。

BDZ的主要药理作用:①抗焦虑;②镇静催眠;③抗惊厥;④骨骼肌松弛。各种BDZ的药理作用基本相似,只有强弱之分,无本质差异。例如,地西泮的抗焦虑和肌松作用较强,氯硝西泮抗惊厥和镇静作用强,临床有不同用途。

BDZ促进γ-氨基丁酸(GABA)中介的神经传导,因而其作用类似间接γ-氨基丁酸受体激动药。人脑中有两种BDZ受体,BDZ(ω−1)和BDZ(ω−1)。地西泮是它们的激动药,具有抗焦虑、抗痉挛作用,杏仁核BDZ受体密度很高,提示可能是抗焦虑药重要作用部位。

目前BDZ仍是抗焦虑的首选药。一类新的非BDZ抗焦虑药(如丁螺环酮、坦度螺酮)于近年问世,其优点是镇静作用较轻,无滥用风险,但起效较慢。

一、劳拉西泮

(一)别名

氯羟安定,氯羟二氮䓬,氯羟去甲安定,罗拉。

(二)作用与用途

本药为中效的苯二氮䓬类中枢神经抑制药,可引起中枢神经系统不同部位的抑制,随着用量的增加,可引起轻度的镇静到、催眠,甚至昏迷。本药口服吸收良好、迅速;肌内注射吸收迅速、完全。血药浓度达峰时间口服为1~6小时,肌内注射为1~1.5小时。本药在血浆中及脑中有效浓度可维持数小时,作用较地西泮持久。血药浓度达稳态时间为2~3天。本药易通过胎盘屏障,但胎儿的血药浓度并不更高。本药的血浆蛋白结合率约为85%。经肝脏代谢,代谢产物无药理活性,血中半衰期为10~18小时。重复给药蓄积少。临床主要用于抗焦虑,包括伴有精神抑郁的焦虑,但不推荐用于原发性抑郁症;可用于镇静、催眠、抗惊厥及癫痫持续状态、紧张性头痛;可用作麻醉前及内镜检查前的辅助用药;注射剂可用于癌症化疗时止吐。

(三)注意事项

(1)不良反应:可出现疲劳、共济失调、肌力减弱、恶心、胃不适、头痛、头晕、乏力、定向障碍、抑郁、食欲改变、睡眠障碍、激动、眼功能障碍及便秘等。偶见不安、精神紊乱、视物模糊等。有发生血管升压素分泌增多、性欲丧失(男性)的报道。长期用药可有巴比妥-酒精样依赖性;骤然停药偶可产生惊厥。大剂量用药可出现无尿、皮疹、粒细胞减少。静脉注射可引起静脉炎、静脉血栓形成。

(2)禁忌证:对苯二氮䓬类药物过敏者、重症肌无力患者、青光眼患者禁用。中枢神经系统处于抑制状态的急性酒精中毒者,有药物滥用或成瘾史者,癫痫患者,运动过多症患者,低蛋白血症患者,严重精神抑郁者,严重慢性阻塞性肺疾病患者,伴呼吸困难的重症肌无力患者,肝肾功能不全者,哺乳期妇女慎用。18岁以下患者应避免肌内注射或静脉注射本药。除用于抗癫痫外,妊娠期间应避免使用本药。

（3）服药期间应避免驾车及操纵机器。

（4）停药应逐渐减量，骤然停药会出现戒断综合征。

（四）用法与用量

1.口服

抗焦虑：一次 1～2 mg，每日 2～3 次。镇静催眠：一次 2～4 mg，睡前服用。

2.肌内注射

抗焦虑、镇静催眠：按体重 0.05 mg/kg，最大剂量为 4 mg。癫痫持续状态：1～4 mg。

3.静脉注射

注射速度应小于 2 mg/min。①癌症化疗止吐：2～4 mg，在化疗前 30 分钟注射；必要时重复注射，可与奋乃静合用。②癫痫持续状态：一次 0.05 mg/kg，最大剂量为 4 mg；如果癫痫持续发作或复发，10～15 分钟之后可按相同剂量重复注射；如再经 10～15 分钟后仍无效，需采用其他措施；12 小时内用量通常不超过 8 mg。

（五）制剂与规格

片剂：0.5 mg；1 mg；2 mg。注射液：1 mL：2 mg；1 mL：4 mg；2 mL：2 mg；2 mL：4 mg。

二、溴西泮

（一）别名

溴西泮，宁神定，溴安定，溴吡啶安定，溴吡三氮䓬，溴氮平，溴梦拉。

（二）作用与用途

本药是一种苯二氮䓬类抗焦虑药，作用类似地西泮，但疗效较强。作用机制参见地西泮。口服吸收较快，1～4 小时达血药浓度峰值。生物利用度为 84%。药物在肝脏广泛代谢。给药量的 70% 经肾脏由尿排泄，2%～6% 经粪便排泄。母体的血中半衰期为 8～20 小时。重复用药蓄积少。临床主要用于抗焦虑，也可用于镇静、催眠。

（三）注意事项

（1）不良反应：大剂量用药时患者有嗜睡、乏力等症状。长期用药可致依赖。中毒症状及解救参见地西泮。

（2）禁忌证：对本药过敏患者、闭角型青光眼患者、重症肌无力患者、哺乳期妇女禁用。中枢神经系统受抑制的急性酒精中毒者、昏迷或休克者、有药物滥用或成瘾史者、多动症患者、低蛋白血症患者、严重抑郁患者、严重慢性阻塞性肺气肿患者、肝肾功能不全者慎用。妊娠早期使用本药可增加致畸胎的危险；孕妇长期使用本药可产生依赖，使新生儿出现戒断症状；妊娠末期用于催眠，可使新生儿中枢神经系统受抑制；分娩前或分娩时使用本药，可导致新生儿肌张力减弱。

（3）对本药耐受较差、清除较慢的患者应采用较低的起始剂量。

（4）本药应避免长期大量应用，停药前应缓慢减量。用药期间应避免驾驶、操作机械和高空作业等。

（四）用法与用量

口服。成年人一次 1.5～3 mg，每日 2～3 次；可根据疗效和病情调整剂量，重症患者可用至每日18 mg,分次服用。老年体弱者由每日 3 mg 开始,按需调整剂量。

(五)制剂与规格

片剂:1.5 mg;3 mg;6 mg。

三、丁螺环酮

(一)别名

丁螺旋酮,盐酸布螺酮,盐酸丁螺环酮。

(二)作用与用途

本药为氮杂螺环癸烷二酮化合物,是一种新型抗焦虑药。在脑中侧缝际区与 5－HT 受体高度结合,具有 5－HT$_{1A}$ 受体激动作用,抗焦虑作用可能与此有关。本药不具有抗惊厥及肌肉松弛作用,无明显地镇静作用与依赖性。本药与苯二氮䓬受体无亲和性,也不对 γ－氨基丁酸(GABA)受体产生影响。经胃肠道吸收迅速、完全,40～90 分钟后血药浓度达峰值,有首过效应。本药的蛋白结合率高达 95%,但不会置换与蛋白结合的其他药物。经肝脏代谢,代谢产物有一定生物活性。肝、肾功能不全时可影响本药的代谢及清除率。血中半衰期为 2～3 小时。临床用于治疗广泛性焦虑症及其他焦虑障碍。

(三)注意事项

(1)不良反应:常见头晕、头痛、恶心、不安、烦躁,可见多汗、便秘、食欲减退,少见视物模糊、注意涣散、萎靡、口干、肌痛、肌痉挛、肌强直、耳鸣、胃部不适、疲乏、梦魇、多梦、失眠、激动、神经过敏、腹泻、兴奋,偶见心电图异常、血清 ALT 轻度升高,罕见胸痛、精神紊乱、抑郁、心动过速、肌无力、肌肉麻木。

(2)禁忌证:对本药过敏者、癫痫患者、重症肌无力患者、急性闭角型青光眼患者、严重肝肾功能不全者、孕妇、哺乳期妇女、儿童禁用。心功能不全者,轻至中度肝肾功能不全者,肺功能不全者慎用。

(3)本药显效时间为 2 周(少数患者可能更长),故达到最大剂量后应继续治疗 2～3 周。

(4)用药期间不宜驾驶车辆和操作机器。

(四)用法与用量

口服。成年人一次 5～10 mg,每日 3 次;根据病情和耐受情况调整剂量,可每隔 2～3 天增加5～15 mg;常用剂量为每日 20～40 mg,最大剂量为每日 60 mg。

(五)制剂与规格

片剂:5 mg;10 mg。

四、坦度螺酮

(一)别名

枸橼酸坦度螺酮。

(二)作用与用途

本药为嘧啶哌嗪的氮杂螺酮衍生物,属 5－HT$_{1A}$ 受体的部分激动药,对 5－HT$_{1A}$ 受体有高度亲和力,可激动海马锥体细胞突触后 5－HT$_{1A}$ 受体和中缝核突触前 5－HT$_{1A}$ 受体,从而产生抗焦虑效应。和苯二氮䓬类药(BDZ)相比,本药作用的靶点相对集中,抗焦虑作用的选择性更高,因而免除了 BDZ 的肌松、镇静、催眠作用和对认知、运动功能的损害。此外,本药亦可较强地抑制多巴胺能神经的兴奋作用。长期使用时,可使 5－HT$_{1A}$ 受体下调,这可能与其抗抑郁作用有关。口服吸收良好,达峰时间为 0.8 小时。在肝脏代谢为 1－嘧啶－哌嗪,后者的血药浓度为本药的 2～8 倍。经肾排泄率为 70％,仅有 0.1％ 的以原形排出,约 20％ 的随粪便排出,血中半衰期为 1.2 小时,1－嘧啶－哌嗪的血中半衰期为 3～5 小时。临床用于多种神经症所致的焦虑状态,如广泛性焦虑障碍。亦用于原发性高血压、消化性溃疡等疾病伴发的焦虑状态。

(三)注意事项

(1)不良反应:少而轻。较常见心动过速、头痛、头晕、嗜睡、乏力、口干、食欲缺乏、出汗。

(2)禁忌证:对本药及 1－嘧啶－哌嗪过敏和有过敏史者禁用。对其他氮杂螺酮衍生物(如丁螺环酮、伊沙匹隆、吉哌隆)有过敏史者、器质性脑功能障碍患者、中度或重度呼吸功能衰竭患者、心功能不全患者、肝肾功能不全患者慎用。

(3)本药一般不作为抗焦虑的首选药,如需使用不得随意长期应用。

(4)对病程较长(3 年以上),病情严重或对 BDZ 无效的难治性焦虑患者,本药可能也难以产生疗效。

(5)用药期间不得从事有危险性的机械性作业。

(四)用法与用量

口服。①成年人一次 10～20 mg,每日 3 次;可根据病情适当增减剂量,每日最大剂量 60 mg。②老年人用药时应从小剂量开始。

(五)制剂与规格

片剂:10 mg。

第五节　抗精神病药

精神障碍(精神疾病)有精神病性与非精神病性两种。抗精神病药主要是用以治疗精神分裂症等精神病性障碍的药物,可分为以下两大类。

第一代抗精神病药(典型抗精神病药)包括:①吩噻嗪类(如盐酸氯丙嗪、奋乃静、盐酸氟奋乃静、硫利达嗪、盐酸三氟拉嗪及长效制剂氟奋乃静癸酸酯、哌泊嗪棕榈酸酯等);②丁酰苯类(如氟哌啶醇及长效制剂五氟利多等);③硫杂蒽类(如氯普噻吨);④苯甲酰胺类(如舒必利)等。这些药物对精神分裂症患者的阳性症状相当有效,但有一些难以克服的不良反应。第一代抗精神病药主要为多巴胺 2(D$_2$)受体阻断药,其他尚可阻断 α$_1$ 受体、α$_2$ 受体、M$_1$ 受体、H$_1$ 受体等。主要适应证有精神分裂症和分裂情感性精神病、分裂样精神病、躁狂发作、谵妄和痴呆患者的行为障碍、躯体疾病或精神活性物质所致的精神病性症状、妄想障碍等。

其局限性为:①不能改善患者的认知功能;②对精神分裂症阴性症状一般疗效不佳,甚至可引起阴性症状;③部分患者的阳性症状不能有效缓解;④引起锥体外系和迟发性运动障碍等不良反应较多;⑤患者依从性较差。

第 2 代抗精神病药(非典型抗精神病药)除了阻断多巴胺受体外,还具有较强的 5－HT$_2$

受体阻断作用,因此也称为多巴胺－5－HT受体拮抗剂,它们对中脑边缘系统的作用比对纹状体系统的作用更具有选择性,常用的药物有氯氮平、利培酮、奥氮平和喹硫平等。对第一代抗精神病药有适应证者也可应用这类药物,避免了第1代抗精神病药的某些缺点,对精神分裂症患者的阳性症状和阴性症状均有一定疗效,较少影响认知功能,有利于患者回归社会,因此应用日益广泛。但也有其缺点,主要是:①某些第二代抗精神病药(尤其是氯氮平)的不良反应较多且严重;②部分患者疗效仍不理想。

抗精神病药的使用原则主要有以下几点:①以单一药物治疗为主,包括各种精神病性障碍的急性发作、复发和病情恶化的病例。如疗效不满意但无严重不良反应,则在治疗剂量范围内适当增加剂量。已达治疗剂量而仍无效者,可考虑换用另一类化学结构不同的抗精神病药。②经上述治疗,若疗效仍不满意,考虑两种药物合用,以化学结构不同、药理作用有所区别的药物合用较好。达到预期疗效后仍以单一用药为原则。③药物种类、剂量和用法均应注意治疗个体化,因人而异。④治疗中应密切观察,正确评价疗效,注意药物不良反应,及时适当地处理并调整剂量。⑤对精神分裂症等病程冗长的疾病,给药时一般由小剂量开始,逐步增加至有效治疗量。药物调整速度和幅度,应根据患者情况和药物性质而定。疗程应充足,急性期治疗至病情缓解后,应有相当时间的巩固治疗,然后才可适当减少剂量做较长时间维持治疗,一般不少于2～5年,以预防疾病复发。

一、氯丙嗪

(一)别名

冬眠灵,可乐静,氯硫二苯胺,氯普马嗪。

(二)作用与用途

本品为吩噻嗪类抗精神病药,主要阻断脑内多巴胺受体,还能阻断α肾上腺素受体和M胆碱受体。此外,还有镇吐、降低体温等作用。口服易吸收,但吸收不规则,个体差异大,有首过效应,2～4小时血药浓度达高峰,持续约6小时。注射给药生物利用度比口服高3～4倍,血浆蛋白结合率在90%以上,易于透过血－脑屏障,颅内药物浓度比血液中的高4～5倍。本药脂溶性高,易蓄积于脂肪组织中。在肝脏代谢,代谢产物中7－羟基氯丙嗪仍有药理活性。主要经肾脏排泄,也可经母乳分泌。母体药物的血中半衰期为6小时,但停药6个月后,仍可从尿中检出氯丙嗪代谢物。

临床用途如下。①抗精神病。对兴奋躁动、幻觉妄想、思维障碍及行为紊乱等阳性症状疗效较好,对抑郁症状及木僵症状的疗效较差。②镇吐。对各种原因所致的呕吐或顽固性呃逆均有效,但对晕动症呕吐无效。③低温麻醉及人工冬眠。用于低温麻醉时可防止休克发生;人工冬眠时,与哌替啶、异丙嗪配成冬眠合剂用于创伤性休克、中毒性休克、烧伤、高热及甲状腺危象的辅助治疗。④与镇痛药合用,治疗癌症晚期患者的剧痛。⑤治疗心力衰竭。

(三)注意事项

(1)不良反应:常见口干、上腹不适、食欲缺乏、乏力及嗜睡。可引起直立性低血压、心悸或心电图改变、锥体外系反应、血浆中催乳素浓度增加、中毒性肝损害或阻塞性黄疸。长期大量用药可引起迟发性运动障碍。少见骨髓抑制。偶可引起癫痫、过敏性皮疹或剥脱性皮炎及恶性综合征。可引起注射局部红肿、疼痛、硬结。

(2)禁忌证:对椎基底神经节病变、帕金森病、帕金森综合征、骨髓抑制、青光眼、昏迷及对吩噻嗪类药过敏者禁用。对心血管病患者、癫痫患者、孕妇、儿童和老年人慎用。哺乳期妇女使用本品期间应停止哺乳。肝肾功能不全者应减量。

(3)出现迟发性运动障碍,应停用所有的抗精神病药。

(4)不适用于有意识障碍的精神异常者。对晕动症引起的呕吐效果差。用药期间不宜驾驶车辆、操作机械或高空作业。

(四)用法与用量

(1)精神病。①口服:开始每日25~50 mg,分2~3次服用;逐渐增至每日300~450 mg;症状减轻后再减至每日100~150 mg;极量每次150 mg,每日600 mg。②肌内注射:一次25~50 mg,每日2次,待患者合作后改为口服。③静脉滴注:从小剂量开始,25~50 mg本药稀释于500 mL葡萄糖氯化钠注射液中缓慢静脉滴注,每日1次;每隔1~2天缓慢增加25~50 mg,治疗剂量每日100~200 mg。不宜皮下注射或静脉推注。

(2)呕吐:口服,每次12.5~25 mg;肌内注射或静脉滴注,一次25~50 mg。

(3)心力衰竭:小剂量肌内注射,每次5~10 mg,每日1~2次;也可静脉滴注,速度0.5 mg/min。

(五)制剂与规格

片剂:5 mg,12.5 mg,25 mg,50 mg。注射液:1 mL∶10 mg;2 mL∶25 mg;2 mL∶50 mg。

二、奋乃静

(一)别名

得乐方,过二苯嗪,过非那嗪,氯吩嗪,羟哌氯丙嗪。

(二)作用与用途

本药为吩噻嗪类药物,药理作用与氯丙嗪相似,抗精神病与镇吐作用较强,镇静作用较弱。对幻觉妄想、思维障碍、淡漠木僵及焦虑激动等症状疗效较好。临床用于精神分裂症及其他精神病性障碍,还用于各种原因所致的呕吐或顽固性呃逆。

(三)注意事项

1.不良反应

不良反应主要有锥体外系反应,如震颤、僵直、流涎、运动迟缓、静坐不能、急性肌张力障碍等。长期大量用药可引起迟发性运动障碍。可引起血浆中催乳素浓度增加。少见体位性低血压、粒细胞减少症与中毒性肝损害。偶见过敏性皮疹及恶性综合征。可引起注射局部红肿、疼痛、硬结。

2.禁忌证

椎一基底神经节病变、帕金森病、帕金森综合征、骨髓抑制、青光眼、昏迷、对吩噻嗪类药过敏者禁用。心血管病患者、癫痫患者、孕妇、儿童和老年人慎用。哺乳期妇女使用本品期间应停止哺乳。肝肾功能不全者应减量。

(四)用法与用量

1.精神分裂症

口服,起始剂量一次2~4 mg,每日2~3次;每隔1~2天增加6 mg,至常用治疗量每日

20～60 mg;维持剂量每日 10～20 mg。肌内注射,一次 5～10 mg,每日 2 次。静脉注射,一次 5 mg,用氯化钠注射液稀释成 0.5 mg/mL,注射速度每分钟不超过 1 mg;待患者合作后改为口服。

2.止呕

口服,一次 2～4 mg,每日 2～3 次。

(五)制剂与规格

片剂:2 mg,4 mg。注射液:1 mL∶5 mg;2 mL∶5 mg。

三、癸氟奋乃静

(一)别名

氟奋癸酯,氟奋乃静癸酸盐,氟奋乃静癸酸酯,癸酸氟奋乃静。

(二)作用与用途

癸氟奋乃静是哌嗪吩噻嗪类抗精神病药,为氟奋乃静的长效制剂,抗精神病作用主要与其阻断脑内多巴胺受体(DA$_2$)有关。氟奋乃静抗精神病作用比奋乃静强,且更持久;镇静、降压、止吐作用微弱。癸氟奋乃静为氟奋乃静经酯化而得到的长效抗精神病药,作用时间长,不良反应较少、较轻。一般配成油制注射液使用。肌内注射吸收后,经酯解酶缓慢水解释放出氟奋乃静,然后分布至全身而产生药理作用。肌内注射后,42～72 小时开始发挥治疗作用,48～96 小时作用最明显,一次给药可维持 2～4 周,血中半衰期为3～7 天。临床主要用于治疗慢性精神分裂症,特别适用于对口服治疗不合作的患者,也可用于精神分裂症缓解期的维持治疗。

(三)注意事项

1.不良反应

不良反应主要为锥体外系反应,如静坐不能、急性肌张力障碍和类帕金森病。长期大量使用可发生迟发性运动障碍,亦可发生嗜睡、乏力、口干、月经失调、溢乳等,偶见过敏性皮疹及恶性综合征,可引起注射局部红肿、疼痛、硬结。

2.禁忌证

癸氟奋乃静过敏者、帕金森病患者、严重抑郁者、昏迷者、血液系统疾病患者、皮质下脑组织受损害者、接受大剂量中枢神经抑制药者禁用。嗜铬细胞瘤患者、冠心病及其他心脏病患者、严重肝肾功能不全者、既往有抽搐史者、青光眼患者、皮肤病患者、在过热或使用有机磷杀虫剂的环境中工作者、妊娠期妇女、老年患者、6 岁以下儿童慎用。

(四)用法与用量

深部肌内注射。一次 12.5～25 mg,2～4 周 1 次;以后逐渐增加至 25～75 mg,2～4 周注射 1 次。

(五)制剂与规格

油注射液:1 mL∶25 mg。

四、三氟拉嗪

(一)别名

甲哌氟苯嗪,甲哌氟丙嗪,三氟吡拉嗪,三氟哌丙嗪。

（二）作用与用途

本药为吩噻嗪类抗精神病药，作用机制与氯丙嗪相同，但抗精神病作用和镇吐作用均比氯丙嗪强，催眠及镇静作用较弱，尚有抗组胺及抗惊厥作用。本药起效快、作用持久。口服易吸收，达峰时间为 2～4 小时。单次给药作用可持续 24 小时。脂溶性高，在中枢神经系统内的浓度大于其血药浓度，且易透过胎盘屏障。本药总蛋白结合率为 90%～99%。在肝脏中通过氧化作用产生多种活性代谢产物，通过尿液排出体外，部分由粪便排泄，不能经血液透析清除。母体化合物的血中半衰期为 24 小时。临床主要用于治疗精神分裂症，尤其适用于精神分裂症的妄想型与紧张型，也用于镇吐。

（三）注意事项

（1）不良反应：锥体外系反应发生率约为 60%，其他不良反应有心动过速、失眠、口干、烦躁等，偶见肝损害、白细胞减少或再生障碍性贫血。

（2）禁忌证：椎－基底神经节病变、帕金森病、帕金森综合征、骨髓抑制、昏迷、对吩噻嗪类药过敏者禁用。心血管病患者、视网膜病变和青光眼患者、孕妇慎用。哺乳期妇女服用本药期间应停止哺乳。

（四）用法与用量

口服。

1. 精神病

本药从小剂量开始，一次 5 mg，每日 2～3 次；每隔 3～4 天逐渐增至一次 5～10 mg，每日 2～3 次；每日剂量 15～30 mg，最大剂量为每日 45 mg。

2. 镇吐

一次 1～2 mg，每日 1～2 次。

（五）制剂与规格

片剂：1 mg，5 mg。

五、硫利达嗪

（一）别名

甲硫达嗪，甲硫哌啶，利达嗪，利达新，硫醚嗪，美立廉，眠立乐。

（二）作用与用途

本药为吩噻嗪类抗精神病药，通过阻断脑内突触后多巴胺 D_2 受体而起抗精神病作用，与氯丙嗪相似。本药尚具中度或更强的降血压作用，中度抗胆碱及镇静作用，但本药抗呕吐作用轻、锥体外系效应弱。口服易吸收，生物利用度约 40%，血药浓度达峰时间为 1～4 小时。可透过血－脑脊液屏障，血浆蛋白结合率达 99%。主要在肝脏代谢，代谢产物美索达嗪的药理活性是本药的 2 倍，代谢产物磺达嗪也有活性。母体药物的血中半衰期为 21 小时。临床主要用于治疗急性和慢性精神分裂症，尤其适用于伴有激动、焦虑、紧张的精神分裂症。还可用于躁狂症、更年期精神病。

（三）注意事项

1. 不良反应

常见不良反应有嗜睡、头晕、口干、鼻塞、直立性低血压、心动过速、视物模糊等。少见震颤、流涎、运动迟缓、静坐不能和急性肌张力障碍等锥体外系反应。偶有腹泻、腹胀、心电图异常、中毒性肝损害。长期用药可出现色素性视网膜病变、闭经、血小板降低、白细胞减少等。

2.禁忌证

对本药或其他吩噻嗪类药过敏患者、严重心血管疾病患者、严重中枢神经系统功能障碍患者、昏迷患者、白细胞减少患者禁用。肝、肾功能不全患者,癫痫患者,脑炎、脑部外伤后遗症患者,孕妇慎用。哺乳期妇女服用本药期间应停止哺乳。

(四)用法与用量

口服。成年人起始剂量为一次 25 mg,每日 3 次;每隔 2～3 天每次增加 25 mg,逐渐增加至最佳效应剂量。1～5 岁患儿按体重每日 1 mg/kg;5 岁以上儿童每日 5～15 mg,分次服用。老年患者酌情减量。

(五)制剂与规格

片剂:10 mg;25 mg;50 mg;100 mg;200 mg。

六、氟哌啶醇

(一)别名

氟哌醇,氟哌丁苯,卤吡醇。

(二)作用与用途

本药为丁酰苯类抗精神病药,其作用机制为阻断脑内多巴胺受体,并能加快和增强脑内多巴胺的转化。此外,还可阻断 α－肾上腺素受体。其特点为:抗精神病、抗焦虑症作用强而久;镇吐作用亦较强;镇静作用弱;降温作用不明显。口服后有 70% 被吸收,口服 3～6 小时或肌内注射 10～20 分钟后血药浓度达峰值。血浆蛋白结合率高。本药在体内分布广泛,在肝脏较多分布,少量分布于骨骼肌,且可透过血－脑脊液屏障。血中半衰期为 21 小时。临床主要用于治疗各型急性和慢性精神分裂症及躁狂症等,可用于焦虑性神经症,还可用于儿童多发性抽动－秽语综合征。

(三)注意事项

1.不良反应

不良反应以锥体外系症候群最常见,较常见失眠、头痛、口干、便秘、恶心等。较少见直立性低血压、头昏、晕眩、嗜睡、淡漠、焦虑、抑郁、迟发性运动障碍、内分泌和代谢紊乱、排尿困难、皮疹、接触性皮炎等。罕见的有恶性综合征、中性粒细胞减少、咽部疼痛和发热、巩膜或皮肤黄染。肌内注射后可致患者呼吸肌运动障碍。大剂量长期使用患者可引起心律失常、心肌损伤。

2.禁忌证

对本药过敏者、重症肌无力患者、严重心脏病患者、帕金森综合征患者、严重中枢神经抑制状态患者、骨髓抑制患者禁用。心脏疾病患者、癫痫患者、青光眼患者、肝功能不全者、甲状腺功能亢进或中毒性甲状腺肿大患者、肺功能不全患者、肾功能不全及尿潴留患者、儿童、孕妇慎用。哺乳期妇女不宜服用。

(四)用法与用量

(1)口服:精神分裂症,从小剂量开始,起始剂量一次 2～4 mg,每日 2～3 次,逐渐增加至常用剂量每日 10～40 mg,维持剂量为每日 4～20 mg。焦虑性神经症,每日 0.5～1.5 mg,根据临床疗效调整剂量。抽动—秽语综合征,一次 1～2 mg,每日 2～3 次。

(2)肌内注射用于控制兴奋躁动,一次 5～10 mg,每日 2～3 次,安静后改为口服给药。

(3)静脉滴注本药 10～30 mg 加入 250～500 mL 葡萄糖注射液内静脉滴注。

(五)制剂与规格

片剂:2 mg;4 mg;5 mg。注射液:1 mL：5 mg。

七、氟哌利多

(一)别名

哒罗哌丁苯,哒哌啶醇,氟哌啶。

(二)作用与用途

本药为丁酰苯类抗精神病药,通过阻滞边缘系统、下丘脑和黑质—纹状体系统等部位的多巴胺受体而发挥作用。有较强的安定作用和镇吐作用,可产生锥体外系反应。其安定作用相当于氯丙嗪的 200 倍,氟哌啶醇的 3 倍;镇吐作用为氯丙嗪的 700 倍。本药对心肌收缩力无影响,但有轻度 α—肾上腺素受体阻滞作用。口服或肌内注射时对血压无明显影响,静脉注射则可使血压轻度下降。有抗心律失常的作用。肌内注射吸收迅速,静脉注射后 5～8 min 起效。最佳效应持续时间为 3～6 小时。可广泛分布于全身,并可透过血—脑脊液屏障和胎盘屏障。血浆蛋白结合率为 85%～90%。母体药物的血中半衰期为 2～3 小时。

临床用于:①治疗精神分裂症的急性精神运动性兴奋躁狂状态。②与强镇痛药芬太尼一起静脉注射,做"神经安定镇痛术",可使患者处于一种特殊麻醉状态(精神恍惚、不进入睡眠状态、活动减少、痛觉消失)。用于小手术的麻醉,如烧伤大面积换药以及各种内镜检查、造影等。③可于麻醉前给药,用于抗精神紧张、抗休克、镇吐等。④也可用于治疗持续性呃逆、呕吐。

(三)注意事项

(1)不良反应:长期大量应用时可引起锥体外系反应,可产生严重肌张力障碍。患者可出现口干、便秘、上腹部不适、视物模糊、尿潴留等。偶见男性乳房女性化、泌乳和女性月经失调、闭经等。可引起注射局部红肿、疼痛、硬结。静脉注射时可引起血压轻度下降。

(2)禁忌证:对本药过敏者,严重中枢神经抑制患者,抑郁症患者,嗜铬细胞瘤患者,重症肌无力患者,帕金森病、帕金森综合征及有帕金森病史的患者,椎基底神经节病变者禁用。心脏病患者、高血压患者、药物引起的急性中枢神经抑制者、癫痫患者、甲状腺功能亢进或毒性甲状腺肿患者、青光眼患者、休克患者、肺功能不全患者、肝功能不全患者、肾功能不全及尿潴留患者、儿童、老年人、妊娠期妇女慎用,哺乳期妇女用药期间应停止哺乳。

(3)肌内注射时,可加用 1% 普鲁卡因做深部注射,以减轻局部疼痛。

(4)注射本药后,为防止患者出现直立性低血压,应静卧 1～2 小时。血压过低时应及时补液,可静脉滴注去甲肾上腺素或麻黄碱升压,但不可用肾上腺素。

(四)用法与用量

1.肌内注射

(1)治疗精神分裂症:每日 10～30 mg,分 1～2 次注射。

(2)麻醉前给药:手术前 30 分钟注射 2.5～5 mg。

(3)急性精神运动性兴奋躁狂:每日 5～10 mg。

（4）癌症化疗后镇吐：化疗前 30～60 分钟注射 2.5～5 mg；化疗后根据需要可注射 0.5～1 倍的原剂量，但每小时最多 1 次。

2.静脉注射

（1）神经安定镇痛术：每 5 mg 本药加枸橼酸芬太尼 0.1 mg，在 2～3 分钟内缓慢注射，5～6 分钟内如未达到一级麻醉状态，可追加 0.5～1 倍的原剂量。

（2）一般麻醉：注射 15 mg，然后按需要继续静脉给药 1.25～2.5 mg 以维持。儿童给药 62.5～300 $\mu g/kg$。

（3）治疗呃逆：一次 2～2.5 mg。

（五）制剂与规格

注射液：1 mL∶5 mg；2 mL∶5 mg；2 mL∶10 mg。

八、五氟利多

（一）别名

flupidol，longoperidol。

（二）作用与用途

本药属二苯丁哌啶类化合物，为长效口服抗精神病药。本药能阻断多巴胺 D_2 受体，具有较强而长效的抗精神病作用，同时还有镇吐作用。本药的优点是能阻断 α—肾上腺素受体，对心血管系统的不良反应小，镇静作用弱，患者用药后不影响活动，极少引起反应迟钝。对精神分裂症的各型、病程各阶段均有疗效。能控制幻觉、妄想、兴奋、冲动等症状，对慢性精神分裂症可消除幻觉、活跃情感、改善行为，使患者恢复社会活动。口服后经胃肠道吸收，血药浓度于 24～72 小时达到峰值。药物进入体内后贮存于脂肪组织中，并缓慢释放，7 天后仍可自血中检出。本药可缓慢透入脑组织，自脑组织清除也缓慢，在脑中与某些受体稳定结合。大部分以原形经粪便排出，小部分经尿排出。血中半衰期为 70 小时。临床用于各型精神分裂症，尤其适用于病情缓解者的维持治疗，防止其复发。

（三）注意事项

1.不良反应

本药的不良反应主要为锥体外系反应。一次服药过多或耐受性差者，可在服药次日出现急性肌张力障碍，如斜颈、眼动危象或扭转痉挛。出现较严重的锥体外系反应时，常产生焦虑反应与睡眠障碍。还可能引起胃肠道症状，少数患者的 ALT 可有一过性改变，个别患者有过敏性皮疹、抽搐、尿潴留、心电图异常、粒细胞减少及恶性综合征等。长期大剂量使用，可发生迟发性运动障碍，亦可发生嗜睡、乏力、口干、月经失调、溢乳、焦虑或抑郁反应等。

2.禁忌证

对本药或匹莫齐特有过敏史者、帕金森病或帕金森综合征患者、骨髓抑制者、椎体基底神经节病变患者禁用。肝肾功能不全者、癫痫患者、有神经阻滞药恶性综合征病史的患者、孕妇慎用。哺乳期妇女使用本药期间，应停止哺乳。

3.药物过量中毒症状

主要为心肌受损及干扰心内传导，出现严重心律不齐、胸闷等。

(四)用法与用量

口服。治疗剂量范围为 20～120 mg,每周 1 次;可从 10～20 mg 开始,逐渐增量,每1～2 周增加 10～20 mg;通常剂量为 1 周 30～60 mg,待症状消失后继续巩固 3 个月,维持剂量为 1 周 10～20 mg。

(五)制剂与规格

片剂:5 mg;20 mg。

九、匹莫齐特

(一)别名

哌迷清,opeiram,orap。

(二)作用与用途

本药为中枢多巴胺受体的特异性阻断药,具有较长效的抗精神病作用,对情感淡漠、退缩、思维障碍、接触不良等精神分裂症的阴性症状具有振奋激越作用,但镇静作用较弱。口服后达峰时间为 3～6 小时,血药峰浓度初期下降较快,后期下降极慢,有明显的首过效应,生物利用度大于 50%。在肝脏代谢,随尿和粪便排泄,肾排泄率为 38%～45%。多次口服的血中半衰期约为 5 小时。临床用于急性和慢性精神分裂症,对精神分裂症的阴性症状疗效较好,尤其适用于慢性退缩性患者。亦可用于治疗偏执状态、亨廷顿病、抽动－秽语综合征、躁狂症、神经性厌食、青少年行为障碍等。

(三)注意事项

1.不良反应

可见轻度锥体外系反应、乏力、失眠、口干。

2.禁忌证

对本药过敏者,发生攻击行为的精神分裂症患者,先天或药物诱导的 QT 延长综合征患者,有心律失常史者,帕金森病患者,低钾血症或低镁血症患者,重度抑郁患者,单纯的或与抽动－秽语综合征无关的抽搐禁用。癫痫患者,有恶性综合征者、迟发性运动障碍史者,肝肾功能不全患者,老年患者慎用。

(四)用法与用量

口服。每日用量为 2～8 mg,一次服用,最大日剂量为 20 mg。

(五)制剂与规格

片剂:2 mg;4 mg;10 mg。

十、氟哌噻吨－美利曲辛

(一)别名

黛安神,黛力新,复方氟哌噻吨。

(二)作用与用途

氟哌噻吨是突触后膜多巴胺 D_1、多巴胺 D_2 受体抑制药,有良好的抗精神病作用及兴奋和激活作用;一方面,美利曲辛是一种三环类抗抑郁药,两者合用可提高脑内突触间隙多巴胺、去甲肾上腺素及 5－HT 等多种神经递质的含量,从而调节中枢神经系统的功能。另一方面,美利曲辛可以对抗大剂量用氟哌噻吨时可能产生的锥体外系反应。此外,本药对组胺受体也有一定的拮抗作用,并且还具有镇静、抗惊厥作用。氟哌噻吨吸收后约 4 小时血药浓度达峰值,2~3天后起效,生物利用度为 40%~50%,经血液分布于脑、脊髓、肺、肝、肠道、肾及心脏,可少量通过胎盘屏障。本药有广泛的首过作用,主要在肝脏和肠壁代谢,代谢后主要从粪便排泄,少量从尿中排泄,也可通过乳汁排泄。美利曲辛吸收后,达峰时间约为 3.5 小时,血浆蛋白结合率为 89%,可经乳汁排泄,31 天内经肾脏排泄 60%,经粪便排泄 17%,血中半衰期为 19 小时。

临床用于:①治疗神经症,如神经衰弱、慢性疲劳综合征、神经性抑郁症、焦虑症等;②治疗各种焦虑抑郁状态,包括更年期、经前期、嗜酒及药瘾者的焦虑抑郁状态;③也可治疗神经性头痛、偏头痛、紧张性疼痛、某些顽固性疼痛及慢性疼痛等。

(三)注意事项

(1)不良反应:少而轻微,主要为锥体外系反应,也可见失眠、抑郁。

(2)禁忌证:严重心脏疾病,闭角型青光眼,精神高度兴奋,急性酒精、巴比妥类药物中毒者,造血功能紊乱者,前列腺腺瘤患者禁用。癫痫患者,肝肾功能损害者,心脏疾病患者,孕妇,哺乳期妇女慎用。

(3)为避免影响睡眠,每天最后一次服药不应晚于下午 4 点。

(4)若患者已预先使用了镇静药物,应逐渐停用镇静药物。

(四)用法与用量

口服。①成年人:每日服用 2 片,早晨单次顿服,或早晨、中午各服用 1 片;严重者每日服用 3 片,早晨服用 2 片,中午 1 片;维持剂量为每日 1 片,早晨服。②老年人:每日 1 片,早晨服用。

(五)制剂与规格

片剂:每片含氟哌噻吨 0.5 mg,美利曲辛 10 mg。

十一、舒必利

(一)别名

硫苯酰胺,舒宁,消呕宁,止呕灵,止吐灵。

(二)作用与用途

本药为苯甲酰胺类抗精神病药,是特异性多巴胺 D_2 受体拮抗药,同时能止吐并抑制胃液分泌。其具体作用如下。①止吐。为中枢性止吐药,止吐作用强。口服比氯丙嗪强 166 倍,皮下注射时强 142 倍;比甲氧氯普胺强 5 倍。②抗精神病。抗木僵、退缩、幻觉、妄想及精神错乱的作用较强,并有一定的抗抑郁作用。无催眠作用。口服自胃肠道吸收,血药浓度达峰时间为 1~3 小时。血中半衰期为 8~9 小时。口服 48 小时后约有口服量的 30% 从尿中排出,少量经胆汁由粪便排出,也可从乳汁分泌。临床用于单纯型、偏执型、紧张型精神分裂症及慢性精神分裂症的孤僻、退缩、淡漠症状,对抑郁症状有一定疗效;可用于顽固性恶心、呕吐的对症治疗;也可用于胃及十二指肠溃疡、眩晕、偏头痛等。

(三)注意事项

(1)不良反应:常见有失眠、早醒、头痛、烦躁、乏力、食欲缺乏等。可出现口干、视物模糊、心动过速、排尿困难与便秘等抗胆碱能不良反应。剂量大于每日 600 mg 时可出现锥体外系反应,如震颤、僵直、流涎、运动迟缓、静坐不能、急性肌张力障碍。剂量较大引起血浆中催乳素浓度增加,可能出现的症状为:男性出现女性化乳房、溢乳、女性出现月经失调、女性出现闭经、体重增加。可出现心电图异常和肝功能损害。少数患者可发生兴奋、激动、睡眠障碍或血压升高。长期大量用药可引起迟发性运动障碍。可引起注射局部红肿、疼痛、硬结。

(2)禁忌证:嗜铬细胞瘤、高血压、严重心血管疾病和严重肝病患者及对本品过敏者禁用。心血管病、基底神经节病变、帕金森综合征、严重中枢神经抑制状态、癫痫患者及孕妇、哺乳期妇女慎用。肝肾功能不全者减量使用。

(3)治疗精神分裂症时,一般以口服为主,对拒服药者在治疗开始1~2周内可静脉注射给药,以后应改为口服。

(4)抗酸药和止泻药可降低本药的吸收率,因此使用时两者之间应至少间隔1小时。

(四)用法与用量

1.呕吐

口服,一次100~200 mg,每日2~3次。

2.精神分裂症

口服,开始时一次100 mg,每日2~3次,逐渐增至每日600~1 200 mg,维持剂量为每日200~600 mg;肌内注射,每日200~600 mg,分2次注射;静脉滴注,100~200 mg稀释于250~500 mL葡萄糖氯化钠注射液中缓慢静脉滴注,每日1次,可逐渐增量至每日300~600 mg,日剂量不超过800 mg,滴注时间不少于4小时。

3.胃肠溃疡

每日100~300 mg,分3~4次服。

4.偏头痛

每日100~200 mg,分次服。

(五)制剂与规格

片剂:10 mg;100 mg。注射液:2 mL∶50 mg;2 mL∶100 mg。

十二、硫必利

(一)别名

泰必利。

(二)作用与用途

本药是苯酰胺类抗精神病药,属典型抗精神病药物,结构与舒必利相似,为选择性多巴胺D_2受体拮抗药,其特点是对感觉运动方面的神经系统疾病及精神运动行为障碍具有良好的效果。

具体作用如下。①抗精神病、镇静。本药可纠正精神运动性障碍,因此治疗舞蹈病及抽动一秽语综合征的疗效好。②本药可迅速改善急性酒精中毒者的精神运动性症状,对慢性酒精中毒所致的运动障碍、消化障碍或行为障碍等均有效,对抗戒断症状的作用显著。③镇痛、中枢性镇吐、抗焦虑、兴奋胃肠平滑肌等。口服吸收迅速,食物可增加本药吸收量(约29%),生物利用度为75%~80%,达峰时间为0.5~2小时。肌内注射后达峰时间为30分钟。本药分布半衰期为0.2小时,血浆蛋白结合率很低。母体化合物的血中半衰期为2.2~5.8小时。

临床用于途。①舞蹈病。本药对舞蹈样运动疗效好,即使对氟哌啶醇或舒必利无效者,用本药仍能改善症状,使异常运动明显减少。②抽动—秽语综合征。对氟哌啶醇无效或因氟哌啶醇不良反应太大而不能耐受者,改用口服本药多可取得满意疗效。③老年性精神病。本药可减轻(或消除)老年人的精神运动不稳定(如激动、震颤、多言等)伴精神错乱、失眠、幻觉或谵妄等症状。④对大多数急性和慢性酒精中毒患者有效。⑤还可用于各种疼痛。对顽固性头痛、痛性痉挛、关节疼痛及肩关节周围炎的疼痛均有明显疗效。

(三)注意事项

1.不良反应

治疗量不良反应轻微,可有嗜睡、口干、头昏、乏力、便秘等,偶见锥体外系不良反应如震颤、静坐不能等。罕见暂时性闭经、溢乳。一般停药或减量均可自行消失。

2.禁忌证

对本药过敏者、严重循环障碍者、肾功能障碍者、嗜铬细胞瘤患者、催乳素依赖性肿瘤患者、不稳定性癫痫患者禁用。癫痫发作者、严重肝功能损害患者、白细胞减少或造血功能不良患者、孕妇及哺乳期妇女慎用。儿童不宜使用。

(四)用法与用量

1.舞蹈病及抽动—秽语综合征

口服。①成年人,开始剂量为每日 150～300 mg(可用至 300～600 mg),分 3 次服用;待症状控制后2～3 个月,应酌情减量;维持量为每日 150～300 mg。②7～12岁儿童,一次50 mg,每日 1～2 次。

2.老年性精神运动障碍和迟发性运动障碍

肌内注射或静脉注射,24 小时内注射 200～400 mg,根据病情逐渐减量,然后改为口服。

3.慢性酒精中毒

每日口服 150 mg;严重者静脉注射,平均剂量每日 400 mg,随后改为口服。

4.急性酒精中毒

开始 24 小时内肌内注射或静脉注射 600～1 200 mg,每 4～8 小时注射 1 次,3～4 天后减量,给药数日后改为口服,每日 150～800 mg。

5.头痛、痛性痉挛、神经肌肉痛等

口服,开始每日 200～400 mg(平均 300 mg),连服 3～8 天;维持量为一次 50 mg,每日 3次;严重病例,肌内注射或静脉注射,每日 200～400 mg,连用 3 天,随后改为口服给药。

(五)制剂与规格

片剂:100 mg。注射液:2 mL：100 mg。

十三、氯氮平

(一)别名

二氮杂䓬,氯扎平。

(二)作用与用途

本药是二苯氧氮杂䓬类抗精神病药的代表药,为非典型抗精神病药。对多种神经递质受体(如多巴胺 D_1、多巴胺 D_2、多巴胺 D_4 受体及 5-HT_2 受体、胆碱受体、组胺受体、α-肾上腺素受体)有较强的亲和力。口服吸收迅速而完全。吸收后迅速且广泛地分布到各组织中,并可通过血－脑脊液屏障。血浆蛋白结合率达 95%。服药后 2.5(1～6)小时血药浓度达峰值,8～10 天达稳态血药浓度。作用持续时间为 4～12 小时。母体化合物的血中半衰期为 8～12 小时。临床用于治疗精神分裂症,对精神分裂症的阳性或阴性症状及难治性精神分裂症有较好疗效。由于本药有导致粒细胞减少的不良反应,故不用作此类疾病的首选,只在使用两种其他抗精神病药无效或不能耐受时才使用本药。

(三)注意事项

1.不良反应

常见不良反应有头痛、头昏、精神萎靡、多汗、流涎、恶心、呕吐、便秘、体重增加等。较少见不安、易激惹、精神紊乱、视物模糊、血压升高及严重的持续性头痛。这些反应均与剂量有关。罕见粒细胞减少或缺乏,当粒细胞减少或缺乏时均可伴有畏寒、高热、咽部疼痛与溃疡。用量过大可引起惊厥。

2.禁忌证

对本药过敏者,中枢神经处于明显抑制状态者,曾有骨髓抑制或血细胞异常疾病史者,严重心、肝、肾疾患者,孕妇和哺乳期妇女禁用。闭角型青光眼患者、前列腺增生患者、有痉挛性疾病或病史患者、心血管疾病患者、癫痫患者慎用。12 岁以下儿童不宜使用本药。

(四)用法与用量

口服。①成年人首次剂量一次 25 mg,每日 2～3 次,逐渐加至常用治疗量每日 200～400 mg,最大量可达每日 600 mg;维持量为每日 100～200 mg。②老年人慎用或使用低剂量。

(五)制剂与规格

片剂:25 mg;50 mg。

十四、奥氮平

(一)别名

奥拉扎平,欧兰宁,再普乐,lanzac,zyprexa。

(二)作用与用途

奥氮平为非典型抗精神病药,是噻嗯苯二氮䓬衍生物,可显著地改善精神分裂症的阴性和(或)阳性症状及情感症状。本药作用于 5－HT、DA、M 胆碱能多种受体以及组胺 H_1 受体和 α_1 受体,进而显示出广泛的药理活性。口服吸收良好,5～8 小时可达血药峰浓度。通过肝脏代谢,生成至少10 种无活性的代谢物,本药代谢产物不会透过血－脑脊液屏障。细胞色素 P 450酶 CYP2D6 的状态不影响本药的代谢。

临床用于:①有阳性症状(如妄想、幻觉、思维障碍、敌意、猜疑)和(或)阴性症状(如情感淡漠、社会退缩、言语贫乏)的精神分裂症和其他精神障碍的急性期及维持治疗;②可缓解精神分裂症及相关疾病常见的继发性情感症状。对于取得初步疗效、需要继续维持治疗的精神分裂症患者,本药可有效缓解其临床症状。

(三)注意事项

1.不良反应

常见不良反应有嗜睡和体重增加;少见头晕、食欲亢进、外周水肿、直立性低血压、嗜酸性粒细胞增多、急性或迟发性锥体外系运动障碍、一过性抗胆碱能作用;偶见一过性肝脏氨基转移酶升高;罕见血浆催乳素升高、光敏反应、磷酸肌酸激酶(CPK)升高。

2.禁忌证

对本药过敏患者、闭角型青光眼患者禁用。有低血压倾向的心血管和脑血管疾病患者,肝功能损害者,前列腺增生者,麻痹性肠梗阻患者,癫痫及其相关疾病患者,各种原因引起的白细胞或中性粒细胞降低者,有药物所致骨髓抑制等毒性反应史者,嗜酸性粒细胞过多性疾病或骨髓及外骨髓增生性疾病患者,疾病、放疗或化疗所致的骨髓抑制者,有乳腺癌病史者,窄角性青光眼患者,孕妇慎用。哺乳期妇女用药时应停止哺乳。18周岁以下患者不宜使用本药。

3.其他

服药期间不宜驾驶车辆或操作机械或高空作业。

(四)用法与用量

口服。起始剂量为每日 10 mg,剂量范围为 5～20 mg,每日剂量应根据临床状况而定。女性患者、老年患者、严重肾功能损害或中度肝功能损害患者,起始剂量为每日 5 mg。

(五)制剂与规格

片剂:5 mg;10 mg。

十五、富马酸喹硫平

(一)别名

富马酸奎的平,思瑞康。

(二)作用与用途

本药是二苯氧氮杂䓬类药,为非典型抗精神病药。其结构与氯氮平和奥氮平相似,主要阻断中枢多巴胺 D_2 受体和 $5-HT_2$ 受体而起抗精神病作用。对组胺 H_1 受体和 α_1 肾上腺素受体也有阻断作用,对毒蕈碱和苯二氮䓬类受体无亲和力。口服后 2 小时血药浓度达峰值,48小时达稳态血药浓度,7～14 天起效。口服生物利用度为 9%,食物可影响本药的吸收。在肝脏广泛代谢,存在首过效应。血中半衰期为4～12 小时。临床用于精神分裂症,对精神分裂症的阳性症状和阴性症状均有效;也可以减轻精神分裂症伴发的抑郁、焦虑及认知缺陷症状;还可用于急性双相躁狂症。

(三)注意事项

1.不良反应

常见不良反应有头晕、嗜睡、直立性低血压、心悸、口干、食欲减退和便秘。少见体重增加、腹痛、碱性磷酸酶增高、血总胆固醇和三酰甘油增高。偶见锥体外系反应、兴奋与失眠。长期用药可出现晶状体改变。

2.禁忌证

对本药过敏者,哺乳期妇女禁用。心脑血管疾病患者,可能诱发低血压者,肝、肾功能不全患者,阻塞性肺疾病患者,甲状腺疾病患者,癫痫患者或有癫痫发作史患者,惊厥阈值降低患者,阿尔茨海默病患者,吞咽困难者,孕妇,儿童慎用。

3.其他

用药期间不宜驾驶车辆、操作机械或高空作业。

（四）用法与用量

口服。初始剂量为一次 25 mg，每日 2 次；第 2 日或第 3 日的增量为一次 25～50 mg，每日 2～3 次；若能耐受，第 4 日可增至治疗剂量每日 300～400 mg，分 2～3 次给药；若需进一步调整剂量，间隔时间一般不少于 2 天；推荐的增减剂量方案为一次 25～50 mg，每日 2 次。

（五）制剂与规格

片剂：25 mg；100 mg；200 mg。

十六、利培酮

（一）别名

利司培酮，维思通。

（二）作用与用途

利培酮属非典型抗精神病药，是一种高选择性的 $5-HT_2/DA_2$ 受体平衡拮抗药。本药对 DA_2 受体有阻断作用，可改善精神分裂症的阳性症状，如幻觉、妄想、思维紊乱、行为障碍、敌意和猜疑；对 $5-HT_2$ 受体也有阻断作用，可改善精神分裂症的阴性症状，如思维贫乏、情感淡漠、意志减退等。对精神分裂症伴有的情感障碍也有效。口服吸收完全、迅速，1～2 小时达血药浓度峰值。在肝脏内经 CYP_{450} 酶系统代谢，代谢产物为 9-羟基利培酮，有药理活性。利培酮的血中半衰期约为 3 小时，9-羟基利培酮的血中半衰期为 24 小时。老年患者和肾功能不全患者的血药浓度较高，清除较慢。临床用于治疗精神分裂症，也可减轻与精神分裂症有关的情感障碍，还可用于治疗双相情感障碍的躁狂发作。

（三）注意事项

（1）不良反应：常见失眠、焦虑、激越、易激动、攻击倾向、注意涣散、记忆障碍、头痛、头晕、口干、视力改变、排尿障碍或多尿、皮肤瘙痒。可见体重增加、水肿、肝酶浓度升高、血浆催乳素浓度升高等。可能引起锥体外系症状。

（2）禁忌证：对本品过敏者以及 15 岁以下的儿童禁用。心血管病、帕金森综合征、癫痫患者及孕妇、哺乳期妇女慎用。

（3）服药期间避免驾驶车辆、操作机器或高空作业。

（四）用法与用量

1.精神分裂症

起始剂量为 1 mg，每日 1～2 次；在 1 周内可逐渐将剂量增加至每日 2～4 mg，2 周内可逐渐增加至每日 4～6 mg；以后可维持剂量不变，或酌情调整；通常最适剂量为每日 2～6 mg，不超过每日 10 mg。

2.双相情感障碍的躁狂发作

推荐起始剂量为每日 1 次，一次 1～2 mg，剂量可根据个体需要进行调整，增加的幅度为每日 1～2 mg，且增加至少隔日或间隔多日进行，适宜的剂量为每日 2～6 mg。

3.肾病、肝病患者和老年患者

起始剂量为每次 0.5 mg，每日 2 次，可逐渐加量至每次 1～2 mg，每日 2 次。

（五）制剂与规格

片剂：1 mg；2 mg；3 mg；4 mg。口服液：30 mL。15～30 ℃密封保存。

第六节　中枢兴奋药

中枢兴奋药是能选择性地兴奋中枢神经系统,提高其功能活动的一类药。当中枢神经处于抑制状态或功能低下、紊乱时使用。这类药物主要作用于大脑皮层、延脑和脊髓,具有一定程度的选择性。该类药物主要包括苏醒药、精神兴奋剂及大脑复健药等。

中枢兴奋药的选择性作用与剂量有关,如使用剂量过大患者可引起惊厥、中枢神经抑制及昏迷,严重者可致死,而所引起的昏迷状态不能用中枢兴奋药解救。为防止用药过量引起中毒,一般应交替使用几种中枢兴奋药,严格控制剂量及用药间隔时间,并应密切观察病情,一旦出现烦躁不安、反射亢进、面部及肢体肌肉抽搐,应立即减量或停药或改用其他药。

一、尼可刹米(nikethamide)

(一)剂型规格

注射液:1.5 mL∶0.375 g;2 mL∶0.5 g;1 mL∶0.25 g。

(二)适应证

用于中枢性呼吸抑制及各种原因引起的呼吸抑制。

(三)用法用量

皮下注射、肌内注射、静脉注射。成年人常用量:一次 0.25～0.5 g,必要时 1～2 小时重复用药,极量为一次 1.25 g。小儿常用量:6 个月以下一次 75 mg,1 岁一次 0.125 g,4～7 岁一次0.175 g。

(四)注意事项

作用时间短暂,应视病情间隔给药;本药对呼吸肌麻痹者无效;急性血卟啉病(易诱发血卟啉病急性发作)。

(五)不良反应

常见不良反应有面部刺激征、烦躁不安、抽搐、恶心、呕吐等;可能出现血压升高、心悸、出汗、面部潮红、呕吐、震颤、心律失常、惊厥、甚至昏迷。此时应立即停药。

(六)禁忌证

抽搐及惊厥患者;小儿高热而无中枢性呼吸衰竭时。

(七)药物相互作用

本药与其他中枢兴奋药合用,有协同作用,可引起惊厥;本药与鞣酸、有机碱的盐类及各种金属盐类配伍,均可能产生沉淀;遇碱类物质加热可水解。

(八)药物过量

药物过量时表现为兴奋不安、精神错乱、恶心、呕吐、头痛、出汗、抽搐、呼吸急促,同时可出现血压升高、心悸、心律失常、呼吸麻痹而死亡。防治措施:①出现惊厥时,可注射苯二氮䓬类或小剂量硫喷妥钠或苯巴比妥钠等控制;②静脉滴注 10%葡萄糖注射液,促进排泄;③给予对症治疗和支持疗法。

二、戊四氮(pentetrazol)

(一)剂型规格

注射液:1 mL：0.1 g;3 mL：0.3 g。

(二)适应证

用于急性传染病、巴比妥类及麻醉药中毒引起的呼吸抑制,急性循环衰竭。

(三)用法用量

肌内注射、皮下注射。一次剂量为0.05～0.1 g,每2小时一次,极量为每日0.3 g。静脉注射以1～2分钟注入0.1 g的速度缓慢注入。

(四)注意事项

孕妇及哺乳期妇女慎用,12岁以下儿童慎用。

(五)不良反应

剂量较大时能引起反射亢进、惊厥。应立即停药。

(六)禁忌证

急性心内膜炎、主动脉瘤、吗啡或普鲁卡因中毒。

(七)药物过量

药物过量时表现为:狂躁、焦虑不安,亦有呕吐,反射亢进,以至出现阵挛性及肌强直性惊厥。惊厥后出现昏迷、高热和肺水肿,最终中枢性呼吸衰竭。防治措施:洗胃、输液、利尿,以加快药物排泄,并依病情给予对症治疗和支持疗法。

三、士的宁(strychnine)

(一)剂型规格

注射液:1 mL：1 mg;1 mL：2 mg。片剂:1 mg。

(二)适应证

用于巴比妥类中毒、偏瘫、瘫痪及因注射链霉素引起的骨骼肌松弛、弱视症等。

(三)用法用量

常用量:皮下注射,一次1～3 mg,每日3次。口服,每次1～3 mg,每日3次;对抗链霉素引起的骨骼肌松弛,每次1 mg,每日1次。极量:皮下注射,一次5 mg。

(四)注意事项

本药排泄缓慢,有蓄积作用,不宜太长时间使用。

(五)不良反应

本药不良反应有惊厥、呼吸肌痉挛和呼吸运动受限。如出现惊厥,可立即静脉注射戊巴妥钠0.3～0.4 g,或用较大量的水合氯醛灌肠。如出现呼吸麻痹,需人工呼吸。

(六)禁忌证

高血压、动脉硬化、肝肾功能不全、癫痫、突眼性甲状腺肿、破伤风忌用;吗啡中毒慎用本品解救;孕妇及哺乳期妇女、儿童、老年患者禁用。

(七)药物过量

药物过量时表现:初期表现烦躁不安、抽搐、呼吸加快、颈肌和面肌有僵硬感、瞳孔缩小。严重中毒时,延髓麻痹,心脏及呼吸抑制,甚至死亡。防治措施:将中毒患者置于安静而黑暗的房间,避免声音及光线刺激。如有抽搐发生,给予镇静药。如口服本品中毒时,等患者安静后以 0.1‰高锰酸钾液洗胃,输液并视病情给予相应的对症治疗和支持疗法。

四、一叶萩碱(securinine)

(一)剂型规格

注射液:1 mL∶4 mg。

(二)适应证

本药用于治疗小儿麻痹症及其后遗症、面神经麻痹,对神经衰弱、低血压、自主神经功能紊乱所引起的头晕以及耳鸣、耳聋等有一定疗效。

(三)用法用量

皮下或肌内注射:成年人一次 8~16 mg,每日 1 次,2 周为 1 个疗程。小儿按成年人用量的1/4给药。

(四)注意事项

本药注射时切不可注入血管。

(五)不良反应

本药注射后可发生荨麻疹、疼痛、局部刺痒、感染、肿胀等反应,部分患者有心悸、头痛。应对症治疗,停药后可自愈。

(六)药物过量

过量使用本药可导致患者表现惊厥症状。静脉注射戊巴比妥钠 0.3~0.4 g,或用较大量的水合氯醛灌肠。如出现呼吸麻痹,需人工呼吸。

五、多沙普仑(doxapram)

(一)剂型规格

注射液:1 mL∶20 mg;5 mL∶100 mg。

(二)适应证

用于解救麻醉药、中枢抑制药引起的中枢抑制。

(三)用法用量

静脉注射:按体重一次 0.5~1 mg/kg,不超过 1.5 mg/kg,如需重复给药,至少间隔 5 分种。每小时用量不宜超过 300 mg。静脉滴注:按体重一次 0.5~1 mg/kg,临用前加葡萄糖氯化钠注射液稀释至1 mg/mL静脉滴注,直至获得疗效,总量不超过每日 3 g。

(四)注意事项

(1)用药时常规测定血压和脉搏,以防止药物过量。

(2)于给药前和给药后半小时测动脉血气,及早发现气道堵塞及高碳酸血症患者是否有二氧化碳蓄积或呼吸性酸中毒。

(3)静脉注射漏到血管外或静脉滴注时间太长,均能导致血栓静脉炎或局部皮肤刺激。

(4)剂量过大时,可引起心血管不良反应如血压升高、心率加快,甚至出现心律失常。

(5)静脉滴注速度不宜太快,否则可引起溶血。

(6)用药期间,禁止给予可碱化尿液的药物。

(7)突然出现低血压和呼吸困难加重应停药。

(8)慎用：孕妇及 12 岁以下儿童慎用；严重心动过速、心律失常者慎用；心力衰竭尚未纠正者慎用；气道阻塞、胸廓塌陷、呼吸肌轻瘫、气胸等引起的呼吸功能不全者慎用；急性支气管哮喘发作或有发作史者慎用；肺栓塞及神经肌肉功能失常导致的呼吸衰竭患者慎用。

(五)不良反应

(1)头痛、无力、呼吸困难、心律失常、恶心、呕吐、腹泻及尿潴留、胸痛、胸闷、血压升高、用药局部发生血栓性静脉炎等。

(2)少见精神错乱、呛咳、眩晕、畏光、出汗、感觉奇热等。

(3)大剂量使用时可引起腱反射亢进、肌肉震颤、喉痉挛、血压升高等反应。

(六)禁忌证

对本药过敏者，甲状腺功能亢进者，嗜铬细胞瘤患者，惊厥、癫痫、重度高血压或冠心病者，脑血管病、脑外伤、脑水肿者，严重肺部疾患者。

(七)药物相互作用

(1)本品能促进儿茶酚胺的释放增多，在全麻药如氟烷、异氟烷等停用 10～20 分钟后，才能使用。

(2)本品与咖啡因、哌醋甲酯、匹莫林、肾上腺素受体激动药等合用产生协同作用。

(3)本品与单胺氧化酶抑制药丙卡巴肼以及升压药合用时，可使血压明显升高。

(4)本品与碳酸氢钠合用，本品的血药浓度升高，毒性作用增强。

(5)本品与肌松药合用可掩盖其中枢兴奋作用。

(八)药物过量

药物过量时表现：心动过速、心律失常、高血压、焦虑不安、震颤、谵妄、惊厥、反射亢进。防治措施：视病情给予相应的对症治疗和支持疗法。可短期静脉给予巴比妥类药物对抗，必要的时候可给氧和使用复苏器。

六、咖啡因(caffeine)

(一)剂型规格

片剂：30 mg。安钠咖(苯甲酸钠咖啡因)注射液：每支含无水咖啡因 0.12 g 与苯甲酸钠 0.13 g(1 mL)；含无水咖啡因 0.24 g 与苯甲酸钠 0.26 g(2 mL)。咖溴合剂(巴氏合剂)：200 mL 中含安钠咖0.05～2 g及溴化钠(或溴化钾)1～10 g。

(二)适应证

用于解救因急性感染中毒、催眠药、麻醉药、镇痛药中毒引起的呼吸、循环衰竭。本品与溴化物合用，使大脑皮层的兴奋、抑制过程恢复平衡，用于神经官能症。本品与阿司匹林、对乙酰氨基酚制成复方制剂用于一般性头痛；与麦角胺合用治疗偏头痛。用于小儿多动症(注意力缺陷综合征)。防治未成熟新生儿呼吸暂停或阵发性呼吸困难。

(三)用法用量

(1)口服：常用量，一次 0.1～0.3 g，每日 0.3～1 g；极量，一次 0.4 g，每日 1.5 g。

(2)解救中枢抑制：肌内注射或皮下注射安钠咖注射液，常用量，皮下或肌内注射，一次用量为1～2 mL，每日 2～4 mL；极量，皮下或肌内注射，一次用量为 3 mL，每日 12 mL。

(3)调节大脑皮层活动：口服溴咖合剂，每次 10～15 mL，每日 3 次，饭后服。

（四）注意事项

本药长期服用可出现药物依赖性，应用时应注意；成年人致死量为 10 g，有死于肝昏迷的报道；哺乳期妇女慎用。

（五）不良反应

偶有过量服用，可致患者恶心、头痛或失眠，长期过多服用患者可出现头痛、紧张、激动和焦虑。

（六）禁忌证

胃溃疡的患者、孕妇禁用。

（七）药物相互作用

与口服避孕药合用，咖啡因的清除率减慢；与异烟肼、甲丙氨脂合用可提高咖啡因的脑组织内浓度，浓度达 55%，从而增加本品疗效，降低肝肾内的药物浓度；与麻黄碱合用产生协同作用。

（八）药物过量

（1）常见呕吐、上腹疼痛等消化道症状。

（2）对视觉系统的影响为可出现畏光、眼前闪光、复视、弱视视野缩小。

（3）对神经系统的影响为可出现头晕、耳鸣、烦躁、恐惧、失眠、精神紊乱、震颤、谵妄、幻觉等。

（4）另外可出现多尿、肌颤、心率增快及期前收缩等。

（5）严重中毒可出现心率加快、血压下降、呼吸困难、惊厥、瞳孔缩小、光反射消失，最终呼吸衰竭致死。

七、细胞色素 C(cytochrome C)

（一）剂型规格

注射液：2 mL：15 mg。

（二）适应证

细胞呼吸激动药，可用于慢性阻塞性肺病伴低氧血症的辅助治疗。用于组织缺氧急救的辅助治疗，如一氧化碳中毒、氰化物中毒、催眠药中毒、严重休克期缺氧、新生儿窒息、脑震荡后遗症、脑血管意外、麻醉、肺部疾病引起的呼吸困难、心脏疾患引起的心肌缺氧。

（三）用法用量

静脉注射或滴注：成年人每次 15～30 mg，每日 30～60 mg。儿童用量酌减。静脉注射时，用 25% 葡萄糖注射液 20 mL 混匀，缓慢注射。或用 5%～10% 葡萄糖注射液或生理盐水稀释后滴注。

（四）注意事项

（1）用药前需做过敏试验。

（2）治疗一经终止，再用药时需做皮内过敏试验，阳性反应者禁用。

（3）严禁与酒同时服用。

（五）不良反应

偶见皮疹等变态反应及消化道反应。本品无毒性，但可引起变态反应，也可因制剂不纯，混有热原而引起热原反应。

（六）禁忌证

对本品过敏者禁用。

第三章　呼吸系统临床用药

第一节　祛痰药

痰是呼吸道炎症的产物,可刺激呼吸道黏膜引起咳嗽,并可加重感染。祛痰药可稀释痰液或液化黏痰,使之易于咳出。按其作用方式可将祛痰药分为三类。①恶心性祛痰药和刺激性祛痰药:前者如氯化铵、碘化钾、愈创木酚甘油醚、桔梗流浸膏、远志流浸膏等口服后可刺激胃黏膜,引起轻微的恶心,反射性地促进呼吸道腺体分泌增加,使痰液稀释,易于咳出。后者是一些挥发性物质,如桉叶油、安息香酊等加入沸水中,其蒸汽亦可刺激呼吸道黏膜,增加腺体分泌,使痰液变稀,易于咳出。②黏痰溶解剂:如氨溴索、乙酰半胱氨酸、沙雷肽酶等可分解痰液的黏性成分如黏多糖和黏蛋白,使黏痰液化,黏滞性降低而易于咳出。③黏液稀释剂:如羧甲司坦、稀化黏素等主要作用于气管、支气管的黏液产生细胞,促其分泌黏滞性低的分泌物,使呼吸道分泌的流变性恢复正常,痰液由黏变稀,易于咳出。

一、氯化铵

(一)其他名称

氯化𬭌,卤砂,ammonium muriate,salmaic。

(二)性状

本品为无色结晶或白色结晶性粉末,无臭,味咸、凉。有引湿性。在水中易溶,在酒精中微溶。

(三)药理学

口服本品后刺激患者胃黏膜的迷走神经末梢,引起轻度的恶心,反射性地引起气管、支气管腺体分泌增加。部分氯化铵吸收入血后,经呼吸道排出,由于盐类的渗透压作用而带出水分,使痰液稀释,易于咳出。能增加肾小管氯离子浓度,因而增加钠和水的排出,具利尿作用。口服吸收完全,其氯离子吸收入血后可酸化体液和尿液,并可纠正代谢性碱中毒。

(四)适应证

本品用于急性呼吸道炎症时痰黏稠不易咳出的病例。常与其他止咳祛痰药配成复方制剂应用。纠正代谢性碱中毒(碱血症)。其酸化尿液作用可使一些需在酸性尿液中显效的药物如乌洛托品产生作用;也可增强汞剂的利尿作用以及四环素和青霉素的抗菌作用;还可促进碱性药物如哌替啶、苯丙胺、普鲁卡因的排泄。

(五)用法和用量

(1)祛痰:口服,成年人一次 0.3～0.6 g,每日 3 次。

(2)治疗代谢性碱中毒或酸化尿液:静脉滴注,每日用量为 2～20 g,每小时不超过 5 g。

（六）不良反应

（1）吞服本品片剂或剂量过大可引起恶心、呕吐、胃痛等胃刺激症状,宜溶于水中、餐后服用。

（2）本品可增加血氨浓度,于肝功能不全者可能诱发肝昏迷。

（七）禁忌证

（1）肝、肾功能不全者禁用。

（2）应用过量或长期服用本品易致高氯性酸中毒,代谢性酸血症患者禁用。

（八）注意

静脉滴注速度过快,可致患者惊厥或呼吸停止。溃疡病患者慎用。

（九）药物相互作用

（1）本品与阿司匹林合用,可减慢阿司匹林排泄,增强其疗效。

（2）本品与氯磺丙脲合用,可增强氯磺丙脲的降血糖作用。

（3）本品与氟卡尼合用,可减弱氟卡尼的抗心律失常作用。

（4）本品可促进美沙酮的体内清除,降低其疗效。

（5）本品可增加哌氟酰胺的排泄,降低其疗效。

（6）本品不宜与排钾利尿药、磺胺嘧啶、呋喃妥因等合用。

（十）制剂

片剂:每片 0.3 g。注射液:每支 5 g(500 mL)。

二、溴己新

（一）其他名称

溴己铵,必消痰,必嗽平,溴苄环己铵。

（二）性状

本品为鸭嘴花碱(vasicine)经结构改造得到的半合成品,常用其盐酸盐。系白色或类白色结晶性粉末;无臭,无味。在酒精或三氯甲烷中微溶解,在水中极微溶解。熔点为 239～243 ℃。

（三）药理学

本品具有较强的黏痰溶解作用。主要作用于气管、支气管黏膜的黏液产生细胞,抑制痰液中酸性黏多糖蛋白的合成,并可使痰中的黏蛋白纤维断裂,因此使气管、支气管分泌的流变学特性恢复正常,黏痰减少,痰液稀释易于咳出。本品的祛痰作用尚与其促进呼吸道黏膜的纤毛运动及具有恶心性祛痰作用有关。服药后约 1 小时起效,4～5 小时作用达高峰,疗效维持 6～8 小时。

（四）适应证

本品用于治疗慢性支气管炎、哮喘、支气管扩张、矽肺等有白色黏痰又不易咳出的患者。脓性痰患者需加用抗生素控制感染。

（五）用法和用量

口服:成年人一次 8～16 mg。肌内注射:一次 4～8 mg,每日 2 次。静脉滴注:每日 4～8 mg,加入 5%葡萄糖氯化钠溶液 500 mL。气雾吸入:一次 2 mL,每日 2～3 次。

（六）不良反应

（1）偶有恶心、胃部不适，减量或停药后可消失。

（2）严重的不良反应为皮疹、遗尿。

（七）禁忌证

对本药过敏者禁用。

（八）注意

本品宜餐后服用，胃溃疡患者慎用。

（九）药物相互作用

本品能增加阿莫西林、四环素类抗生素在肺内或支气管的分布浓度，合用时能增强抗菌疗效。

（十）制剂

片剂：每片 4 mg；8 mg。注射液：每支 0.2％，2 mg（1 mL）；4 mg（2 mL）。气雾剂：0.2％溶液。

复方氯丙那林溴己新片：含盐酸氯丙那林 5 mg、盐酸溴己新 10 mg、盐酸去氯羟嗪 25 mg。

复方氯丙那林溴己新胶囊：含盐酸氯丙那林 5 mg、盐酸溴己新 10 mg、盐酸去氯羟嗪 25 mg。

三、氨溴索

（一）其他名称

溴环己胺醇，沐舒痰，美舒咳，安布索，百沫舒，平坦，瑞艾乐，兰苏，兰勃素。

（二）性状

本品常用其盐酸盐。白色或类白色结晶性粉末，无臭。溶于甲醇，在水或酒精中微溶。

（三）药理学

本品为溴己新在体内的活性代谢产物。能促进肺表面活性物质的分泌及气道液体分泌，使痰中的黏多糖蛋白纤维断裂，促进黏痰溶解，显著降低痰黏度，增强支气管黏膜纤毛运动，促进痰液排出。改善患者通气功能和呼吸困难状况。其祛痰作用显著超过溴己新，且毒性小，耐受性好。

雾化吸入或口服后 1 小时内生效，作用维持 3～6 小时。

（四）适应证

本品用于急、慢性支气管炎及支气管哮喘、支气管扩张、肺气肿、肺结核、肺尘埃沉着病、手术后的咳痰困难等。注射给药可用于术后肺部并发症的预防及早产儿、新生儿呼吸窘迫综合征的治疗。

本品高剂量（每次 250～500 mg，每日 2 次）有降低血浆尿酸浓度和促进尿酸排泄的作用，可用于治疗痛风。

（五）用法和用量

口服：成年人及 12 岁以上儿童每次 30 mg，每日 3 次。长期使用（14 天后）剂量可减半。静脉注射、肌内注射及皮下注射：成年人每次 15 mg，每日 2 次。亦可加入生理盐水或葡萄糖溶液中静脉滴注。

(六)不良反应

本品不良反应较少,仅少数患者出现轻微的胃肠道反应如胃部不适、胃痛、腹泻等。偶见皮疹等变态反应,出现过敏症状应立即停药。

(七)禁忌证

对本品过敏者禁用。

(八)注意

妊娠中期慎用。注射液不应与 pH 大于 6.3 的其他溶液混合。

(九)药物相互作用

(1)本品与阿莫西林、阿莫西林/克拉维酸、氨苄西林、头孢呋辛、红霉素、多西环素等抗生素合用,可增加这些抗生素在肺内的分布浓度,增强其抗菌疗效。

(2)本品与 β_2 受体激动药及茶碱等支气管扩张剂合用有协同作用。

(十)制剂

片剂:每片 15 mg;30 mg。胶囊剂:每粒 30 mg。缓释胶囊:每粒 75 mg。口服溶液剂:每支 15 mg(5 mL);180 mg(60 mL);300 mg(100 mL);600 mg(100 mL)。气雾剂:每瓶 15 mg(2 mL)。注射液:每支15 mg(2 mL)。

氨溴特罗口服液:每 100 mL(含盐酸氨溴索 150mg,盐酸克伦特罗 0.1mg)。一次 20 mL,每日 2 次。

(十一)贮法

遮光、密闭保存。

四、溴凡克新

(一)其他名称

溴环己酰胺。

(二)药理学

本品亦为溴己新的活性代谢物,可使痰中酸性黏多糖纤维断裂,降低痰液黏度,使其液化而易于咳出,同时改善肺通气功能。本品口服或直肠给药吸收良好,服后 3～4 小时,血浓度达到最高峰。毒性低。

(三)适应证

本品用于急、慢性支气管炎。

(四)用法和用量

口服,成年人每次服用 15～30 mg,每日 3 次。

(五)制剂

片剂:每片 15 mg;30 mg。

五、乙酰半胱氨酸

(一)其他名称

痰易净,易咳净,富露施。

(二)性状

本品为白色结晶性粉末,有类似蒜的臭气,味酸,有引湿性。在水或酒精中易溶解。熔点为 101～107 ℃。

(三)药理学

本品具有较强的黏痰溶解作用。其分子中所含巯基(—SH)能使白色黏痰中的黏多糖蛋白多肽链中的二硫键(—S—S—)断裂,还可通过分解核糖核酸酶,使脓性痰中的 DNA 纤维断裂,故不仅能溶解白色黏痰而且也能溶解脓性痰,从而降低痰的黏滞性,并使之液化,易于咳出。此外,本品进入细胞内,可脱去乙酰基形成 L—半胱氨酸,参与谷胱甘肽(GSH)的合成,故有助于保护细胞免受氧自由基等毒性物质的损害。

(四)适应证

(1)本品用于治疗手术后、急性和慢性支气管炎、支气管扩张、肺结核、肺炎、肺气肿等引起的黏稠分泌物过多所致的咳痰困难。

(2)本品可用于对乙酰氨基酚中毒的解毒以及环磷酰胺引起的出血性膀胱炎的治疗。

(五)用法和用量

(1)喷雾吸入:仅用于非应急情况下。临用前用氯化钠溶液使其溶解成 10% 溶液,每次 1～3 mL,每日 2～3 次。

(2)气管滴入:急救时以 5% 溶液经气管插管或气管套管直接滴入气管内,每次 0.5～2 mL,每日 2～4 次。

(3)气管注入:急救时以 5% 溶液用 1 mL 注射器自气管的甲状软骨环骨膜处注入气管腔内,每次 0.5～2 mL(婴儿每次 0.5 mL,儿童每次 1 mL,成年人每次 2 mL)。

(4)口服:成年人一次使用 200 mg,每日 2～3 次。

(六)不良反应

本品可引起咳呛、支气管痉挛、恶心、呕吐、胃炎等不良反应,减量即可缓解,如遇恶心、呕吐,可暂停给药。支气管痉挛可用异丙肾上腺素缓解。

(七)禁忌证

支气管哮喘者禁用。

(八)注意

(1)本品直接滴入呼吸道可产生大量痰液,需用吸痰器吸引排痰。

(2)本品不宜与金属、橡皮、氧化剂、氧气接触,故喷雾器需用玻璃或塑料制作。

(3)本品应临用前配制,用剩的溶液应严封贮于冰箱中,48 小时内用完。

(九)药物相互作用

(1)本品可减弱青霉素、四环素、头孢菌素类的抗菌活性,故不宜同时应用;必要时间隔 4 小时交替使用。

(2)本品与硝酸甘油合用可增加低血压和头痛的发生。

(3)本品与金制剂合用,可增加金制剂的排泄。

(4)本品与异丙肾上腺素合用或交替使用可提高其药效,减少其不良反应。

(5)本品与碘化油、糜蛋白酶、胰蛋白酶有配伍禁忌。

(十)制剂

片剂:每片 200 mg;500 mg。喷雾剂:每瓶 0.5 g;1 g。颗粒剂:每袋 100 mg。泡腾片:每

片 600 mg。

六、羧甲司坦

(一)其他名称

羧甲基半胱氨酸,贝莱,费立,卡立宁,康普利,强利灵,强利痰灵,美咳片。

(二)性状

本品为白色结晶性粉末、无臭。在热水中略溶解,在水中极微溶解,在酒精或丙酮中不溶解,在酸或碱溶液中易溶解。

(三)药理学

本品为黏液稀释剂,主要在细胞水平影响支气管腺体的分泌,使低黏度的唾液黏蛋白分泌增加,而高黏度的岩藻黏蛋白产生减少,因而使痰液的黏滞性降低,易于咳出。本品口服有效,起效快,服后 4 小时即可见明显疗效。

(四)适应证

本品用于慢性支气管炎、支气管哮喘等疾病引起的痰液黏稠、咳痰困难和痰阻气管等。亦可用于防治手术后咳痰困难和肺炎并发症。用于小儿非化脓性中耳炎,有预防耳聋效果。

(五)用法和用量

口服,成年人每次 0.25～0.5 g,每日 3 次。儿童每日 30 mg/kg。

(六)不良反应

患者偶有轻头晕、恶心、胃部不适、腹泻、胃肠道出血、皮疹等不良反应。

(七)注意

(1)本品与强效镇咳药合用,会导致稀化的痰液堵塞气道。

(2)有消化道溃疡病史者慎用本品。

(3)有慢性肝脏疾病的老年患者应减量。

(八)制剂

口服液:每支 0.2 g(10 mL);0.5 g(10 mL)。糖浆剂:2%(20 mg/mL)。片剂:每片 0.25 g。泡腾剂:每包 0.25 g。

(九)贮法

密闭,于阴凉干燥处保存。

七、沙雷肽酶

(一)其他名称

舍雷肽酶,达先,敦净,释炎达,dasen。

(二)性状

本品为从沙雷杆菌提取的蛋白水解酶,系稍有特殊臭味的灰白色到淡褐色粉末。

(三)药理学

本品具有很强的抗炎症、消肿胀作用和分解变性蛋白质、缓激肽、纤维蛋白凝块作用,故可加速痰、脓和血肿液化与排出,促进血管、淋巴管对分解物的吸收,改善炎症病灶的循环,从而起到消炎消肿作用,还能增加抗生素在感染灶和血中的浓度,从而增强抗生素的作用。

(四)适应证

本品用于手术后和外伤后消炎及鼻窦炎、乳腺淤积、膀胱炎、附睾炎、牙周炎、牙槽肿胀等疾病的消炎,还可用于支气管炎、肺结核、支气管哮喘、麻醉后的排痰困难等。国外报道本品可用于治疗儿童耳炎。

(五)用法和用量

口服:成年人每次 5～10 mg,每日 3 次,餐后服。

(六)不良反应

(1)偶见黄疸、转氨酶(ALT、AST、$\gamma-$GTP)升高、厌食、恶心、呕吐、腹泻等。

(2)偶见鼻出血、血痰等出血倾向。

(3)偶见皮肤发红,瘙痒、药疹等变态反应。

(七)注意

(1)有严重肝肾功能障碍和血液凝固异常者慎用。

(2)使用本品时应让患者及时咳出痰液,呼吸道插管患者应及时吸出痰液,以防止痰液阻塞呼吸道。

(八)药物相互作用

(1)本品可增加青霉素、氨苄西林、磺苄西林等抗生素在感染灶和血中的浓度,增强抗生素的作用。

(2)本品与抗凝血药合用时,可增强抗凝血药的作用。

(3)本品与促凝血药合用时可产生部分药理性拮抗作用。

(九)制剂

肠溶片:每片 5 mg(万 U);10 mg(万 U)。

八、脱氧核糖核酸酶

(一)其他名称

胰去氧核糖核酸酶,胰道酶,DNA 酶。

(二)性状

本品为白色粉末,可溶于水。溶液 pH 为 6～7 时活性最大。在室温中或过度稀释时可迅速灭活。

(三)药理学

本品是从哺乳动物胰脏中提取的一种核酸内切酶,可使脓痰中的大分子脱氧核糖核酸(DNA)迅速水解成平均链长为 4 个单位的核苷酸,并使原来与 DNA 结合的蛋白质失去保护,进而产生继发性蛋白溶解作用,使痰液黏度降低,易于咳出。与抗生素合用,可使抗生素易于达到感染灶,充分发挥其抗菌作用。

(四)适应证

用于有大量脓痰的呼吸系统感染患者。

(五)用法和用量

气雾吸入:每次 5 万～10 万 U,溶于 2～3 mL 的 10% 丙二醇或生理盐水中,每日 3～4次,可连续用药 4～6 天。腔内注射:5 万 U/次。

（六）不良反应

可造成咽部疼痛，每次喷雾后应立即漱口。长期应用本品可见皮疹、发热等变态反应。

（七）禁忌证

急性化脓性蜂窝组织炎及有支气管胸腔瘘管的活动性结核患者禁用。

（八）注意

本品应临用前新鲜配制。

（九）制剂

注射用脱氧核糖核酸酶：每支 10 万 U。

九、稀化黏素

本品为桃金娘科植物蓝桉、樟科植物樟树叶提取物的复方制剂。每粒胶囊含桃金娘油 300 mg，其中至少含 α－松油萜（α－pinene）30 mg、柠檬烯 75 mg、桉油精 75 mg。

（一）其他名称

吉诺通，强力稀化黏素，标准桃金娘油，复方桃金娘油。

（二）性状

本品为无色或微黄色的澄清液体，有特异的芳香气，微似樟脑，味辛，凉。贮存日久，色稍变深，在 70％酒精中易溶。

（三）药理学

本品为脂溶性挥发油，口服给药经小肠吸收后，再经呼吸道排出。可在呼吸道黏膜发挥溶解黏液、促进腺体分泌的作用。亦可产生 β－拟交感神经效应，刺激黏膜纤毛运动，增加黏液移动速度，有助于痰液排出。本品尚具有轻度抗炎作用，通过减轻支气管黏膜肿胀而舒张支气管，减轻气道阻塞所致呼吸困难。

（四）适应证

本品用于治疗急性和慢性支气管炎、鼻窦炎、支气管扩张、肺结核、矽肺及各种原因所致慢性阻塞性肺疾病。亦可用于支气管造影术后，以促进造影剂的排出。

（五）用法和用量

口服。成年人：每次 300 mg，每日 2～3 次；4～10 岁儿童：每次 120 mg，每日 2 次。

（六）不良反应

偶见恶心、胃肠道不适。

（七）禁忌证

妊娠期妇女禁用。

（八）注意

胶囊不可打开或嚼破后服用。宜在餐前 30 分钟整粒吞服。

（九）制剂

胶囊剂：每粒 120 mg；300 mg。

十、碘化钾

本品为刺激性祛痰剂，可使痰液变稀，易于咳出，并可增加支气管分泌。又配成含碘食盐（含本品0.001％～0.02％）供食用，可预防地方性甲状腺肿。合剂：每 100 mL 中含碘化钾 5 g，碳酸氢钠 2.5 g,三氯甲烷适量。遇酸性药物能游离出碘。口服:每次 6～10 mL,每日 3 次。

十一、愈创甘油醚

愈创木酚甘油醚,guaiphenesin,guaiacol glycerol ether。

本品为恶心祛痰剂,并有轻度的镇咳、防腐作用,大剂量尚有平滑肌松弛作用。用于慢性气管炎的多痰咳嗽,多与其他镇咳平喘药合用或配成复方应用。可见头晕、嗜睡、恶心、胃肠不适及过敏等不良反应。片剂:每片 0.2 g,每次 0.2 g,每日 3～4 次。糖浆剂:2%(120 mL),每次10～20 mL,每日 3 次。

十二、愈创木酚磺酸钾

本品为刺激性祛痰药,促进支气管分泌,使痰液变稀易于咳出。尚有微弱抗炎作用。用于慢性支气管炎、支气管扩张等。多与其他镇咳、平喘药配成复方应用。口服:每次 0.5～1 g,每日 3 次。

十三、半胱甲酯

本品又叫半胱氨酸甲酯,美司坦。

本品为黏痰溶解剂,用于大量黏痰引起的呼吸困难。不良反应参见乙酰半胱氨酸。雾化吸入:每次 10%溶液 1～3 mL,每日 2～3 次;气管滴入或注入:每次 5%溶液 0.5～2 mL,每日 2 次;口服:每次 0.1 g,每日2～3 次。片剂:0.1 g。粉剂:0.5 g;1 g。

十四、厄多司坦

本品为黏痰溶解剂,通过使支气管分泌液中糖蛋白二硫键断裂而降低黏液黏性,并保护α₁抗胰蛋白酶使之不被氧化失活。用于急性和慢性支气管炎、鼻窦炎、耳炎、咽炎和感冒等引起的呼吸道阻塞及痰液黏稠。偶见轻微的头痛和口干、腹隐痛、恶心、呕吐、腹泻等胃肠道反应。

胶囊剂:100 mg;300 mg。口服:成年人,每次 300 mg,每日 2 次。儿童,每日 10 mg/kg,分 2 次餐后服。

十五、美司钠

本品又叫巯乙磺酸。

本品供局部吸入或滴入的速效、强效黏痰溶解剂。作用机制与乙酰半胱氨酸相似。疗效较乙酰半胱氨酸强 2 倍。用于慢性支气管炎、肺炎、肺癌患者痰液黏稠、术后肺不张等所致咳痰困难者。雾化吸入或气管内滴入,每次 20%溶液 1～2 mL。有局部刺激作用,可引起咳嗽及支气管痉挛。不宜与红霉素、四环素、氨茶碱合用。气雾剂:0.2 g/1 mL。溶液剂:10%水溶液。

第二节　镇咳药

咳嗽是呼吸道受到刺激时所产生的一种保护性反射活动,即呼吸道感受器(化学感受器、机械感受器和牵张感受器)受到刺激时,神经冲动沿迷走神经传到咳嗽中枢,咳嗽中枢被兴奋后,其神经冲动又沿迷走神经和运动神经传到效应器(呼吸道平滑肌、呼吸肌和喉头肌),并引发咳嗽。

轻度咳嗽有利于排痰,一般不需用镇咳药。但严重的咳嗽,特别是剧烈无痰的干咳可影响患者休息与睡眠,甚至使病情加重或引起其他并发症。此时需在对因治疗的同时,加用镇咳药。由于可能引起痰液增稠和贮留,止咳药应避免用于慢性肺部感染,由于可能增加呼吸抑制的风险也应避免用于哮喘。

一般说来,药物抑制咳嗽反射的任一环节均可产生镇咳作用。目前常用的镇咳药按其作用部位可分为两大类。①中枢性镇咳药:此类药直接抑制延脑咳嗽中枢而产生镇咳作用,其中吗啡类生物碱及其衍生物如可待因、福尔可定、羟蒂巴酚等因具有成瘾性而又称为依赖性或成瘾性止咳药,此类药物往往还具有较强的呼吸抑制作用;而右美沙芬、喷托维林、氯哌司汀、普罗吗酯等,则属于非成瘾性或非依赖性中枢镇咳药,且在治疗剂量条件下对呼吸中枢的抑制作用不明显。中枢性镇咳药多用于无痰的干咳。②外周性(末梢性)镇咳药:凡抑制咳嗽反射弧中感受器、传入神经、传出神经以及效应器中任何一环节而止咳者,均属此类。如甘草流浸膏、糖浆可保护呼吸道黏膜;祛痰药可减少痰液对呼吸道的刺激而止咳;平喘药可缓解支气管痉挛而止咳;那可丁、苯佐那酯的局麻作用可麻醉呼吸道黏膜上的牵张感受器而发挥止咳作用等。有些药如苯丙哌林兼具中枢性及外周性镇咳作用。

一、可待因

(一)其他名称

甲基吗啡。

(二)性状

本品常用其磷酸盐,为白色细微的针状结晶性粉末。无臭,有风化性,水溶液显酸性反应。在水中易溶,在酒精中微溶,在三氯甲烷或乙醚中极微溶解。

(三)药理学

本品能直接抑制延脑的咳嗽中枢,止咳作用迅速而强大,其作用强度约为吗啡的1/4。也有镇痛作用,为吗啡的1/12~1/7,但强于一般解热镇痛药。其镇静、呼吸抑制、便秘、耐受性及成瘾性等作用均较吗啡弱。

口服吸收快而完全,其生物利用度为40%~70%。一次口服后,约1小时血药浓度达高峰,$t_{1/2}$为3~4小时。易于透过血-脑屏障及胎盘屏障,主要在肝脏与葡萄糖醛酸结合,约15%经脱甲基变为吗啡。其代谢产物主要经尿排泄。

(四)适应证

(1)各种原因引起的剧烈干咳和刺激性咳嗽,尤适用于伴有胸痛的剧烈干咳。由于本品能抑制呼吸道腺体分泌和纤毛运动,故对有少量痰液的剧烈咳嗽,应与祛痰药并用。

(2)可用于中等度疼痛的镇痛。

(3)局部麻醉或全身麻醉时的辅助用药,具有镇静作用。

(五)用法和用量

(1)成年人。①常用量:口服或皮下注射,一次15~30 mg,每日30~90 mg。缓释片剂一次1片(45 mg),每日2次。②极量:一次100 mg,每日250 mg。

(2)儿童:镇痛,口服,每次0.5~1 mg/kg,每日3次,或每日3 mg/kg;镇咳,为镇痛剂量的1/3~1/2。

(六)不良反应

一次口服剂量超过 60 mg 时,一些患者可出现兴奋、烦躁不安、瞳孔缩小、呼吸抑制、低血压、心率过缓。小儿过量服用可致惊厥,可用纳洛酮对抗。亦可见恶心、呕吐、便秘及眩晕。

(七)禁忌证

多痰患者禁用,以防因抑制咳嗽反射,使大量痰液阻塞呼吸道,继发感染而加重病情。

(八)注意

(1)长期应用亦可产生耐受性、成瘾性。

(2)妊娠期妇女应用本品可透过胎盘屏障使胎儿成瘾,引起新生儿戒断症状,如腹泻、呕吐、打哈欠、过度啼哭等。分娩期应用可致新生儿呼吸抑制。

(3)缓释片必须整片吞服,不可嚼碎或掰开。

(九)药物相互作用

(1)本品与抗胆碱药合用时,可加重便秘或尿潴留的不良反应。

(2)本品与美沙酮或其他吗啡类中枢抑制药合用时,可加重中枢性呼吸抑制作用。

(3)本品与肌肉松弛药合用时,呼吸抑制更为显著。

(4)本品抑制齐多夫定代谢,避免两者合用。

(5)本品与甲喹酮合用,可增强本品的镇咳和镇痛作用。

(6)本品可增强解热镇痛药的镇痛作用。

(7)本品与巴比妥类药物合用,可加重中枢抑制作用。

(8)本品与西咪替丁合用,可诱发精神错乱,定向力障碍及呼吸急促。

(十)制剂

普通片剂:每片 15 mg;30 mg。缓释片剂:每片 45 mg。注射液:每支 15 mg(1 mL);30 mg(1 mL)。糖浆剂:0.5%,10 mL,100 mL。

含有可待因的复方制剂。①可愈糖浆:每 10 mL 中含磷酸可待因 20 mg,愈创木酚甘油醚 200 mg。②菲迪克止咳糖浆:每 5 mL 含磷酸可待因 5 mg,盐酸麻黄碱(或右旋麻黄碱)7 mg,愈创木酚磺酸钾70 mg,盐酸曲普利啶 0.7 mg。③联邦止咳露糖浆:每 5 mL 溶液中含磷酸可待因 5 mg,盐酸麻黄碱4 mg,氯苯那敏 1 mg,氯化铵 110 mg。④联邦小儿止咳露:每 5 mL 溶液中含磷酸可待因 5 mg,盐酸异丙嗪5 mg,盐酸麻黄碱 4 mg,愈创木酚磺酸钾 50 mg。

二、福尔可定

(一)其他名称

吗啉吗啡,福可定,吗啉乙基吗啡。

(二)性状

本品为白色或类白色的结晶性粉末;无臭,味苦;水溶液显碱性反应。在酒精、丙酮或三氯甲烷中易溶解,在水中略溶解,在乙醚中微溶解,在稀盐酸中溶解。

(三)药理学

本品与磷酸可待因相似,具有中枢性镇咳作用,也有镇静和镇痛作用,但成瘾性较磷酸可待因弱。

(四)适应证

本品用于剧烈干咳和中等度疼痛。

(五)不良反应

偶见恶心、嗜睡等。可致依赖性。

(六)禁忌证

禁用于痰多者。

(七)用法和用量

口服：常用量，一次 5～10 mg，每日 3～4 次；极量，每日 60 mg。

(八)注意

新生儿和儿童易于耐受此药，不致引起便秘和消化紊乱。

(九)制剂

片剂：每片 5 mg；10 mg；15 mg；30 mg。

(十)贮法

本品有引湿性，遇光易变质。应密封，在干燥处避光保存。

复方福尔可定口服溶液：每 1 mL 含福尔可定 1 mg，盐酸苯丙烯啶 0.12 mg，盐酸伪麻黄碱 3 mg，愈创木酚甘油醚 10 mg，海葱流浸液 0.001 mL，远志流浸液 0.001 mL。

复方福尔可定口服液：每支 10 mL 含福尔可定 10 mg，盐酸伪麻黄碱 30 mg，马来酸氯苯那敏 4 mg。

三、喷托维林

(一)其他名称

维静宁，咳必清，托可拉斯。

(二)性状

本品常用其枸橼酸盐，为白色或类白色的结晶性或颗粒性粉末；无臭，味苦。在水中易溶解，在酒精中溶解，在三氯甲烷中略溶解，在乙醚中几乎不溶解。熔点为 88～93 ℃。

(三)药理学

本品对咳嗽中枢有选择性抑制作用，尚有轻度的阿托品样作用和局麻作用，大剂量对支气管平滑肌有解痉作用，故其兼有中枢性和末梢性镇咳作用。其镇咳作用的强度约为可待因的 1/3。但无成瘾性。一次给药作用可持续时间为 4～6 小时。

(四)适应证

用于上呼吸道感染引起的无痰干咳和百日咳等，对小儿疗效优于成年人。

(五)用法和用量

口服，成年人，每次用量为 25 mg，每日 3～4 次。

(六)不良反应

本品偶有轻度头晕、口干、恶心、腹胀、便秘等不良反应，乃其阿托品样作用所致。

(七)注意

(1)青光眼及心功能不全伴有肺淤血的患者慎用。

(2)痰多者宜与祛痰药合用。

(八)制剂

片剂:每片 25 mg。滴丸:每丸 25 mg。冲剂:每袋 10 g。糖浆剂:0.145%;0.2%;0.25%。

喷托维林氯化铵糖浆:每 100 mL 内含喷托维林 0.2 g,氯化铵 3 g(含 25 mg 喷托维林)。口服,一次10 mL,每日 3 或 4 次。

喷托维林愈创甘油醚片:含枸橼酸喷托维林 25 mg,愈创甘油醚 0.15 g。口服,一次 1 片,每日 3 次。

四、氯哌斯汀

(一)其他名称

氯哌啶,氯苯息定,咳平,咳安宁。

(二)性状

为白色或类白色结晶性粉末,无臭,味苦有麻木感。在水中易溶解。熔点为 145～156 ℃。

(三)药理学

本品为非成瘾性中枢性镇咳药,主要抑制咳嗽中枢,还具有 H_1 受体拮抗作用,能轻度缓解支气管平滑肌痉挛及支气管黏膜充血、水肿,这亦有助于其镇咳作用。本品镇咳作用较可待因弱,但无耐受性及成瘾性。服药后 20～30 分钟生效,作用可维持时间为 3～4 小时。

(四)适应证

用于急性上呼吸道炎症、慢性支气管炎、肺结核及肺癌所致的频繁咳嗽。

(五)不良反应

偶有轻度口干、嗜睡等不良反应。

(六)用法和用量

口服:成年人,每次用量为 10～30 mg,每日 3 次;儿童,每次用量为 0.5～1 mg/kg,每日 3 次。

(七)制剂

片剂:每片 5 mg;10 mg。

(八)贮法

遮光密封保存。

五、苯丙哌林

(一)其他名称

咳快好,咳哌宁,二苯哌丙烷,咳福乐。

(二)性状

本品常用其磷酸盐,为白色或类白色粉末;微带特臭,味苦。在水中易溶解,在酒精、三氯甲烷或苯中略溶解,在乙醚或丙酮中不溶解。熔点为 148～153 ℃。

(三)药理学

本品为非麻醉性镇咳剂,具有较强镇咳作用。药理研究结果证明,狗口服或静脉注射本品 2 mg/kg 可完全抑制多种刺激引起的咳嗽,其作用较可待因强 2～4 倍。本品除抑制咳嗽中枢外,尚可阻断肺－胸膜的牵张感受器产生的肺－迷走神经反射,并具有罂粟碱样平滑肌解痉作用,故其镇咳作用兼具中枢性和末梢性双重机制。

本品口服易吸收,服后 15～20 分钟即生效,镇咳作用可持续 4～7 小时。本品不抑制呼吸,不引起胆道及十二指肠痉挛或收缩,不引起便秘,未发现耐受性及成瘾性。

(四)适应证

本品用于治疗急性支气管炎及各种原因如感染、吸烟、刺激物、过敏等引起的咳嗽,对刺激性干咳效果佳。有报道本品的镇咳疗效优于磷酸可待因。

(五)不良反应

偶见口干、胃部烧灼感、食欲缺乏、乏力、头晕和药疹等不良反应。

(六)用法和用量

成年人,口服,一次 20～40 mg,每日 3 次;缓释片一次 1 片,每日 2 次。儿童用量酌减。

(七)禁忌证

对本品过敏者禁用。

(八)注意

(1)服用时需整片吞服,切勿嚼碎,以免引起口腔麻木。

(2)妊娠期妇女应在医师指导下应用。

(九)制剂

片(胶囊)剂:每片(粒)20 mg。泡腾片:每片 20 mg。缓释片剂:每片 40 mg。口服液:10 mg/10 mL;20 mg/10 mL。冲剂:每袋 20 mg。

(十)贮法

密闭、避光保存。

六、二氧丙嗪

(一)其他名称

双氧异丙嗪,克咳敏。

(二)性状

本品其盐酸盐为白色至微黄色粉末或结晶性粉末;无臭,味苦。在水中溶解,在酒精中极微溶解。

(三)药理学

本品具有较强的镇咳作用,并具有抗组胺、解除平滑肌痉挛、抗炎和局部麻醉作用,还可增加免疫功能,尤其是细胞免疫。

(四)适应证

本品用于治疗慢性支气管炎,镇咳疗效显著。双盲法对照试验指出,本品 10 mg 的镇咳作用约与可待因 15 mg 相当。多于服药后 30～60 分钟显效,作用持续 4～6 小时或更长。尚可用于过敏性哮喘、荨麻疹、皮肤瘙痒症等。未见耐药性与成瘾性。

(五)用法和用量

口服。常用量:每次用量为 5 mg,每日 2 次或 3 次;极量:一次 10 mg,每日 30 mg。

(六)不良反应

常见困倦、乏力等不良反应。

(七)禁忌证

高空作业及驾驶车辆、操纵机器者禁用。

(八)注意

(1)治疗量与中毒量接近,不得超过极量。

(2)癫痫、肝功能不全者慎用。

(九)制剂

片剂:每片 5 mg。颗粒剂:每袋 3 g(含 1.5 mg 二氧丙嗪)。复方二氧丙嗪茶碱片:每片含盐酸二氧丙嗪 5 mg,茶碱 55 mg,盐酸克仑特罗 15 μg。

七、右美沙芬

(一)其他名称

美沙芬,右甲吗喃。

(二)性状

本品氢溴酸盐为白色或类白色结晶性粉末,无味或微苦,溶于水、酒精,不溶于乙醚。熔点为 125 ℃左右。

(三)药理学

本品为吗啡类左吗喃甲基醚的右旋异构体,通过抑制延髓咳嗽中枢而发挥中枢性镇咳作用。其镇咳强度与可待因相等或略强。无镇痛作用,长期应用未见耐受性和成瘾性。治疗剂量不抑制呼吸。

口服吸收好,15～30 分钟起效,作用可维持 3～6 小时。血浆中原形药物浓度很低。其主要活性代谢产物 3－甲氧吗啡烷在血浆中浓度高,$t_{1/2}$ 为 5 小时。

(四)适应证

用于干咳,适用于感冒、急性或慢性支气管炎、支气管哮喘、咽喉炎、肺结核以及其他上呼吸道感染时的咳嗽。

(五)用法和用量

口服,成年人,每次 10～30 mg,每日 3 次。每日最大剂量为 120 mg。

(六)不良反应

患者偶有头晕、轻度嗜睡、口干、便秘等不良反应。

(七)禁忌证

妊娠 3 个月内妇女及有精神病史者禁用。

(八)注意

妊娠期妇女及痰多患者慎用。

(九)药物相互作用

(1)本品与奎尼丁、胺碘酮合用,可增高本品的血药浓度,出现中毒反应。

(2)本品与氟西汀、帕罗西汀合用,可加重本品的不良反应。

(3)本品与单胺氧化酶抑制剂并用时,可致高烧、昏迷等症状。

(4)本品与其他中枢抑制药合用可增强本品的中枢抑制作用。

(5)酒精可增强本品的中枢抑制作用。

（十）制剂

普通片剂：每片 10 mg；15 mg。分散片：每片 15 mg。缓释片：每片 15 mg；30 mg。胶囊剂：每粒 15 mg。颗粒剂：每袋 7.5 mg；15 mg。糖浆剂：每瓶 15 mg（20 mL）；150 mg（100 mL）。注射剂：每支 5 mg。

复方美沙芬片：每片含对乙酰氨基酚 0.5 g、氢溴酸右美沙芬 15 mg、盐酸苯丙醇胺 12.5 mg、氯苯那敏 2 mg。用于流行性感冒、普通感冒及上呼吸道感染，可减轻发热、咳嗽、咽痛、头痛、周身痛、流涕、打喷嚏、眼部发痒、流泪、鼻塞等症状。口服，每次 1～2 片，每日 3～4 次。12 岁以下儿童遵医嘱服。主要不良反应为嗜睡，偶有头晕、口干、胃不适及一过性转氨酶（ALT）升高。肝病患者慎用。

复方氢溴酸右美沙芬糖浆：每 10 mL 内含氢溴酸右美沙芬 30 mg，愈创木酚甘油醚 0.2 g。

（十一）贮法

遮光密闭保存。

八、福米诺苯

（一）其他名称

胺酰苯吗啉。

（二）性状

本品为白色或类白色粉末，无臭，味苦，具强烈刺激味。在酸中易溶，在酒精中略溶，在三氯甲烷中微溶，在水中极微溶解。熔点为 206～208 ℃（熔融时分解）。

（三）药理学

本品镇咳特点是抑制咳嗽中枢的同时，具有呼吸中枢兴奋作用。其镇咳作用与可待因接近。呼吸道阻塞和呼吸功能不全者使用本品后，可改善换气功能，使动脉氧分压升高，二氧化碳分压降低。

（四）适应证

本品用于各种原因引起的慢性咳嗽及呼吸困难。用于小儿顽固性百日咳，较二氢可待因奏效快，且无成瘾性。在某些病例中，本品还能促进支气管的分泌，降低痰液的黏滞性，有利于咳痰。

（五）用法和用量

口服，每次 80～160 mg，每日 2～3 次。静脉注射，40～80 mg，加入 25% 葡萄糖溶液中缓慢注入。

（六）注意

大剂量时可致血压降低。

（七）制剂

片剂：每片 80 mg。注射剂：每支 40 mg（1 mL）。

九、苯佐那酯

（一）其他名称

退嗽，退嗽露。

（二）性状

本品为淡黄色黏稠液体,可溶于冷水,但不溶于热水。能溶于大多数有机溶剂内。

（三）药理学

本品化学结构与丁卡因相似,故具有较强的局部麻醉作用。吸收后分布于呼吸道,对肺脏的牵张感受器及感觉神经末梢有明显的抑制作用,抑制肺—迷走神经反射,从而阻断咳嗽反射的传入冲动,产生镇咳作用。本品镇咳作用强度略低于可待因,但不抑制呼吸,支气管哮喘患者用药后,反能使呼吸加深加快,每分通气量增加。口服后 10～20 分钟开始产生作用,持续 2～8 小时。

（四）适应证

本品用于急性支气管炎、支气管哮喘、肺炎、肺癌所引起的刺激性干咳、阵咳等,也可用于支气管镜、喉镜或支气管造影前预防咳嗽。

（五）用法和用量

口服,每次 50～100 mg,每日 3 次。

（六）不良反应

本品有时可引起嗜睡、恶心、眩晕、胸部紧迫感和麻木感、皮疹等不良反应。

（七）禁忌证

多痰患者禁用。

（八）注意

服用本品时勿嚼碎,以免引起口腔麻木。

（九）制剂

糖衣丸或胶囊剂:每粒 25 mg;50 mg;100 mg。

十、那可丁

（一）其他名称

noscapine。

（二）性状

本品为白色结晶性粉末或有光泽的棱柱状结晶,无臭。常用其盐酸盐。在三氯甲烷中易溶,苯中略溶,酒精或乙醚中微溶,在水中几乎不溶。熔点为 174～177 ℃。

（三）药理学

本品通过抑制肺牵张反射、解除支气管平滑肌痉挛,而产生外周性镇咳作用。尚具有呼吸中枢兴奋作用。无成瘾性。

（四）适应证

本品用于阵发性咳嗽。

（五）用法和用量

口服,每次 15～30 mg,每日 2～3 次,患者剧咳可用至每次 60 mg。

（六）不良反应

本品偶有恶心、头痛、嗜睡等反应。

（七）注意

大剂量使用可引起支气管痉挛。不宜用于多痰患者。

（八）制剂

片剂：每片 10 mg；15 mg。糖浆剂：每瓶 100 mL。

阿斯美胶囊（强力安喘通胶囊）：每粒胶囊含那可丁 7 mg，盐酸甲氧那明 12.5 mg，氨茶碱 25 mg，氯苯那敏 2 mg。口服，成年人，一次 2 粒，每日 3 次；15 岁以下儿童减半。

十一、左丙氧芬

左旋扑嗽芬，挪尔外，novrad。

本品为非成瘾性中枢镇咳药，其作用约为可待因的 1/5，无镇痛和抑制呼吸作用。每次服用 50～100 mg，每日 3 次。偶有头痛、头晕、恶心等反应。片剂（胶囊）：50 mg。

十二、布他米酯

咳息定，sinecod。

本品为中枢性镇咳药，镇咳效力强于可待因，适用于各种原因所致干咳。每次服 10 mg，每日 3 次。偶有恶心、腹泻等反应。片剂：10 mg。

十三、地美索酯

咳散，咳舒，咳吩嗪，咳舒平，cothera。

本品镇咳作用比可待因弱，兼有局麻及微弱的解痉作用，无成瘾性。口服 5～10 分钟即起效，维持 3～7 小时。对急性呼吸道炎症引起的咳嗽效果较好，亦可用于支气管镜检查时的剧咳。

每次服 25～50 mg，每日 3 次。有头晕、唇麻、嗜睡等不良反应；不宜用于多痰患者；肝功能减退者慎用。片剂：25 mg。

十四、替培啶

本品又叫安嗽灵，必嗽定，双噻哌啶，阿斯维林，压嗽灵。

本品有较强的镇咳作用，同时也有祛痰作用，能促进支气管分泌及气管纤毛的运动而使痰液变稀并易于咳出。适用于急慢性支气管炎引起的咳嗽。每次服 30 mg（枸橼酸盐），每日 3 次。偶有头晕、胃不适、嗜睡、瘙痒等反应。片剂：15 mg；30mg。

十五、依普拉酮

本品又叫双苯丙哌酮，易咳嗪，咳净酮。

本品兼具中枢性和末梢性镇咳作用。其等效镇咳剂量约为可待因的 2 倍。尚具镇静作用、局麻作用、抗组胺和抗胆碱作用。此外，尚有较强的黏痰溶解作用。用于急慢性支气管炎、肺炎、肺结核等症。每次服 40～80 mg，每日 3 次或 4 次。偶有头晕、口干、恶心、胃不适等不良反应。片剂：40 mg。

十六、地布酸钠

本品又叫咳宁，双丁奈磺钠。

本品除抑制咳嗽中枢外，本品还能抑制咳嗽冲动的传入途径，并有一定的祛痰作用，无成瘾性。适用于上呼吸道感染引起的咳嗽。每次 30～100 mg，每日 3 次，餐后及睡前服，必要时可增至每日 6 次，最大剂量可用至每日 1～2 g。大剂量能引起呕吐、腹泻、食欲缺乏等症状。

片剂:30 mg。

十七、氯苯达诺

本品又叫敌退咳,氯苯胺丙醇。

本品除有中枢性镇咳作用外,还有抗组胺作用和阿托品样作用,能减轻支气管痉挛和黏膜充血性水肿,无成瘾性。适用于呼吸道急性感染引起的干咳或阵咳,常与祛痰药合用。每次服25～50 mg,每日 3～4 次。小儿酌减。偶有荨麻疹、头晕、恶心等反应。不宜单独用于多痰的患者。片剂:25 mg。

十八、异米尼尔

本品又叫异丙苯戊腈,咳得平。

本品止咳作用主要通过抑制咳嗽中枢,其局麻作用和松弛支气管平滑肌作用亦与止咳作用有关。无成瘾性。用于各种原因引起的咳嗽。每次服 40 mg,每日 3 次。偶有恶心,食欲缺乏、便秘等胃肠道反应及药疹。片剂:20 mg;40 mg。

十九、羟蒂巴酚

本品又叫羟甲吗喃醇,羟甲吗啡。

本品成瘾性中枢性镇咳药,其镇咳有效量仅为可待因的 1/10,作用迅速而持久,口服作用可持续 6～8 小时,皮下注射作用可持续 4～8 小时。其成瘾性、抑制呼吸等不良反应较可待因弱。对急慢性支气管炎、肺结核、肺癌引起的咳嗽有效,尤适用于干咳。口服,每次服用 2 mg,每日 3 次。皮下或肌内注射,每次服用 2 mg,每日 2 次。偶有口干、食欲缺乏、恶心、呕吐、便秘、眩晕、嗜睡、头痛等不良反应。片剂:2 mg。注射剂:2 mg。

二十、普诺地嗪

本品又叫哌乙唑。

本品为末梢性镇咳药,镇咳作用可能与其局麻作用和解除支气管平滑肌痉挛作用有关。用于上呼吸道感染、慢性支气管炎、支气管肺炎、哮喘及肺气肿所致咳嗽。也可与阿托品并用于气管镜检查。成年人每次 100 mg,儿童每次 25～50 mg,每日 3 次。服用时不可嚼碎,以免引起口腔黏膜麻木感。片剂:25 mg;100 mg。

二十一、普罗吗酯

本品又叫咳必定,咳吗宁。

本品为非成瘾性中枢性镇咳药,其镇咳作用强度较可待因弱。本品尚能缓解气管平滑肌痉挛,并有一定的镇静作用。用于治疗各种原因引起的咳嗽,对轻、中度咳嗽的疗效较重度者为好。口服,每次服用200～250 mg,每日 3 次。偶有口干,恶心,胃部不适。片剂:250 mg。胶囊剂:200 mg。

二十二、奥昔拉定

本品又叫咳乃定,压咳定,neobex,pectamol,silopentol,pectamon。

本品非成瘾性中枢性镇咳药,能选择性地抑制咳嗽中枢,而对呼吸中枢无抑制作用。尚有表面麻醉作用和罂粟碱样解痉作用。可用于各种原因引起的咳嗽,其镇咳疗效不如可待因。口服,每次 10～20 mg,每日 4 次。可引起恶心、嗜睡、头晕等不良反应,心功能不全及肺淤血患者慎用。片剂 10 mg;20 mg。

二十三、左羟丙哌嗪

本品为新型外周性镇咳药,兼有抗过敏和抑制支气管收缩作用,中枢及心血管不良反应较羟丙哌嗪少。用于各种原因所致咳嗽。口服,每次 60 mg,每日 3 次。胶囊:60 mg。

二十四、齐培丙醇

镇咳嗪,双苯哌丙醇,mirsol,respilene。

本品为非麻醉性中枢性镇咳药,其镇咳作用不及可待因,但优于喷托维林。尚有局麻作用和松弛支气管平滑肌作用,并有较弱的抗胆碱、抗组胺作用。本品在体外尚有黏痰溶解作用。用于各种原因引起的咳嗽。口服,每次 75 mg,每日 3 次。片剂:75 mg。

第三节　平喘药

喘息是呼吸系统疾病的常见症状之一,尤多见于支气管哮喘和喘息性支气管炎,是支气管平滑肌痉挛和支气管黏膜炎症引起的分泌物增加和黏膜水肿所致的小气道阻塞的结果。

哮喘的发病机制包括遗传和环境因素,多数人的哮喘发作包括两个时相,即速发相和迟发相。速发相多与 I 型(速发型)变态反应有关。哮喘患者接触抗原后,体内产生抗体免疫球蛋白 E(IgE),并结合于肥大细胞表面,使肥大细胞致敏。再次吸入抗原后,抗原与致敏肥大细胞表面的抗体结合,使肥大细胞裂解脱颗粒,释放变态反应介质如组胺、白三烯 C_4 和 D_4(LTC_4 和 LTD_4)、前列腺素 D_2(PGD_2)、嗜酸性细胞趋化因子 A(ECF−A)等。这些介质引起血管通透性增加,黏膜下多种炎性细胞如巨噬细胞、嗜酸性粒细胞和多形核粒细胞浸润,刺激支气管平滑肌痉挛,气道黏膜水肿、黏液分泌增加,从而导致气道狭窄、阻塞,甚至气道构形重建。哮喘的迟发相反应可在夜间出现,是继发于速发相的进展性炎症反应,主要是患者支气管黏膜的 Th_2 细胞活化,生成 Th_2 型细胞因子,进一步吸引其他炎症细胞如嗜酸性粒细胞到黏膜表面。迟发相的炎症介质有半胱氨酰白三烯,白介素 IL−3、IL−5 和 IL−8,毒性蛋白,嗜酸性粒细胞阳离子蛋白,主要碱性蛋白以及嗜酸性粒细胞衍生的神经毒素。这些介质在迟发相反应中起重要作用,毒性蛋白引起上皮细胞的损伤和缺失。此外,腺苷、诱导型 NO 和神经肽也可能涉及迟发相反应。

当支气管黏膜炎症时,中性粒细胞、嗜酸性粒细胞及肥大细胞释放的溶酶体酶、炎性细胞因子产生的活性氧自由基等可损伤支气管上皮细胞,分布在黏膜的感觉传入神经纤维暴露,并使气管上皮舒张因子(EpDRF)生成减少,遇冷空气、灰尘及致敏原刺激时,感觉传入神经通过轴索反射,释放出 P 物质、神经激肽 A(neurokinin A)和降钙素基因相关肽(CGRP),引起气道高反应性(bronchial 小时 yperresponsi veness,BHR),则更易诱发和加重喘息。

对哮喘发病机制的解释尚有受体学说,即认为喘息发作时 β 受体功能低下,这可能与哮喘患者血清中存在 $β_2$ 受体的自身抗体,并因此导致肺中 $β_2$ 受体密度降低有关。由于在肺中 $β_2$ 受体密度降低的同时,还发现 α 受体密度增加,故亦有哮喘发病时的 α 受体功能亢进学说。根据哮喘患者的呼吸道对乙酰胆碱具有高反应性,还提出了哮喘发病的 M 胆碱受体功能亢进学说。

平喘药是指能作用于哮喘发病的不同环节,以缓解或预防哮喘发作的药物。常用平喘药可分为以下六类。①β肾上腺素受体激动剂。② M 胆碱受体拮抗剂。③黄嘌呤类药物。④过敏介质阻释剂。⑤肾上腺糖皮质激素类。⑥抗白三烯类药物。近年来的发展趋势是将上述几类药物制成吸入型制剂,或配伍制成复方制剂,以增强呼吸道局部疗效并减少全身用药的不良反应。

一、β肾上腺素受体激动剂

(一)麻黄碱

麻黄碱是从中药麻黄中提取的生物碱,可人工合成。

1.其他名称

麻黄素。

2.性状

本品常用其盐酸盐,为白色针状结晶或结晶性粉末;无臭,味苦。在水中易溶解,在酒精中溶解,在氯仿或乙醚中不溶解。熔点为 217~220 ℃。

3.药理学

可直接激动肾上腺素受体,也可通过促使肾上腺素能神经末梢释放去甲肾上腺素而间接激动肾上腺素受体,对 α 和 β 受体均有激动作用。①心血管系统:使皮肤、黏膜和内脏血管收缩,血流量减少;冠脉和脑血管扩张,血流量增加。用药后血压升高,脉压加大。使心收缩力增强,心排出量增加。由于血压升高反射性地兴奋迷走神经,故心率不变或稍慢。②支气管:松弛支气管平滑肌;其 α 效应尚可使支气管黏膜血管收缩,减轻充血水肿,有利于改善小气道阻塞。但长期应用反致黏膜血管过度收缩,毛细血管压增加,充血水肿反加重。此外,α 效应尚可加重支气管平滑肌痉挛。③中枢神经系统:兴奋大脑皮层和皮层下中枢,产生精神兴奋、失眠、不安和震颤等。

口服后易自肠吸收,可通过血脑屏障进入脑脊液。V_d 为 3~4L/kg,吸收后仅少量脱胺氧化,79%以原形经尿排泄。作用较肾上腺素弱而持久,$t_{1/2}$ 为 3~4 小时。

4.适应证

(1)预防支气管哮喘发作和缓解轻度哮喘发作,对急性重度哮喘发作效不佳。

(2)用于蛛网膜下隙麻醉或硬膜外麻醉引起的低血压及慢性低血压症。

(3)治疗各种原因引起的鼻黏膜充血、肿胀引起的鼻塞。

5.用法和用量

(1)支气管哮喘。①口服:成年人,常用量为一次 15~30 mg,每日服用 45~90 mg;极量为一次服用60 mg,每日服用150 mg。②皮下或肌内注射:成年人,常用量为一次 15~30 mg,每日 45~60 mg;极量为一次 60 mg,每日服用 150 mg。

(2)蛛网膜下隙麻醉或硬膜外麻醉时维持血压:麻醉前皮下或肌内注射 20~50 mg。慢性低血压症,每次口服 20~50 mg,每日 2 次或 3 次。

(3)解除鼻黏膜充血、水肿:以 0.5%~1%溶液滴鼻。

6.不良反应

大量长期使用本品可引起震颤、焦虑、失眠、头痛、心悸、发热感、出汗等不良反应。晚间服用时,常加服镇静催眠药如苯巴比妥以防失眠。

7.禁忌证

甲状腺功能亢进症、高血压、动脉硬化、心绞痛等患者禁用。

8.注意

短期反复使用可致快速耐受现象,作用减弱,停药数小时可恢复。

9.药物相互作用

(1)麻黄碱与巴比妥类、苯海拉明、氨茶碱合用,通过后者的中枢抑制、抗过敏、抗胆碱、解除支气管痉挛及减少腺体分泌作用。

(2)忌与优降宁等单胺氧化酶抑制剂合用,以免引起血压过高。

10.制剂

片剂:每片 15 mg;25 mg;30 mg。注射液:每支 30 mg(1 mL);50 mg(1 mL)。滴鼻剂: 0.5%(小儿);1%(成年人);2%(检查、手术或止血时用)。

(二)异丙肾上腺素

1.其他名称

喘息定,治喘灵。

2.性状

本品常用其盐酸盐,为白色或类白色结晶性粉末;无臭,味微苦,遇光和空气渐变色,在碱性溶液中更易变色。在水中易溶解,在酒精中略溶解,在三氯甲烷或乙醚中不溶解。熔点为 165～170 ℃。

3.药理学

本品为非选择性肾上腺素 β 受体激动剂,对 β_1 和 β_2 受体均有强大的激动作用,对 α 受体几乎无作用。主要作用如下。①作用于心脏 β_1 受体,使心收缩力增强,心率加快,传导加速,心排血量和心肌耗氧量增加。②作用于血管平滑肌 β_2 受体,使骨骼肌血管明显舒张,肾、肠系膜血管及冠状动脉亦不同程度舒张,血管总外周阻力降低。其心血管作用导致收缩压升高,舒张压降低,脉压变大。③作用于支气管平滑肌 β_2 受体,使支气管平滑肌松弛。④促进糖原和脂肪分解,增加组织耗氧量。

本品口服无效。临床多采用气雾吸入给药,亦可舌下含服,在 2～5 分钟内经舌下静脉丛吸收而迅速奏效。其生物利用度为 80%～100%。有效血浓度为 0.5～2.5 mg/mL,V_d 为 0.7 L/kg。在肝脏与硫酸结合,在其他组织被儿茶酚氧位甲基转移酶甲基化代谢灭活。静脉给药后,尿中排泄原形药物和甲基化代谢产物各占 50%。气雾吸入后,尿中排泄物全部为甲基化代谢产物。

4.适应证

(1)支气管哮喘:适用于控制哮喘急性发作,常气雾吸入给药,作用快而强,但持续时间短。

(2)心搏骤停:治疗各种原因如溺水、电击、手术意外和药物中毒等引起的心搏骤停。必要时可与肾上腺素和去甲肾上腺素配伍使用。

(3)房室传导阻滞。

(4)抗休克:心源性休克和感染性休克。对中心静脉压高、心排出量低者,应在补足血容量的基础上再用本品。

5.用法和用量

(1)支气管哮喘：舌下含服，成年人常用量，一次服用 10～15 mg，每日 3 次；极量，一次服用 20 mg，每日服用 60 mg。气雾剂吸入，常用量，一次 0.1～0.4 mg；极量，一次 0.4 mg，每日 2.4 mg。重复使用的间隔时间不应少于2小时。

(2)心搏骤停：心腔内注射 0.5～1 mg。

(3)房室传导阻滞：Ⅱ度者采用舌下含片，每次 10 mg，每 4 小时 1 次；Ⅲ度者如心率低于 40 次/分时，可用 0.5～1 mg 溶于 5％葡萄糖溶液 200～300 mL 缓慢静脉滴注。

(4)抗休克：以 0.5～1 mg 加于 5％葡萄糖溶液 200 mL 中，静脉滴注，滴速 0.5～2 μg/min，根据心率调整滴速，使收缩压维持在 12 kPa(90 mmHg)，脉压在 2.7 kPa(20 mmHg) 以上，心率 120 次/分以下。

6.不良反应

(1)常见心悸、头痛、头晕、喉干、恶心、软弱无力及出汗等不良反应。

(2)在已有明显缺氧的哮喘患者，用量过大，易致心肌耗氧量增加，易致心律失常，甚至可致室性心动过速及心室颤动。成年人心率超过 120 次/分，小儿心率超过 140～160 次/分时，应慎用。

7.禁忌证

冠心病、心绞痛、心肌梗死、嗜铬细胞瘤及甲状腺功能亢进患者禁用。

8.注意

(1)舌下含服本品时，宜将药片嚼碎；含于舌下，否则达不到速效。

(2)过多、反复应用气雾剂可产生耐受性，此时，不仅 β 受体激动剂之间有交叉耐受性，而且对内源性肾上腺素能递质也产生耐受性，使支气管痉挛加重，疗效降低，甚至增加死亡率。故应限制吸入次数和吸入量。

9.药物相互作用

(1)本药与其他拟肾上腺素药有相加作用，但不良反应也增多。

(2)本药与普萘洛尔合用时，可拮抗本品的作用。

(3)三环类抗抑郁药可能增强本药的作用。

(4)三环类抗抑郁药丙咪嗪、丙卡巴肼合用可增加本品的不良反应。

(5)本药与洋地黄类药物合用，可加剧心动过速。

(6)钾盐引起血钾增高，增强本药对心肌的兴奋作用，易致心律失常，禁止合用。

(7)本药与茶碱合用可降低茶碱的血药浓度。

10.制剂

气雾剂：浓度为 0.25％，每瓶可喷吸 200 次左右，每揿约 0.175 mg。注射液：每支 1 mg(2 mL)。复方盐酸异丙肾上腺素气雾剂(愈喘气雾剂)：每瓶含盐酸异丙肾上腺素 56 mg 和愈创甘油醚 70 mg，按盐酸异丙肾上腺素计算，每次喷雾吸入量为 0.1～0.4 mg，每次极量为 0.4 mg，每日为2.4 mg。

(三)沙丁胺醇

1.其他名称

舒喘灵，索布氨，阿布叔醇，羟甲叔丁肾上腺素，柳丁氨醇，嗽必妥，万托林，爱纳灵。

2.性状

常用其硫酸盐。为白色或类白色的粉末；无臭，味微苦。在水中易溶解，在酒精中极微溶解，在乙醚或三氯甲烷中几乎不溶解。

3.药理学

本品为选择性 β_2 受体激动剂，能选择性激动支气管平滑肌的 β_2 受体，有较强的支气管扩张作用。于哮喘患者，其支气管扩张作用比异丙肾上腺素强约 10 倍。抑制肥大细胞等致敏细胞释放变态反应介质亦与其支气管平滑肌解痉作用有关。对心脏的 β_1 受体的激动作用较弱，故其增加心率作用仅及异丙肾上腺素的 1/10。

因不易被消化道的硫酸酯酶和组织中的儿茶酚氧位甲基转移酶破坏，故本品口服有效，作用持续时间较长。口服生物利用度为 30%，服用后 15～30 分钟生效，2～4 小时作用达高峰，持续时间为 6 小时以上。气雾吸入的生物利用度为 10%，吸入后 1～5 分钟生效，1 小时作用达高峰，可持续 4～6 小时，维持时间亦为同等剂量异丙肾上腺素的 3 倍。V_d 为 1 L/kg。大部在肠壁和肝脏代谢，进入循环的原形药物少于 20%。主要经肾排泄。

4.适应证

本品用于防治支气管哮喘，哮喘型支气管炎和肺气肿患者的支气管痉挛。制止发作多用气雾吸入，预防发作则可口服。

5.用法和用量

口服：成年人，每次 2～4 mg，每日 3 次。气雾吸入：每次 0.1～0.2 mg（即喷吸 1～2 次），必要时每 4 小时重复 1 次，但 24 小时内不宜超过 8 次，粉雾吸入，成年人每次吸入 0.4 mg，每日 3～4 次。静脉注射：一次 0.4 mg，用 5% 葡萄糖注射液 20 mL 或氯化钠注射液 2 mL 稀释后缓慢注射。静脉滴注：1 次用量为 0.4 mg，用 5% 葡萄糖注射液 100 mL 稀释后滴注。肌内注射：一次用量为 0.4 mg，必要时 4 小时可重复注射。

6.不良反应

偶见恶心、头痛、头晕、心悸、手指震颤等不良反应。剂量过大时，患者可见心动过速和血压波动。一般减量即恢复，严重时应停药。罕见肌肉痉挛，变态反应。

7.禁忌证

对本品及其他肾上腺素受体激动剂过敏者禁用。

8.注意

(1)心血管功能不全、高血压、糖尿病、甲状腺功能亢进患者及妊娠期妇女慎用。

(2)对氟利昂过敏者禁用本品气雾剂。

(3)长期用药亦可形成耐受性，不仅疗效降低，且可能使哮喘加重。

(4)本品缓释片不能咀嚼，应整片吞服。

9.药物相互作用

(1)本品与其他肾上腺素受体激动剂或茶碱类药物合用，其支气管扩张作用增强，但不良反应也可能加重。

(2)β 受体拮抗剂如普萘洛尔能拮抗本品的支气管扩张作用，故不宜合用。

(3)单胺氧化酶抑制剂、三环抗抑郁药、抗组胺药、左甲状腺素等可增加本品的不良反应。

(4)本品与甲基多巴合用时可致严重急性低血压反应。

(5)本品与洋地黄类药物合用,可增加洋地黄诱发心动过速的危险性。

(6)在产科手术中与氟烷合用,可加重宫缩无力,引起大出血。

10.制剂

片(胶囊)剂:每片(粒)0.5 mg;2 mg。缓释片(胶囊)剂:每粒 4 mg;8 mg。气雾剂:溶液型,药液浓度 0.2%(g/g),每瓶 28 mg,每揿 0.14 mg;混悬型,药液浓度 0.2%(g/g),每瓶 20 mg(200 揿),每揿0.1 mg。粉雾剂胶囊:每粒 0.2 mg;0.4 mg,用粉雾吸入器吸入。注射液:每支 0.4 mg(2 mL)。糖浆剂:4 mg(1 mL)。

(四)特布他林

1.其他名称

间羟叔丁肾上腺素,间羟舒喘灵,间羟舒喘宁,间羟嗽必妥,叔丁喘宁,博利康尼,喘康速。

2.性状

常用其硫酸盐,为白色或类白色结晶性粉末;无臭,或微有醋酸味;遇光后渐变色。熔点为 255 ℃。易溶于水,在甲醇或己醇中微溶解,在乙醚、丙酮或三氯甲烷中几乎不溶解。

3.药理学

本品为选择性 β_2 受体激动剂,其支气管扩张作用与沙丁胺醇相近。于哮喘患者,本品 2.5 mg 的平喘作用与 25 mg 麻黄碱相当。动物或人的离体实验证明,本品对心脏 β_1 受体的作用极小,其对心脏的兴奋作用比沙丁胺醇小 7~10 倍,仅及异丙肾上腺素的 1/100。但临床应用时,特别是大量或注射给药仍有明显心血管系统不良反应,这除与它直接激动心脏 β_1 受体有关外,尚与其激动血管平滑肌 β_2 受体,舒张血管,血流量增加,通过压力感受器反射地兴奋心脏有关。

口服生物利用度为 15%±6%,约 30 分钟出现平喘作用,有效血浆浓度为 3 μg/mL,血浆蛋白结合率为 25%。因不易被儿茶酚-氧位-甲基转移酶、单胺氧化酶或硫酸酯酶代谢,故作用持久。2~4 小时作用达高峰,可持续 4~7 小时。V_d 为(1.4±0.4)L/kg。皮下注射或气雾吸入后 5~15 分钟生效,0.5~1 小时作用达高峰,作用维持为 1.5~4 小时。

4.适应证

(1)用于支气管哮喘、哮喘型支气管炎和慢性阻塞性肺部疾患时的支气管痉挛。

(2)连续静脉滴注本品可激动子宫平滑肌 β_2 受体,抑制自发性子宫收缩和催产素引起的子宫收缩,预防早产。同样原理亦可用于胎儿窒息。

5.用法和用量

口服:成年人,每次 2.5~5 mg,每日 3 次,每日使用总量不超过 15 mg。静脉注射:一次 0.25 mg,如15~30 分钟无明显临床改善,可重复注射一次,但 4 小时中总量不能超过 0.5 mg。气雾吸入:成年人,每次 0.25~0.5 mg,每日 3~4 次。

6.不良反应

少数病例可见手指震颤、头痛、头晕、失眠、心悸及胃肠障碍,偶见血糖及血乳酸升高。口服 5 mg 时,手指震颤发生率为 20%~33%。故应以吸入给药为主,只在重症哮喘发作时才考虑静脉应用。

7.禁忌证

禁用于：①对本品及其他肾上腺素受体激动剂过敏者；②严重心功能损害者。

8.注意

高血压病、冠心病、糖尿病、甲状腺功能亢进、癫痫患者及妊娠期妇女慎用。

9.药物相互作用

(1)本品与其他肾上腺素受体激动药合用可使疗效增加，但不良反应也增多。

(2)β受体拮抗药如普萘洛尔、醋丁洛尔、阿替洛尔、美托洛尔等可拮抗本品的作用，使疗效降低，并可致严重的支气管痉挛。

(3)本品与茶碱类药合用，可增加松弛支气管平滑肌作用，但心悸等不良反应也增加。

(4)单胺氧化酶抑制药、三环抗抑郁药、抗组胺药、左甲状腺素等可增加本品的不良反应。

10.制剂

片剂：每片1.25 mg；2.5 mg；5 mg。胶囊：每粒1.25 mg；2.5 mg。注射剂：每支0.25 mg（1 mL）。气雾剂：每瓶50 mg（200喷）；100 mg（400喷），每喷0.25 mg。粉雾剂：0.5 mg（每吸）。

（五）氯丙那林

1.其他名称

氯喘通，氯喘，喘通，邻氯喘息定，邻氯异丙肾上腺素。

2.性状

临床常用其盐酸盐，为白色或类白色结晶性粉末；无臭，味苦。在水或酒精中易溶解，在三氯甲烷中溶解，在丙酮中微溶解，在乙醚中不溶解。熔点为165～169 ℃。

3.药理学

本品为选择性β₂受体激动剂，但其对β₂受体的选择性低于沙丁胺醇。有明显的支气管扩张作用，对心脏的兴奋作用较弱，仅为异丙肾上腺素的1/3。口服本品后15～30分钟生效，约1小时达最大效应，作用持续时间为4～6小时。气雾吸入5分钟左右即可见哮喘症状缓解。

4.适应证

本品用于支气管哮喘、哮喘型支气管炎、慢性支气管炎合并肺气肿，可止喘并改善肺功能。

5.用法和用量

口服，每次5～10 mg，每日3次。预防夜间发作可于睡前服用5～10 mg。气雾吸入，每次用量为6～10 mg。

6.不良反应

用药初1～3日，个别患者可见心悸、手指震颤、头痛及胃肠道反应。继续服药，多能自行消失。

7.禁忌证

对本品过敏者禁用。

8.注意

心律失常、高血压、肾功能不全、甲状腺功能亢进及老年患者慎用。

9.药物相互作用

(1)本品与茶碱类及抗胆碱能支气管扩张药合用,其支气管扩张作用增强,不良反应也增强。

(2)本品与其他肾上腺素 β_2 受体激动剂有相加作用,但不良反应(如手指震颤等)也增多。

(3)β 受体拮抗药如普萘洛尔可拮抗本品的作用。

(4)三环类抗抑郁药可能增强本品的作用。

10.制剂

片剂:每片 5 mg;10 mg。气雾剂:2%溶液。

复方氯喘通(复方氯丙那林)片:每片含盐酸氯丙那林 5 mg、盐酸溴己新 10 mg、盐酸去氯羟嗪 25 mg。用于祛痰、平喘、抗过敏,每次 1 片,每日 3 次。

(六)海索那林

六甲双喘定,息喘酚,哮平灵,己双肾上腺素,bronalin,delaprem,etoscol,leanol。

本品选择性 β_2 受体激动剂,平喘作用似异丙肾上腺素且持久。其心脏兴奋作用仅及异丙肾上腺素的1/10。用于支气管哮喘,尤适用于伴有高血压者。口服,每次 0.5～1 mg,每日 3 次或 4 次。少数人有心悸、震颤、头痛、恶心、食欲缺乏等不良反应。片剂:0.5 mg。

(七)奥西那林

本品对 β_2 受体的作用弱于沙丁胺醇,但对心脏的兴奋作用相对较弱。吸入给药时,其支气管扩张作用与异丙肾上腺素相似,因其不被儿茶酚氧位甲基转移酶代谢灭活,故作用持续时间较异丙肾上腺素长。用于支气管哮喘和哮喘型支气管炎、慢性阻塞性肺病所致支气管痉挛。亦可静脉滴注用于房室传导阻滞。支气管哮喘:口服,成年人,每次 10～20 mg,每日 3 或 4 次;儿童,每日 7.5～30 mg。气雾吸入,每次 0.65～1.95 mg,每日 4～6 次,每日最大量为 7.8 mg。房室传导阻滞:静脉滴注,每次 5～20 mg 加入 250 mL 氯化钠注射液或葡萄糖注射液中,以每分钟 8 滴的速度静脉滴注。过量可致患者心悸、心动过速、高血压、震颤、头痛、恶心等,亦可能引起患者排尿困难。冠心病、心功能不全、高血压病、甲状腺功能亢进和糖尿病患者慎用。

片剂:每片 10 mg;20 mg。气雾剂:每瓶含本品 225 mg,每喷一次约含本品 0.65 mg。注射剂:0.5 mg(1 mL)。

(八)福莫特罗

1.其他名称

安咳通,安通克,奥克斯都保。

2.性状

本品为富马酸盐,白色或黄白色结晶状粉末,无臭或微带特异臭。在冰醋酸、二甲基乙酰胺中易溶解,在甲醇中微溶解,在水、丙酮、三氯甲烷或乙醚中几乎不溶。熔点138 ℃。

3.药理学

本品为长效选择性 β_2 受体激动剂,对支气管的松弛作用较沙丁胺醇强且较持久,其作用机制可能是刺激肾上腺素能 β_2 受体而使气管平滑肌中的 cAMP 上升。本品尚具有明显的抗炎作用,可明显抑制抗原诱发的嗜酸性粒细胞聚集与浸润、血管通透性增高以及速发性与迟发性哮喘反应,对血小板激活因子(PAF)诱发的嗜酸性粒细胞聚集亦能抑制,这是其他选择性

β_2 受体激动剂所没有的。还能抑制人嗜碱性粒细胞与肺肥大细胞由过敏或非过敏因子介导的组胺释放。对吸入组胺引起的微血管渗漏与肺水肿也有明显保护作用。

本品口服吸收迅速,0.5～1 小时血药浓度达峰值。口服 80 μg,4 小时后支气管扩张作用最强。吸入后约 2 分钟起效,2 小时达高峰,单剂量吸入后作用持续 12 小时左右。本品与血浆蛋白结合率为 50%。通过葡萄糖醛酸化和氧位去甲基代谢后,部分经尿排泄,部分经胆汁排泄,提示有肠肝循环。

4.适应证

用于慢性哮喘与慢性阻塞性肺病的维持治疗与预防发作,因其为长效制剂,特别适用于治疗哮喘夜间发作患者,疗效尤佳,能有效地预防运动性哮喘的发作。

5.用法和用量

口服:成年人每次 40～80 μg,每日 2 次。气雾吸入:成年人每次 4.5～9 μg,每日 2 次。

6.不良反应

偶见心动过速、室性期前收缩、面部潮红、胸部压迫感、头痛、头晕、发热、嗜睡、盗汗、震颤、腹痛、皮疹等不良反应。

7.注意

(1)高血压、甲状腺功能亢进症、心脏病及糖尿病患者慎用本品。妊娠及哺乳期妇女慎用本品。

(2)本品与肾上腺素及异丙肾上腺素等儿茶酚胺类合用时可诱发患者心律失常,甚至导致患者心搏停止,应避免合用。

8.药物相互作用

(1)本品与肾上腺素、异丙肾上腺素合用时,易致患者心律不齐,甚至引起患者心搏骤停。

(2)本品与茶碱、氨茶碱、肾上腺皮质激素、利尿药(呋喃苯氨酸、安体舒通等)合用,可能因低血钾引起心律不齐。

(3)本品与洋地黄类药物合用,可增加洋地黄诱发心律失常的危险性。

(4)本品与单胺氧化酶抑制药合用,可增加室性心律失常的发生率,并可加重患者的高血压。

(5)本品可增强泮库溴胺、维库溴胺神经肌肉阻滞作用。

9.制剂

片剂:每片 20 μg;40 μg。干糖浆:20 μg(0.5 g);气雾剂:每瓶 60 喷(每喷含本品 9 μg)。片剂:每片含本品 20 μg。干粉吸入剂:每瓶 60 喷(每喷吸入量为 4.5 μg);每瓶 60 喷(每喷吸入量为 9 μg)。

(九)克仑特罗

1.其他名称

氨必妥,盐胺双氯醇胺,氨哮素,克喘素,胺双氯喘通,spiropent。

2.性状

常用其盐酸盐,为白色或类白色的结晶性粉末;无臭,味略苦。在水或酒精中溶解,在三氯甲烷或丙酮中微溶解,在乙醚中不溶解。熔点为 172～176 ℃。

3.药理学

本品为强效选择性 β_2 受体激动剂,其松弛支气管平滑肌作用强而持久,而对心血管系统影响较少。其支气管扩张作用约为沙丁胺醇的 100 倍,故用药量极小。哮喘患者每次口服本品30 μg,即可明显增加每秒肺活量(FEV$_1$)和最大呼气流速(FEF),降低气道阻力,其平喘疗效与间羟叔丁肾上腺素(每次 5 mg,每日 3 次)相近,即较后者强 165 倍。本品尚能增强纤毛运动和促进痰液排出,这也有助于提高其平喘疗效。

本品口服后 10~20 分钟起效,2~3 小时达最高血浆浓度,作用维持 5 小时以上。气雾吸入后5~10 分钟起效,作用维持 2~4 小时。直肠给药后 10~30 分钟起效,作用持续时间为8~24小时。

4.适应证

本品用于防治支气管哮喘以及哮喘型慢性支气管炎、肺气肿等呼吸系统疾病所致的支气管痉挛。

5.用法和用量

口服,每次 20~40 μg,每日 3 次。舌下含服,每次 60~120 μg,先舌下含服,待哮喘缓解后,将所余部分用温开水送下。气雾吸入,每次 10~20 μg,每日 3~4 次。直肠给药,每次60 μg,每日 2 次,也可于睡前给药一次。

6.不良反应

少数患者可见轻度心悸、手指震颤、头晕等不良反应,一般于用药过程中自行消失。

7.禁忌证

对本品过敏者禁用。

8.注意

心律失常、高血压、嗜铬细胞瘤和甲状腺功能亢进症患者慎用。

9.药物相互作用

本品与单胺氧化酶抑制药合用,可使心动过速或轻度躁狂等的发生率增加。

10.制剂

片剂:每片含本品 20 μg;40 μg。膜剂:每片含本品 60 μg;120 μg(其中 1/3 为速效膜,2/3 为缓释长效膜。前者舌下含服,后者吞服)。气雾剂:每瓶含本品 2 mg。栓剂:每粒含本品60 μg。

喘立平气雾剂:每瓶含本品 1.5 mg 及洋金花总碱 5 mg。每日吸入 3~4 次。

喘立平栓剂:每个含本品 40 μg 和洋金花总碱 0.4 mg。每次 1 粒塞入肛门,1 日 1~2 次。起效较慢,但疗效维持时间长。

舒喘平胶囊:由克仑特罗、二羟丙茶碱、山莨菪碱、盐酸去氯羟嗪和溴己新组成的平喘、祛痰复方制剂。发作时,口服,每次 1~2 粒,每日 3 次;症状缓解后,改为每日 1 次。青光眼、心动过速、高血压病、甲状腺功能亢进、前列腺肥大患者需在医师指导下使用。

(十)丙卡特罗

1.其他名称

普鲁卡地鲁,川迪,曼普特,美喘清,美普清。

2.性状

本品常用其盐酸盐,为白色或类白色结晶性粉末,无臭,味涩。在水和甲醇中溶解,在酒精中微溶解,在三氯甲烷、乙醚或丙酮中几乎不溶解,在甲酸中溶解。熔点为193～198 ℃。

3.药理学

本品为选择性 β_2 受体激动剂,对支气管的 β_2 受体具有较高选择性,其支气管扩张作用强而持久。尚具有较强的抗过敏作用,不仅可抑制速发型的气道阻力增加,而且可抑制迟发型的气道反应性增高。本品尚可促进呼吸道纤毛运动。

口服本品 100 μg 后,代谢衰减模式呈二相型,第一相(分布相)的 $t_{1/2}$ 为 3 小时,第二相(消除相)的 $t_{1/2}$ 为 8.4 小时。

4.适应证

用于防治支气管哮喘、喘息性支气管炎和慢性阻塞性肺疾病所致的喘息症状。

5.用法和用量

口服,成年人,每晚睡前 1 次服 50 μg,或每次用量为 25～50 μg,早晚(睡前)各服 1 次。

6.不良反应

偶见心悸、心律失常、面部潮红、失眠、头痛、眩晕、耳鸣、肌肉颤动、恶心或胃不适、口渴、鼻塞、疲倦和皮疹不良反应。

7.注意

(1)甲状腺功能亢进症、高血压病、心脏病和糖尿病患者慎用。

(2)由于本品对妊娠期妇女和婴幼儿的安全性尚未确定,故亦应慎用。

(3)本品有抗过敏作用,故评估其他药皮试反应时,应考虑本品对皮试的影响。

8.药物相互作用

(1)本品与其他肾上腺素受体激动剂及茶碱类合用,可引起心律失常,甚至心搏骤停。

(2)本品与茶碱类及抗胆碱能支气管扩张药合用,其支气管扩张作用增强,但可能产生降低血钾作用,并因此影响心率。

9.制剂

片剂(胶囊):每片(粒)含本品 25 μg;50 μg。口服液:0.15 mg(30 mL)。气雾剂:2 mg,每揿含 10 μg。

(十一)沙美特罗

1.其他名称

司多米,施立稳。

2.药理学

本品为新型选择性长效 β_2 受体激动药。吸入本品 25 μg,其支气管扩张作用与吸入 200 μg 沙丁胺醇相当。尚有强大的抑制肺肥大细胞释放组胺、白三烯、前列腺素等变态反应介质作用,可抑制吸入抗原诱发的早期和迟发相反应,降低气道高反应性。

单次吸入本品 50 μg 或 400 μg 后,5～15 分钟达血药峰浓度。用药后 10～20 分钟出现支气管扩张作用,持续 12 小时。

3.适应证

用于哮喘(包括夜间哮喘和运动性哮喘)、喘息性支气管炎和可逆性气道阻塞。

4.用法和用量

粉雾吸入:成年人,每次 50 μg,每日 2 次;儿童,每次 25 μg,每日 2 次。气雾吸入:剂量用法同上。

5.不良反应

偶见恶心、呕吐、震颤、心悸、头痛及口咽部刺激症状。

6.禁忌证

禁用于:①对本药过敏者;②主动脉瓣狭窄患者;③心动过速者;④严重甲状腺功能亢进者;⑤重症及有重症倾向的哮喘患者。

7.注意

(1)吸入本品有时可产生异常的支气管痉挛,加重哮喘,此时应立即停用,并使用有效的短效 β_2 受体激动剂。

(2)不宜同时使用非选择性 β 受体拮抗剂、单胺氧化酶抑制剂及三环类抗抑郁药。

(3)本品不适用于急性哮喘发作患者,此时应先用短效 β_2 受体激动药。

8.制剂

粉雾剂胶囊:每粒含本品 50 μg。气雾剂:每揿含本品 25 μg(60 揿、120 揿、200 揿)。

舒利迭干粉吸入剂(seretide):每喷含沙美特罗 50 μg,丙酸氟替卡松 100 μg(60 揿);或沙美特罗 50 μg,丙酸氟替卡松 250 μg(60 揿)。

(十二)班布特罗

1.其他名称

邦尼,邦备,贝合健。

2.药理学

本品新型选择性长效 β_2 受体激动剂。本品为特布他林的前体药物,吸收后在体内经肝脏代谢成为有活性的特布他林。本品亲脂性强,与肺组织有很高的亲和力,产生扩张支气管、抑制内源性变态反应介质释放、减轻水肿及腺体分泌,从而降低气道高反应性,改善肺及支气管通气功能。

3.适应证

本品用于治疗支气管哮喘、慢性喘息性支气管炎、阻塞性肺气肿及其他伴有支气管痉挛的肺部疾病。

4.用法和用量

每晚睡前口服 1 次,成年人一次用量为 10 mg,12 岁以下儿童一次用量为 5 mg。

5.不良反应

本品可致震颤、头痛、强直性肌肉痉挛及心悸不良反应。

6.禁忌证

禁用于:①对本品、特布他林及 β 肾上腺素受体激动剂药过敏者;②特发性肥厚型主动脉瓣下狭窄患者;③快速型心律失常患者;④肝硬化或肝功能不全患者。

7.注意

(1)高血压、缺血性心脏病、快速性心律失常、严重心力衰竭、甲状腺功能亢进等患者慎用。

(2)肝功能不全患者不宜应用。

8.制剂

片剂(胶囊):每片(粒)10 mg;20 mg。口服液:10 mg(10 mL)。

(十三)妥洛特罗

1.其他名称

喘舒,妥布特罗,丁氯喘,叔丁氯喘通,氯丁喘安。

2.性状

本品常用其盐酸盐,为白色或类白色的结晶性粉末,无臭,味苦。熔点为161～163 ℃。溶于水、酒精,微溶于丙酮,不溶于乙醚。

3.药理学

本品为选择性 β_2 受体激动剂,对支气管平滑肌具有较强而持久的扩张作用,对心脏的兴奋作用较弱。离体动物实验证明,本品松弛气管平滑肌作用是氯丙那林的2～10倍,而对心脏的兴奋作用是异丙肾上腺素的1/1 000,作用维持时间较异丙肾上腺素长10倍。临床试用表明,本品除有明显的平喘作用外,还有一定的止咳、祛痰作用,而对心脏的兴奋作用极微。一般口服后5～10分钟起效,作用可维持4～6小时。

4.适应证

用于防治支气管哮喘、哮喘型支气管炎等。

5.用法和用量

口服,每次 0.5～2 mg,每日 3 次。

6.不良反应

偶有心悸、手指震颤、心动过速、头晕、恶心、胃部不适等反应,一般停药后即消失。偶见变态反应。

7.注意

冠心病、心功能不全、肝肾功能不全、高血压病、甲状腺功能亢进症、糖尿病患者慎用。

8.药物相互作用

(1)本品与肾上腺素、异丙肾上腺素合用易致患者心律失常。

(2)本品与单胺氧化酶抑制药合用患者可出现心动过速、躁狂等不良反应。

9.制剂

片剂:每片 0.5 mg;1 mg。

复方妥洛特罗片(复方叔丁氯喘通片):每片含盐酸妥洛特罗 1.5 mg、盐酸溴己新 15 mg、盐酸异丙嗪 6 mg。每次 1 片,每日 2～3 次。

小儿复方盐酸妥洛特罗片:盐酸妥洛特罗 0.5 mg,盐酸溴己新 5 mg,盐酸异丙嗪 3 mg。

(十四)非诺特罗

酚间羟异丙肾上腺素,又名备劳特。选择性作用于 β_2 受体,扩张支气管平滑肌。尚可抑制肺组织中过敏性慢反应物质释放,也能抑制白细胞释放组胺。本品还可促进支气管纤毛运动,有利于排痰。口服,一次2.5～7.5 mg,每日3次。气雾吸入,每次1～2揿,每日3次。偶有心动过速、心悸、眩晕、头痛、焦虑、肌颤等不良反应。片剂:2.5 mg。气雾剂:0.67 mg(300喷)。

(十五)甲氧那明

甲氧那明又名喘咳宁,甲氧苯丙甲胺,奥索克斯。主要激动β受体,对α受体作用极弱。平喘作用较麻黄碱强,心血管系统不良反应较少。用于支气管哮喘特别是不能耐受麻黄碱者。尚用于咳嗽、过敏性鼻炎和荨麻疹。口服,每次50～100 mg,1日3次。5岁以上儿童,每次25～50 mg。偶有口干、恶心、失眠、心悸等不良反应。片剂:50 mg。复方甲氧那明胶囊:盐酸甲氧那明12.5 mg,那可丁7 mg,氨茶碱25 mg,马来酸氯苯那敏2 mg。

二、M胆碱受体拮抗剂

(一)异丙托溴铵

1.其他名称

异丙阿托品,溴化异丙托品,爱全乐,爱喘乐。

2.性状和药理学

本品常用其溴化物,为白色结晶性粉末,味苦。溶于水,略溶于酒精,不溶于其他有机溶剂。熔点为232～233 ℃。

异丙托溴铵是对支气管平滑肌M受体有较高选择性的强效抗胆碱药,松弛支气管平滑肌作用较强,对呼吸道腺体和心血管系统的作用较弱。其扩张支气管的剂量仅及抑制腺体分泌和加快心率剂量的1/20～1/10。气雾吸入本品40 μg或80 μg对哮喘患者的疗效相当于气雾吸入2 mg阿托品、70～200 μg异丙肾上腺素或200 μg沙丁胺醇的疗效。用药后痰量和痰液的黏滞性均无明显改变,但国外报道,本品可促进支气管黏膜的纤毛运动,利于痰液排出。本品为季铵盐,口服不易吸收。气雾吸入后5分钟左右起效,30～60分钟后作用达峰值,维持时间为4～6小时。

3.适应证

(1)用于缓解慢性阻塞性肺疾病(COPD)引起的支气管痉挛、喘息症状。

(2)防治哮喘,尤适用于因用β受体激动药产生肌肉震颤、心动过速而不能耐受此类药物的患者。

4.用法和用量

用量如下。①气雾吸入:成年人,一次40～80 μg,每日3～4次。②雾化吸入:成年人,一次100～500 μg(14岁以下儿童用量为50～250 μg),用生理盐水稀释到3～4 mL,置雾化器中吸入。

5.不良反应

常见口干、头痛、鼻黏膜干燥、咳嗽、震颤。偶见心悸、支气管痉挛、眼干、眼调节障碍、尿潴留不良反应。极少见变态反应。

6.禁忌证

禁用于:①对本品及阿托品类药物过敏者;②幽门梗阻者。

7.注意

(1)青光眼、前列腺增生患者慎用。

(2)雾化吸入时避免药物进入眼内。

(3)在窄角青光眼患者,本品与β受体激动剂合用可增加青光眼急性发作的危险性。

(4)使用与β受体激动剂组成的复方制剂时,需同时注意两者的禁忌证。

8.药物相互作用

(1)本品与β受体激动药(沙丁胺醇、非诺特罗)、茶碱、色甘酸钠合用可相互增强疗效。

(2)金刚烷胺、吩噻嗪类抗精神病药、三环抗抑郁药、单胺氧化酶抑制药及抗组胺药可增强本品的作用。

9.制剂

制剂规格。①气雾剂:每喷 20 μg,40 μg;每瓶 200 锨(10 mL)。②吸入溶液剂:2 mL,异丙托溴铵 500μg。③雾化溶液剂:50 μg(2 mL);250 μg(2 mL);500 μg(2 mL);500 μg(20 mL)。

复方异丙托溴铵气雾剂(可必特,combivent):每瓶 14 g(10 mL),含异丙托溴铵(以无水物计)4 mg、硫酸沙丁胺醇 24 mg,每揿含异丙托溴铵(以无水物计)20 μg、硫酸沙丁胺醇 120 μg。每瓶总揿次为 200 锨。

(二)噻托溴铵

思力华,spiriva。是季胺类抗胆碱药,对 $M_1 \sim M_5$ 受体均有相似的亲和力,可与支气管平滑肌上的 M_3 受体结合产生支气管扩张作用,作用维持时间较异丙托溴铵长。用于防治慢性阻塞性肺疾病及支气管哮喘,对于急性哮喘发作无效。噻托溴铵粉吸入剂(胶囊):每粒含量为 18 μg。每次应用药粉吸入器吸入 1 粒胶囊。每日 1 次。常见的不良反应有口干、声音嘶哑,少数老年患者可发生便秘及尿潴留。老年患者慎用。

(三)氧托溴铵

溴乙东莨菪碱,氧托品。

本品为东莨菪碱衍生物。对支气管平滑肌具有较高选择性。作用维持时间较长,可达 8 小时以上。无阿托品的中枢性不良反应,治疗剂量对心血管系统无明显影响。本品为季铵盐,口服不易由胃肠道吸收,需采用气雾吸入给药。用于支气管哮喘、慢性喘息性支气管炎和慢性阻塞性肺疾病。气雾吸入:成年人和学龄儿童每日吸入 2 次,每次 2 揿,每揿约为 100 μg。

(四)异丙东莨菪碱

本品又叫异丙东碱,溴化异丙东莨菪碱。为东莨菪碱的异丙基衍生物,其抗胆碱作用与东莨菪碱和溴化异丙阿托品相似,具有较强的支气管扩张作用。哮喘患者吸入本品的平喘疗效与异丙阿托品相似。用于支气管哮喘和哮喘型慢性支气管炎。气雾吸入,每次 180 μg(相当于喷 3 次),每日 2～4 次。极少数患者有轻度口干、恶心不良反应。气雾剂:每瓶 14 g(含本品 12 mg)。

三、黄嘌呤类药物

(一)氨茶碱

1.其他名称

茶碱乙烯双胺,乙二胺茶碱盐。

2.性状

本品为白色至微黄色的颗粒或粉末;易结块;微有氨臭,味苦。在空气中吸收二氧化碳,并分解成茶碱。水溶液呈碱性反应。在水中溶解,在酒精中微溶解,在乙醚中几乎不溶解。熔点为 269～274 ℃。

3.药理学

本品为茶碱和乙二胺的复合物,含茶碱 77％～83％。乙二胺可增加茶碱的水溶性,并增强其作用。主要作用如下。①松弛支气管平滑肌,抑制过敏介质释放。在解痉的同时还可减轻支气管黏膜的充血和水肿。②增强呼吸肌如膈肌、肋间肌的收缩力,减少呼吸肌疲劳。③增强心肌收缩力,增加心排血量,低剂量一般不加快心率。④舒张冠状动脉、外周血管和胆管平滑肌。⑤增加肾血流量,提高肾小球滤过率,减少肾小管对钠和水的重吸收,具有利尿作用。⑥中枢神经兴奋作用。

茶碱口服吸收完全,其生物利用度为 96％。用药后 1～3 小时血浆浓度达峰值,有效血浓度为 10～20 $\mu g/mL$。血浆蛋白结合率约为 60％。V_d 为（0.5±0.16）L/kg。80％～90％的药物在患者体内被肝脏的混合功能氧化酶代谢。本品的大部分代谢物及约 10％原形药均经肾脏排出。正常人 $t_{1/2}$ 为（9±2.1）小时,早产儿、新生儿、肝硬化、充血性心功能不全、肺炎、肺心病等 $t_{1/2}$ 延长,如肝硬化患者 $t_{1/2}$ 为 7～60 小时,急性心功能不全患者 $t_{1/2}$ 为 3～80 小时。

4.适应证

①治疗支气管哮喘和喘息性支气管炎,与 β 受体激动剂合用可提高疗效。在哮喘持续状态,常选用本品与肾上腺皮质激素配伍进行治疗。②治疗急性心功能不全和心源性哮喘。③胆绞痛。

5.用法和用量

用量。①口服:成年人,常用量,每次 0.1～0.2 g,每日 0.3～0.6 g;极量,一次 0.5 g,每日 1 g。②肌内注射或静脉注射:成年人,常用量,每次 0.25～0.5 g,每日 0.5～1 g;极量,一次 0.5 g。以 50％葡萄糖注射液 20～40 mL 稀释后缓慢静脉注射(不得少于 10 分钟)。③静脉滴注:以 5％葡萄糖注射液 500 mL 稀释后静脉滴注。④直肠给药:栓剂或保留灌肠,每次 0.3～0.5 g,每日 1～2 次。

6.不良反应

常见恶心、呕吐、胃部不适、食欲减退、头痛、烦躁、易激动、失眠等反应。少数患者可出现皮肤变态反应。

7.禁忌证

禁用于:①对本品、乙二胺或茶碱过敏者;②急性心肌梗死伴有血压显著降低者;③严重心律失常者;④活动性消化性溃疡者。

8.注意

(1)本品呈较强碱性,局部刺激作用强。口服可致患者恶心、呕吐。一次口服最大耐受量为 0.5 g。餐后服药、与氢氧化铝同服,或服用肠衣片均可减轻其局部刺激作用。肌内注射可引起患者局部红肿、疼痛,现已极少用。

(2)静脉滴注过快或浓度过高(血浓度＞25 $\mu g/mL$)可强烈兴奋心脏,引起头晕、心悸、心律失常、血压剧降,严重者可致惊厥。故必须稀释后缓慢注射。

（3）其中枢兴奋作用可使少数患者发生激动不安、失眠等。剂量过大时可使患者发生谵妄、惊厥,可用镇静药对抗。

（4）肝肾功能不全、甲状腺功能亢进症患者慎用。

（5）可通过胎盘及进入乳汁,故妊娠期妇女及乳母慎用。

（6）不可露置空气中,以免变黄失效。

9.药物相互作用

（1）红霉素、罗红霉素、四环素类、依诺沙星、环丙沙星、氧氟沙星、克拉霉素、林可霉素等可降低氨茶碱清除率,增高其血药浓度。

（2）苯巴比妥、苯妥英、利福平、西咪替丁、雷尼替丁等可刺激氨茶碱在肝中代谢,使其清除率增加;氨茶碱也可干扰苯妥英的吸收,两者血浆浓度均下降,合用时应调整剂量。

（3）维拉帕米可干扰氨茶碱在肝内的代谢,增加血药浓度和毒性。

（4）氨茶碱可加速肾脏对锂的排泄,降低锂盐疗效。

（5）咖啡因或其他黄嘌呤类药物可增加氨茶碱作用和毒性。

（6）本品可提高心肌对洋地黄类药物的敏感性,合用时后者的心脏毒性增强。

（7）普萘洛尔可抑制氨茶碱的支气管扩张作用。

（8）稀盐酸可减少氨茶碱在小肠吸收。酸性药物可增加其排泄,碱性药物减少其排泄。

（9）静脉输液时,应避免与维生素C、促皮质激素、去甲肾上腺素、四环素族盐酸盐配伍。

10.制剂

片剂:每片0.05 g;0.1 g;0.2 g。肠溶片:每片0.05 g;0.1 g。注射液:①肌内注射用每支0.125 g(2 mL);0.25 g(2 mL);0.5 g(2 mL)。②静脉注射用每支0.25 g(10 mL)。栓剂:每粒0.25 g。

氨茶碱缓释片:每片0.1 g;0.2 g。每12小时口服一次,每次0.2～0.3 g。

复方长效氨茶碱片:白色外层含氨茶碱100 mg、氯苯那敏2 mg、苯巴比妥15 mg、氢氧化铝30 mg;棕色内层含氨茶碱和茶碱各100 mg。外层在胃液内迅速崩解,而呈速效;内层为缓释层,在肠液内缓慢崩解以维持药效。口服,每次1片,每日1或2次。

阿斯美胶囊剂:每粒含氨茶碱25 mg,那可丁7 mg,盐酸甲氧那明12.5 mg,氯苯那敏2 mg。口服,成年人一次2粒,每日3次。15岁以下儿童剂量减半。

止喘栓:成年人用,每粒含氨茶碱0.4 g,盐酸异丙嗪0.025 g,苯佐卡因0.045 g;小儿用,每粒含量减半,每次1个,睡前塞入肛门。喘静片:含氨茶碱、咖啡因、苯巴比妥、盐酸麻黄碱、远志流浸膏。每次1～2片,每日3次。极量为每日8片。

（二）多索茶碱

1.其他名称

枢维新。

2.性状

本品为白色针状结晶粉末,在水、丙酮、乙酸乙酯、三氯甲烷、苯溶剂中可溶解1%,加热可溶于甲醇和酒精,不溶于乙醚和石油醚。

3.药理学

本品对磷酸二酯酶有显著抑制作用。其支气管平滑肌松弛作用较氨茶碱强 10～15 倍,并有镇咳作用,且作用时间长,无依赖性。本品为非腺苷受体拮抗剂,因此无类似茶碱所致的中枢和胃肠道等肺外系统的不良反应,也不影响心功能。但大剂量给药后可引起血压下降。

4.适应证

用于支气管哮喘、喘息性支气管炎及其他伴支气管痉挛的肺部疾病。

5.用法和用量

口服:每日 2 片或每 12 小时 1～2 粒胶囊,或每日 1～3 包散剂冲服。急症可先注射 100 mg,然后每6 小时静脉注射 1 次,也可每日静脉点滴 300 mg。

6.不良反应

少数人用药后可见头痛、失眠、易怒、心悸、心动过速、期前收缩、食欲缺乏、恶心、呕吐上腹不适或疼痛、高血糖及尿蛋白反应。

7.制剂

制剂规格。①片剂:每片 200 mg;300 mg;400 mg。②胶囊剂:每粒 200 mg;300 mg。③散剂:每包 200 mg。④注射液:每支 100 mg(10 mL)。⑤葡萄糖注射液:每瓶 0.3 g 与葡萄糖 5 g(100 mL)。

(三)二羟丙茶碱

1.其他名称

喘定,甘油茶碱,dyphylline,glyphylline,neothylline,lufyllin。

2.性状

本品为白色粉末或颗粒,无臭,味苦。在水中易溶,在酒精中微溶解,在三氯甲烷或乙醚中极微溶解。熔点为 160～164 ℃。

3.药理学

平喘作用与氨茶碱相似。本品 pH 近中性,对胃肠刺激性较小,口服易耐受。肌内注射疼痛反应轻。心脏兴奋作用仅为氨茶碱的 1/20～1/10。

4.适应证

用于支气管哮喘、喘息性支气管炎,尤适用于伴有心动过速的哮喘患者。亦可用于心源性肺水肿引起的喘息。

5.用法和用量

用量。①口服:每次 0.1～0.2 g,每日 3 次。极量,一次 0.5 g,每日 1.5 g。②肌内注射:每次0.25～0.5 g。③静脉滴注:用于严重哮喘发作,每日 0.5～1 g 加于 5％葡萄糖液 1 500～2 000 mL中静脉滴注。④直肠给药:每次0.25～0.5 g。

6.不良反应

偶有口干、恶心、头痛、烦躁、失眠、易激动、心悸、心动过速、期前收缩、食欲减退、呕吐、上腹不适或疼痛、高血糖及尿蛋白等反应。

7.注意

(1)哮喘急性发作的患者不宜首选本品。

(2)静脉滴注速度过快可致患者一过性低血压和周围循环衰竭。

(3)大剂量可致患者中枢兴奋,甚至诱发其惊厥,预服镇静药可防止。

8.药物相互作用

(1)本品与拟交感胺类支气管扩张药合用具有协同作用。

(2)本品与苯妥英钠、卡马西平、西咪替丁、咖啡因及其他黄嘌呤类合用可增强本品的作用和毒性。

(3)克林霉素、林可霉素、大环内酯类及喹诺酮类抗菌药可降低本品的肝脏清除率,使血药浓度升高,甚至出现毒性反应。

(4)碳酸锂加速本品清除,降低本品疗效。本药也可使锂从肾脏排泄增加,影响其疗效。

(5)本品与普萘洛尔合用可降低本品的疗效。

9.制剂

片剂:每片 0.1 g;0.2 g。注射液:每支 0.25 g(2 mL)。葡萄糖注射液:每瓶 0.25 g 与葡萄糖 5 g(100 mL)。栓剂:每粒 0.25 g。

(四)复方茶碱片

每片含茶碱 25 mg,盐酸麻黄碱 10 mg,非那西丁 100 mg,苯巴比妥 10 mg,氨基比林 100 mg,咖啡因 15 mg,可可碱 25 mg,颠茄浸膏 2 mg。口服,每次 1 片,1 日 2 次。

(五)胆茶碱

本品为茶碱的胆碱盐,含无水茶碱 64%,作用与氨茶碱相似。口服易吸收,对胃的刺激性小,可耐受较大剂量。对心脏和神经系统的影响较小。适应证同氨茶碱。口服:成年人每次 0.1~0.2 g,每日 3 次。极量,一次 0.5 g,每日 1 g。小儿每日 10~15 mg/kg,分 3~4 次服。偶有口干、恶心、心悸、多尿等不良反应。片剂:0.1 g;0.2 g。糖浆剂:1.24%。

(六)甘氨酸茶碱钠

本品又称甘非林。作用与氨茶碱相似,口服易吸收,对胃的刺激性小,患者可耐受较大剂量。用途同氨茶碱。口服,每次 1 片,一日 3 次。片剂:每片 330 mg,内含茶碱 165 mg。

(七)赖氨酸茶碱

本品作用与氨茶碱相似,用途同氨茶碱,是儿科用的茶碱制剂。6 个月以下幼儿,2~3 mg/kg;6 个月到 4 岁,3~4 mg/kg;4 岁以上,4~5 mg/kg。每 6 小时一次。偶见胃肠道反应及激动、不安,皮疹、瘙痒。禁用于低血压及对本品过敏患者。肝病、心力衰竭、急性肺炎患者慎用。片剂:182 mg(含无水茶碱100 mg)。滴剂:72.5 mg/mL(含无水茶碱 40 mg)。

四、过敏介质阻释剂

(一)色甘酸钠

1.其他名称

色甘酸二钠,咽泰,咳乐钠。

2.性状

本品为白色结晶性粉末;无臭,有引湿性,遇光易变色。在水中溶解,在酒精或氯仿中不溶解。

3.药理学

本品无松弛支气管平滑肌作用和 β 受体激动作用,亦无直接拮抗组胺、白三烯等过敏介质作用和抗炎症作用。但在抗原攻击前给药,可预防速发型和迟发型过敏性哮喘,亦可预防运动和其他刺激诱发的哮喘。目前认为其平喘作用机制可能如下。①稳定肥大细胞膜,阻止肥大细胞释放过敏介质:可抑制肺组织肥大细胞中磷酸二酯酶活性,致使肥大细胞中 cAMP 水平增高,减少 Ca^{2+} 向细胞内转运,从而稳定肥大细胞膜,抑制肥大细胞裂解、脱颗粒,阻止组胺、白三烯、5-HT、缓激肽及慢反应物质等过敏介质释放,从而预防变态反应的发生。②直接抑制由于兴奋刺激感受器而引起的神经反射,抑制反射性支气管痉挛。③抑制非特异性支气管高反应性(BHR)。④抑制血小板活化因子(PAF)引起的支气管痉挛。

本品口服极少吸收。干粉喷雾吸入时,其生物利用度约 10%。吸入剂量的 80% 以上沉着于口腔和咽部,并被吞咽入胃肠道。吸入后 10~20 分钟即达峰血浆浓度(正常人为 14~91 ng/mL,哮喘患者为 1~36 ng/mL)。血浆蛋白结合率为 60%~75%。迅速分布到组织中,特别是肝和肾。V_d 为 0.13L/kg。血浆 $t_{1/2}$ 为 1~1.5 小时。经胆汁和尿排泄。

4.适应证

(1)支气管哮喘:可用于预防各型哮喘发作。对外源性哮喘疗效显著,特别是对已知抗原的年轻患者疗效更佳。对内源性哮喘和慢性哮喘亦有一定疗效,约半数患者的症状改善或完全控制。对依赖肾上腺皮质激素的哮喘患者,经用本品后可减少或完全停用肾上腺皮质激素。运动性哮喘患者预先给药几乎可防止全部病症发作。一般应于接触抗原前一周给药,但运动性哮喘可在运动前 15 分钟给药。与 β 肾上腺素受体激动剂合用可提高疗效。

(2)过敏性鼻炎,季节性花粉症,春季角膜、结膜炎,过敏性湿疹及某些皮肤瘙痒症。

(3)溃疡性结肠炎和直肠炎:本品灌肠后可改善症状,内镜检和活检均可见炎症及损伤减轻。

5.用法和用量

(1)支气管哮喘:粉雾吸入,每次 20 mg,每日 4 次;症状减轻后,每日 40~60 mg;维持量,每日 20 mg。气雾吸入,每次 3.5~7 mg,每日 3~4 次,每日最大剂量 32 mg。

(2)过敏性鼻炎:干粉吸入或吹入鼻腔,每次 10 mg,每日 4 次。

(3)季节性花粉症和春季角膜、结膜炎:滴眼,2% 溶液,每次 2 滴,每日数次。

(4)过敏性湿疹、皮肤瘙痒症:外用 5%~10% 软膏。

(5)溃疡性结肠炎、直肠炎:灌肠,每次 200 mg。

6.不良反应

少数患者因吸入的干粉刺激,出现口干、咽喉干痒、呛咳、胸部紧迫感,甚至诱发哮喘,预先吸入 β 肾上腺素受体激动剂可避免其发生。

7.禁忌证

对本品过敏者禁用。

8.注意

(1)原来用肾上腺皮质激素或其他平喘药治疗者,用本品后应继续用原用药物至少 1 周或至症状明显改善后,才能逐渐减量或停用原用药物。

（2）获明显疗效后，可减少给药次数。如需停药，亦应逐步减量后再停。不能突然停药，以防哮喘复发。

（3）用药过程中如遇哮喘急性发作，应立即改用其他常规治疗如吸入β肾上腺素受体激动剂等，并停用本品。

（4）肝肾功能不全者和妊娠期妇女慎用。

9.制剂

粉雾剂胶囊：每粒 20 mg，装于专用喷雾器内吸入。气雾剂：每瓶 700 mg（200 揿），每揿 3.5 mg。软膏：5%～10%。滴眼剂：0.16 g/8 mL（2%）。

（二）酮替芬

1.其他名称

噻喘酮，甲哌噻庚酮。

2.性状

本品常用其富马酸盐，为类白色结晶性粉末；无臭，味苦。在甲醇中溶解，在水或酒精中微溶解，在丙酮或三氯甲烷中极微溶解。熔点为 191～195 ℃。

3.药理学

本品为强效抗组胺和过敏介质阻释剂。本品不仅能抑制抗原诱发的人肺和支气管组织肥大细胞释放组胺和白三烯等炎症介质，还可抑制抗原、血清或钙离子介导的人嗜碱性粒细胞及中性粒细胞释放组胺及白三烯。还有强大的 H_1 受体拮抗作用。此外，本品还抑制哮喘患者的气道高反应性，但其不改变痰的性质，亦不影响黏液纤毛运动。

口服本品迅速从胃肠道吸收，3～4 小时达血药浓度峰值，作用持续时间较长，每日仅需给药 2 次。

4.适应证

（1）支气管哮喘，对过敏性、感染性和混合性哮喘均有预防发作效果。

（2）喘息性支气管炎、过敏性咳嗽。

（3）过敏性鼻炎、过敏性结膜炎及过敏性皮炎。

5.用法和用量

（1）口服：①片剂，成年人及儿童均为每次 1 mg，每日 2 次，早、晚服用。②小儿可服其口服溶液，每日1～2 次（一次量：4～6 岁，2 mL；6～9 岁，2.5 mL；9～14 岁，3 mL）。

（2）滴鼻：一次 1～2 滴，每日 1～3 次。

（3）滴眼：滴入结膜囊，每日 2 次，一次 1 滴，或每 8～12 小时滴 1 次。

6.不良反应

口服或滴鼻后可见镇静、嗜睡、疲倦、乏力、头晕、口（鼻）干等不良反应，少数患者出现变态反应，表现为皮肤瘙痒、皮疹、局部水肿等。

7.禁忌证

禁用于对本品过敏者。

8.注意

（1）妊娠期妇女慎用。3 岁以下儿童不推荐使用。

(2)用药期间不宜驾驶车辆、操作精密机器、高空作业等。

(3)出现严重不良反应时,可暂将本品剂量减半,待不良反应消失后再恢复原剂量。

(4)应用本品滴眼剂期间不宜佩戴隐形眼镜。

9.药物相互作用

(1)本品与抗组胺药有协同作用。

(2)本品与酒精及镇静催眠药合用可增强患者困倦、乏力等症状,应避免合用。

(3)本品与抗胆碱药合用可增加后者的不良反应。

(4)本品与口服降血糖药合用时,少数糖尿病患者可见血小板减少,故两者不宜合用。

(5)本品抑制齐多夫定肝内代谢,避免合用。

10.制剂

片剂:每片 0.5 mg;1 mg。胶囊剂:每粒 0.5 mg;1 mg。口服溶液:1 mg(5 mL)。滴鼻液:15 mg(10 mL)。滴眼液:2.5 mg(5 mL)。

(三)曲尼司特

1.其他名称

利喘贝,肉桂氨茴酸,利喘平。

2.性状

本品为带微黄色的白色结晶性粉末,无臭、无味。不溶于水,可溶于碱性水溶液。

3.药理学

本品可稳定肥大细胞和嗜碱性粒细胞膜,阻止细胞裂解脱颗粒,从而抑制组胺、白三烯及 5－HT 等变态反应介质释放,但对组胺、乙酰胆碱、5－HT 无直接对抗作用。对于 IgE 引起的大鼠皮肤变态反应和实验性哮喘有显著抑制作用。本品的中枢抑制作用弱于酮替芬。

口服易吸收,服药后 2～3 小时血药浓度达峰值,$t_{1/2}$ 为 8.6 小时,24 小时血药浓度明显降低。体内代谢产物主要是曲尼司特 4 位脱甲基与硫酸及葡萄糖醛酸的结合物。

4.适应证

本品用于防治支气管哮喘、过敏性鼻炎。亦可用于荨麻疹、血管神经性水肿及过敏性皮肤瘙痒症的治疗。

5.用法和用量

口服,成年人,每次 0.1 g,每日 3 次。儿童,每日 5 mg/kg,分 3 次服。

6.不良反应

不良反应可见食欲缺乏、恶心、呕吐、便秘;偶见头痛、眩晕、嗜睡及尿频、尿痛、血尿等膀胱刺激症状。偶见肝功能异常如丙氨酸氨基转移酶(ALT)活性升高、黄疸等。尚有红细胞及血红蛋白减少,变态反应。

7.禁忌证

对本品过敏者、妊娠期妇女禁用。

8.注意

(1)本品对已发作的哮喘不能迅速起效,应先合用 β 受体激动剂或肾上腺皮质激素类 1～4 周,然后逐渐减少合用药的剂量,直至单用本品。

（2）对有肾上腺皮质激素依赖性的哮喘患者，加用本品可减少皮质激素的用量。

（3）肝肾功能不全者慎用。

9.制剂

片剂（胶囊剂）：每片（粒）0.1 g。

10.贮法

密封、遮光保存。

复方曲尼司特胶囊：每粒胶囊含曲尼司特 80mg，硫酸沙丁胺醇 2.4 mg。

（四）色羟丙钠

本品其药理作用、作用强度与机制均似色甘酸钠，用于防治春季角膜结膜炎、过敏性鼻炎和过敏性哮喘，亦可用于食物过敏等胃肠道变态反应。滴眼，每次 1～2 滴，每日 4～6 次。滴鼻，每次 5～6 滴，每日5～6 次。滴眼剂：160 mg（8 mL）；滴鼻剂：160 mg（8 mL）。

（五）奈多罗米

本品可抑制来自呼吸道的各种细胞的炎症介质释放，具有特异的抗炎作用。可拮抗运动、吸入抗原、冷空气和大气污染物所致的支气管痉挛。降低阻塞性肺疾病患者的气道高反应性。用于预防性治疗各种原因诱发的哮喘和哮喘型慢性支气管炎。吸入，成年人及 12 岁以上儿童，每次 2 喷，每日 2 次，必要时可增加至每日 4 次。主要不良反应为头痛、恶心，但均较轻，可自行消失。气雾剂：每瓶 112 mg（56 揿）；24 mg（112 揿），每揿 2 mg。

（六）托普司特

本品又叫敏喘宁，苯氮嘌呤酮。其药理作用与作用机制似色甘酸钠，但作用较之强。用于支气管哮喘、哮喘型慢性支气管炎。对过敏性鼻炎和过敏性皮炎也有效。口服，每次 20 mg，每日 3 次。少数患者有口干、恶心、胸闷等反应。片剂：20 mg。

五、肾上腺皮质激素

（一）倍氯米松

1.其他名称

必可酮，双丙酸酯，二丙酸倍氯米松。

2.性状

本品为倍氯米松的二丙酸酯。白色或类白色粉末，无臭。在丙酮或三氯甲烷中易溶，在甲醇中溶解，在酒精中略溶解，在水中几乎不溶解。

3.药理学

本品是局部应用的强效肾上腺糖皮质激素。因其亲脂性强，气雾吸入后，可迅速透过呼吸道和肺组织而发挥平喘作用。其局部抗炎、抗过敏疗效是泼尼松的 75 倍，是氢化可的松的 300 倍。每日 200～400 μg 即能有效地控制哮喘发作，平喘作用可持续 4～6 小时。

本品气雾吸入方式给药后，进入呼吸道并经肺吸收入血，其生物利用度为 10%～20%。另有部分沉积于咽部，咽下后在胃肠道吸收，40%～50%经肝脏首过效应灭活。本品在循环中由肝脏连续代谢而逐渐减少。因其含有亲脂性基团利于透过肝细胞膜，更易与细胞色素 P450 药物代谢酶结合，故具有较高清除率，较之口服用药的糖皮质激素类高 3～5 倍，因而全身不良反应较小。V_d 为 0.3 L/kg。$t_{1/2}$ 为 3 小时，肝脏疾病时可延长。其代谢产物 70%经胆汁、

10％～15％经尿排泄。

4.适应证

①本品吸入给药可用于慢性哮喘患者。②鼻喷用于过敏性鼻炎。③外用治疗过敏所致炎症性皮肤病如湿疹、神经性或接触性皮炎、瘙痒症等。

5.用法和用量

气雾吸入，成年人开始剂量每次为 $50\sim200~\mu g$，每日 2 次或 3 次，每日最大剂量为 1 mg。儿童用量依年龄酌减，每日最大剂量为 0.8 mg。长期吸入的维持量应个体化，以减至最低剂量又能控制症状为准。

粉雾吸入，成年人每次为 $200~\mu g$，每日 3～4 次。儿童每次为 $100~\mu g$，每日 2 次或遵医嘱。

6.不良反应

少数患者发生声音嘶哑和口腔咽喉部念珠菌感染。每次用药后漱口，不使药液残留于咽喉部可减少发病率。

7.注意

(1)在依赖口服肾上腺皮质激素的哮喘患者，由于本品奏效较慢，在吸入本品后，仍需继续口服肾上腺皮质激素，数日后再逐渐减少肾上腺皮质激素的口服量。

(2)哮喘持续状态患者，因不能吸入足够的药物，疗效常不佳，不宜用。

(3)长期大量吸入时(每日超过 $1000~\mu g$)，仍可抑制下丘脑－垂体－肾上腺皮质轴，导致继发性肾上腺皮质功能不全等不良反应。

(4)活动性肺结核患者慎用。

8.制剂

气雾剂:每瓶 200 喷（每揿 50 μg；80 μg；100 μg；200 μg；250 μg）；每瓶 80 喷（每揿 250 μg）。粉雾剂胶囊:每粒 50 μg；100 μg；200 μg。喷鼻剂:每瓶 10 mg（每揿 50 μg）。软膏剂:2.5 mg/10 g。霜剂:2.5 mg/10 g。

(二)布地奈德

1.其他名称

普米克，普米克令舒，英福美。

2.性状

本品为白色或类白色粉末，无臭，几乎不溶于水，略溶于酒精，易溶于二氯甲烷。

3.药理学

本品是局部应用的不含卤素的肾上腺糖皮质激素类药物。因与糖皮质激素受体的亲和力较强，故局部抗炎作用更强，约为丙酸倍氯米松的 2 倍，氢化可的松的 600 倍。其肝脏代谢清除率亦高，成年人消除 $t_{1/2}$ 约为 2 小时，儿童约 1.5 小时，因而几无全身肾上腺皮质激素作用。

4.适应证

(1)用于肾上腺皮质激素依赖性或非依赖性支气管哮喘及喘息性支气管炎患者，可有效地减少口服肾上腺皮质激素的用量，有助于减轻肾上腺皮质激素的不良反应。

(2)用于慢性阻塞性肺病。

5.用法和用量

气雾吸入：成年人，开始剂量为每次 200～800 μg，每日 2 次，维持量因人而异，通常为每次 200～400 μg，每日 2 次；儿童，开始剂量为每次 100～200 μg，每日 2 次，维持量亦应个体化，以减至最低剂量又能控制症状为准。

6.不良反应

(1)吸入后偶见咳嗽、声音嘶哑和口腔咽喉部念珠菌感染。每次用药后漱口，不使药液残留于咽喉部可减少发病率。

(2)偶有变态反应，表现为皮疹、荨麻疹、血管神经性水肿等。

(3)极少数患者喷鼻后，出现鼻黏膜溃疡和鼻中隔穿孔。

7.禁忌证

对本品过敏者，中度及重度支气管扩张症患者。

8.注意

活动性肺结核及呼吸道真菌、病毒感染者慎用。

9.制剂

气雾剂：每瓶 10 mg（100 揿，200 揿），每揿 100 μg，50 μg；每瓶 20 mg（100 揿），每揿 200 μg；每瓶 60 mg（300 揿），每揿 200 μg。粉雾剂：每瓶 20 mg；40 mg，每揿 200 μg。

(三)氟替卡松

1.其他名称

辅舒酮，辅舒良，flovent，flixotide，flixonase。

2.药理学

本品为局部用强效肾上腺糖皮质激素药物。其脂溶性在目前已知吸入型糖皮质激素类药物中为最高，易于穿透细胞膜与细胞内糖皮质激素受体结合，与受体具有高度亲和力。本品在呼吸道内浓度和存留时间较长，故其局部抗炎活性更强。吸入后 30 分钟作用达高峰，起效较布地奈德快 60 分钟。口服生物利用度仅为 21%，分别是布地奈德的 1/10 和倍氯米松的 1/20。肝清除率亦高，吸收后大部分经肝脏首过效应转化成为无活性代谢物，消除半衰期为 3.1 小时。全身不良反应在常规剂量下很少。

3.适应证

雾化吸入用于慢性持续性哮喘的长期治疗，亦可治疗过敏性鼻炎。

4.用法和用量

(1)支气管哮喘：雾化吸入，成年人和 16 岁以上青少年起始剂量如下。①轻度持续，每日用量为 200～500 μg，分 2 次给予。②中度持续，每日用量为 500～1 000 μg，分 2 次给予。③重度持续，每日用量为 1 000～2 000 μg，分 2 次给予。16 岁以下儿童起始剂量，根据病情及身体发育情况酌情给予，每日用量为 100～400 μg；5 岁以下每日用量为 100～200 μg。维持量亦应个体化，以减至最低剂量又能控制症状为准。

(2)过敏性鼻炎：鼻喷，一次服用 50～200 μg，每日 2 次。

5.不良反应

同其他吸入性糖皮质激素类药物。

6.注意

同其他吸入性糖皮质激素类药物。

7.制剂

气雾剂:每瓶 60 揿;120 揿(每揿 25 μg;50 μg;125 μg;250 μg)。喷鼻剂:每瓶 120 揿(每揿 50 μg)。

舒利迭复方干粉吸入剂(seretide):每瓶 60 揿;120 揿(每揿含昔萘酸沙美特罗/丙酸氟替卡松分别为 50 μg/100 μg;50 μg/250 μg;50 μg/500 μg)。

六、抗白三烯类药物

(一)扎鲁司特

1.其他名称

扎非鲁卡,安可来。

2.药理学

本品为长效口服的高度选择性半胱氨酰白三烯 Cys－LTs)受体拮抗剂,能与 LTC_4、LTD_4、LTE_4 受体选择性结合而拮抗其作用。本品既可拮抗白三烯的促炎症活性,也可拮抗白三烯引起的支气管平滑肌收缩,从而减轻哮喘有关症状和改善肺功能。使用本品不改变平滑肌对 β_2 受体的反应,对抗原、阿司匹林、运动及冷空气等所致的支气管收缩痉挛均有良好疗效,可减少激素与 β 受体激动剂用量。

3.适应证

①用于慢性轻至中度支气管哮喘的预防和治疗,尤其适于对阿司匹林敏感或有阿司匹林哮喘的患者或伴有上呼吸道疾病(如鼻息肉、过敏性鼻炎)者,但不宜用于治疗急性哮喘。②用于激素抵抗型哮喘或拒绝使用激素的哮喘患者。③严重哮喘时加用本品以维持控制哮喘发作或用以减少激素用量。

4.用法和用量

口服:成年人及 12 岁以上儿童,每次 20 mg,每日 2 次,餐前 1 小时或餐后 2 小时服用。用于预防哮喘时,应持续用药。

5.不良反应

可有轻微头痛、咽炎、鼻炎及胃肠道反应。偶见转氨酶、胆红素升高、皮疹、创伤后凝血功能障碍、粒细胞缺乏。罕见变态反应。

6.注意

(1)少数服用本品的激素依赖型哮喘患者,在撤除激素治疗时可出现嗜酸性粒细胞增多、心肌病、肺浸润和以全身血管炎为特点的 Churg－Strauss 综合征(变应性脉管炎和肉芽肿病)。

(2)妊娠期及哺乳期妇女及肝功能不全患者慎用。

7.药物相互作用

(1)扎鲁司特在肝脏经 CYP2C9 药酶代谢,并抑制 CYP2C9 活性,可升高其他 CYP2C9 抑制剂如抗真菌药氟康唑、他汀类调血脂药血药浓度。

(2)本品亦可抑制 CYP2D6 活性,使经该药酶代谢的 β 受体拮抗药、抗抑郁药和抗精神病药的血药浓度升高。

(3)阿司匹林可使扎鲁斯特血药浓度升高。

(4)本品与华法林合用可增高华法林的血药浓度,使凝血酶原时间延长。

(5)红霉素、茶碱及特非那定可降低本品的血药浓度。

8.制剂

片剂:每片 20 mg;40 mg。

(二)孟鲁司特钠

1.其他名称

蒙泰路特钠,孟鲁司特,顺尔宁。

2.药理学

本品为高选择性半胱氨酰白三烯(Cys-LTs)受体拮抗剂,通过抑制 LTC_4、LTE_4 与受体的结合,可缓解白三烯介导的支气管炎症和痉挛状态,减轻白三烯所致的激惹症状,改善肺功能。

本品口服吸收迅速而完全。成年人空腹服用 10 mg 薄膜包衣片后,于 3 小时达到峰血浆浓度。平均口服生物利用度为 64%。普通饮食对口服生物利用度和 C_{max} 无影响。99% 的本品与血浆蛋白结合。本品几乎被完全代谢,细胞色素 P450 3A4 和 2C9 与其代谢有关。本品及其代谢物几乎全经由胆汁排泄,在健康受试者本品平均血浆半衰期为 $2.7\sim5.5$ 小时。

3.适应证

本品用于预防支气管哮喘和支气管哮喘的长期治疗。也用于治疗阿司匹林敏感的哮喘,预防运动性哮喘。对激素已耐药的患者本品亦有效。

4.用法和用量

口服:成人 10 mg,每日 1 次,每晚睡前服。$6\sim14$ 岁儿童 5 mg,每日 1 次。$2\sim6$ 岁儿童 4 mg,每日 1 次。

5.不良反应

使用本品有轻度头痛、头晕、嗜睡、兴奋,激惹、烦躁不安、失眠、感觉异常、触觉障碍及较罕见的癫痫发作、恶心、呕吐、腹痛、转氨酶升高等反应。

6.注意

(1)本品对哮喘急性发作无效,故不可骤然使用本品取代吸入型或口服糖皮质激素。

(2)本品与支气管扩张剂及肾上腺皮质激素合用可减少后者的剂量。

(3)妊娠期、哺乳期妇女及幼儿慎用。

7.药物相互作用

(1)孟鲁司特钠经肝脏 CYP3A 药酶代谢,可使经该肝药酶代谢的药特非那定、阿司咪唑、西沙必利、咪哒唑仑或三唑仑的血药浓度升高或毒性增加。

(2)依非韦伦、茚地那韦可诱导 CYP3A 活性,合用时可降低本品血药浓度。

(3)克拉霉素、红霉素、酮康唑、齐多夫定、沙奎那韦可抑制 CYP3A 活性,合用时升高本品血药浓度或毒性。

8.制剂

片剂:每片 4 mg;5 mg。包衣片:10 mg。

第四章　循环系统临床用药

第一节　调节血脂药

人体血液中的脂肪主要有三种：三酰甘油、胆固醇及磷脂，它们都在不同程度上与载脂蛋白结合成微粒状的脂蛋白。人体血浆中的脂蛋白有 4 种：①高密度脂蛋白（HDL），对冠状动脉有保护作用和促使其免遭粥样硬化作用；②低密度脂蛋白（LDL），运转外源性胆固醇，其增高可产生高胆固醇血症；③极低密度脂蛋白（VLDL），主要运转内源性三酰甘油，其增高则产生高三酰甘油血症和高胆固醇血症；④乳糜微粒（CM），主要运转外源性三酰甘油，血浆中 CM 升高可引起明显的高三酰甘油血症。高脂血症是一种常见的心血管疾病，系人体脂代谢失调所致，主要是指血清总胆固醇（TC）、三酰甘油（TG）水平过高，血低密度脂蛋白胆固醇（LDL－C）水平过高或血高密度脂蛋白胆固醇（HDL－C）水平过低。高脂血症是导致动脉粥样硬化的一个重要因素，是公认的高血压、冠心病和脑血管意外的主要危险因素，同时它又与许多疾病相关。因此，纠正脂代谢紊乱，对改善冠心病、高血压及相关疾病的症状，降低脑血管意外的发生具有十分重要的意义。临床上将高脂血症分为高胆固醇血症、混合型高脂血症、高三酰甘油血症和低密度脂蛋白血症四类。

凡能使 LDL、VLDL、TC、TG 降低，或使 HDL 升高的药物，都有抗动脉粥样硬化作用，统称为调节血脂药。

一、抑制肝脏胆固醇合成药

抑制肝脏胆固醇合成药有洛伐他汀（美降之）、普伐他汀（普拉固）、辛伐他汀（舒降之）、氟伐他汀等，属羟甲基戊二酰辅酶 A 还原酶抑制药，又称他汀类药物。本类药对降低 TC 及 LDL 十分有效，对 TG 也有降低作用，适用于高胆固醇血症。

（一）体内过程

除氟伐他汀外，本类药物吸收皆不完全，洛伐他汀和普伐他汀的吸收可受食物干扰。

（二）作用

1.降低血浆胆固醇

他汀类竞争性抑制羟甲基戊二酰辅酶 A 还原酶（肝合成胆固醇的限速酶），使肝内胆固醇合成减少；还可通过自身调节机制，代偿性刺激低密度脂蛋白受体合成和数量的增加，从而增加 VLDL 和 LDL 的消除，升高 HDL 水平，降低血浆 TC 水平。降低 LDL－C 作用以洛伐他汀最强，普伐他汀最弱。

2.降低血小板活性

普伐他汀能抑制血小板血栓烷素 B，并抑制血小板的聚集功能，从而阻止血栓形成。

(三)用途

本品适用于原发性高胆固醇血症、继发性高胆固醇血症,预防冠心病的发生,防止经皮穿刺冠状动脉内球囊成形术后再狭窄。因肝细胞表面缺乏低密度脂蛋白受体,对纯合子家族性高胆固醇血症无效。

(四)不良反应及应用注意

1.肌毒性

有肌触痛、肌无力、肌酸磷酸激酶(CK)升高,最严重的是骨骼肌溶解和急性肾衰竭,普伐他汀肌毒性症状发生率较低。

2.肝毒性

偶见血清转氨酶(ALT)升高。

3.其他不良反应

有恶心、腹痛等胃肠道反应,以及失眠、头痛、视觉障碍等神经系统反应。

4.药物相互作用

本品与苯氧酸类药物、烟酸类药物、红霉素、环孢素合用骨骼肌溶解症状可加重。

5.禁忌证

肾功能不全患者、孕妇及哺乳期妇女禁用。

二、促进胆固醇排泄药

促进胆固醇排泄药考来烯胺(消胆胺)和考来替泊(降胆宁)皆为季胺阴离子交换树脂,不溶于水,不易被消化酶破坏。

(一)作用和用途

利用本品阴离子交换树脂的功能,在肠道中与胆汁酸结合形成络合物随粪便排泄,阻断了胆汁酸的重吸收,从而激活 7-α-羟化酶,促使胆固醇变为胆汁酸,降低了 TC 及 LDL,适用于纯合子家族性高胆固醇血症以外的任何类型的高胆固醇血症。本品对高三酰甘油血症无效,对混合型高脂血症,需合用其他类型的调血脂药。

(二)不良反应及应用注意

1.胃肠道反应

常致恶心、呕吐、腹胀、便秘或腹泻等。

2.药物相互作用

本品与羟甲基戊二酰辅酶 A 还原酶抑制药合用,减弱肝脏合成胆固醇的能力,增强降脂作用;本品和阿司匹林、保泰松、洋地黄毒苷、地高辛、华法林、甲状腺素等合成难溶性复合物,从而妨碍这些药物的吸收;本品与香豆素类药物竞争血浆蛋白结合,增强后者疗效,引起出血;本品可减少脂溶性维生素 A、维生素 D、维生素 K、维生素 E 及钙盐的吸收。若合并用药需在用本药前 1 小时或用药后 4 小时服用。

3.长期应用

应适当补充脂溶性维生素和钙盐。

三、降低三酰甘油药

降低三酰甘油药主要是苯氧酸类,又称贝特类,常用药有吉非贝齐、苯扎贝特(必降脂)、非诺贝特（立平脂）、环丙贝特等。

（一）体内过程

口服吸收迅速而完全，t_{max} 为 2～4 小时，血浆蛋白结合率为 95％以上。各药 $t_{1/2}$ 不全相同，吉非贝齐的 $t_{1/2}$ 为 1.1 小时，苯扎贝特的 $t_{1/2}$ 为 2 小时，非诺贝特的 $t_{1/2}$ 为 20 小时，环丙贝特的 $t_{1/2}$ 为 17～42 小时。大部分以葡萄糖醛酸形式经尿排出。

（二）作用和用途

贝特类药物的基本作用是增加脂蛋白脂肪酶的活性，从而促进 VLDL 的降解，抑制肝对 VLDL 的合成和分泌，进而减少 LDL。适用于以 VLDL 升高为主的高脂蛋白血症，可降低冠心病发生率及病死率。

（三）不良反应及应用注意

（1）胃肠道反应：轻度腹泻、恶心等。

（2）其他反应：脱发，血常规及肝功能检查结果异常等。

（3）药物相互作用：本品与羟基甲基戊二酰辅酶 A 还原酶抑制药合用时，有引起心肌病的危险。

（4）本类药可引起胆石症，故胆管疾病患者、肥胖症者慎用，肝、肾功能不良者，以及孕妇禁用。

四、防止动脉内膜下胆固醇沉积药

（一）抗氧自由基药

抗氧自由基药可中断 LDL 被氧自由基氧化为 VLDL，因而影响患者粥样斑块的形成及动脉粥样硬化、常用药有维生素 E、维生素 C、普罗布考、泛硫乙胺等。

（二）保护动脉内膜的药

吡醇氨酯是一种抗动脉粥样硬化药，有抗感染、抗凝血和抗缓激肽的作用，尚能降低二磷酸腺苷（ADP）引起的血小板聚集。

（三）其他调整血脂药

1.亚油酸

亚油酸能够与胆固醇结合为酯，进而促进其降解为胆汁酸而随胆汁排泄。也有一定降低 TG 的作用。

2.烟酸及其衍生物

烟酸可降低心肌梗死发生率及冠心病病死率，但患者不良反应多，故限制其临床应用。但新一代烟酸类制剂阿西莫司（乐脂平）能抑制脂肪组织释放脂肪酸，减少血中 VLDL 和 LDL，从而使血中 TG 和 TC 水平降低，并促进 HDL－C 增加，用于各型高脂血症患者及伴有糖尿病和痛风的患者。

药物不良反应少，发展前景好。孕妇和哺乳期妇女慎用，肾功能不全者应酌情减量。消化性溃疡者禁用。

第二节 降血压药

一、雷米普利(ramipril)

(一)剂型规格

片剂:1.25 mg、2.5 mg、5 mg、10 mg。

(二)适应证

用于原发性高血压,可单用或与其他降压药合用;用于充血性心力衰竭,可单用或与强心药、利尿药合用;急性心肌梗死(2～9 天)后出现的轻至中度心力衰竭(NYHA Ⅱ 和 NYHA Ⅲ)。

(三)用法用量

1.成年人常规剂量

口服给药。①原发性高血压:开始剂量为一次 2.5 mg,每日 1 次,晨服。根据患者的反应,如有必要在间隔至少 3 周后将剂量增至每日 5 mg,每日 1 次。维持量为每日 2.5～5 mg,最大用量为 20 mg。如患者服用本药5 mg的降压效果不理想,应考虑合用利尿药等。②充血性心力衰竭:患者的开始剂量为一次 1.25 mg,每日 1 次,随后,可根据患者需要1～2 周后剂量加倍,每日 1 次或分 2 次给药。每日最大用量不超过 10 mg。③急性心肌梗死后(2～9 天)轻到中度心力衰竭患者:剂量调整只能在住院的情况下对血流动力学稳定的患者进行。必须非常严密地监测合并应用抗高血压药的患者,以免血压过度降低。起始剂量常为一次2.5 mg,早晚各 1 次。如果该起始剂量患者不能耐受(如血压过低),应采用一次 1.25 mg,早晚各 1 次。随后根据患者的情况,间隔1～2 天剂量可加倍,至最大日剂量 10 mg,早晚各 1 次。本药应在心肌梗死后 2～9 天内服用,建议用药时间至少为15 个月。

2.肾功能不全时剂量

开始剂量为每日 1.25 mg,最大日剂量为 5 mg。

3.肝功能不全时剂量

肝功能不全者对本药的反应可能升高或降低,在治疗初始阶段应密切监护。患者每日最大用量为2.5 mg。

4.老年人剂量

老年患者(>65 岁)应考虑采用低起始剂量(一日 1.25 mg),并根据血压控制的情况仔细调整用量。

5.其他疾病时剂量

有血压大幅度降低危险的患者(如冠状血管或者脑血供血管狭窄者)应考虑采用低起始剂量(1.25 mg/d)。

(四)注意事项

1.禁忌证

(1)对本药或其他 ACEI 过敏者。

（2）血管神经性水肿，包括：①使用其他 ACEI 曾引起血管神经性水肿；②遗传性血管性水肿；③特发性血管性水肿。

（3）孕妇。

（4）哺乳期妇女。

（5）孤立肾、移植肾、因双侧肾动脉狭窄而肾功能减退者。

（6）原发性醛固酮增多症患者。

（7）血流动力学相关的左心室流入流出障碍（如主动脉或二尖瓣狭窄）或肥厚型心肌病患者。

（8）急性心肌梗死后出现轻至中度心力衰竭，伴有以下情况时禁用本药。①持续的低血压［收缩压低于 12 kPa（90 mmHg）］。②直立性低血压［坐位 1 分钟后收缩压降低≥2.7 kPa（20 mmHg）］。③严重心力衰竭（NYHAⅣ）。④不稳定性心绞痛。⑤威胁生命的室性心律失常。⑥肺源性心脏病。

（9）因缺乏治疗经验，本药还禁用于下列情况。①正接受甾体、非甾体类抗感染药物，免疫调节剂和（或）细胞毒化合物治疗的肾病患者。②透析患者。③原发性肝脏疾病或肝功能损害患者。④未经治疗的、失代偿性心力衰竭患者。⑤儿童。

2.慎用

（1）多种原因引起的粒细胞减少（如中性粒细胞减少症、发热性疾病、骨髓抑制、使用免疫抑制药治疗、自身免疫性疾病如胶原性血管病、系统性红斑狼疮等引起者）。

（2）高钾血症。

（3）脑或冠状动脉供血不足（血压降低可加重缺血，血压大幅度下降可引起心肌梗死或脑血管意外）。

（4）肾功能障碍（可致血钾增高、白细胞减少，并使本药潴留）。

（5）严重心力衰竭或血容量不足。

（6）肝功能不全。

（7）严格限制钠盐、摄入或进行透析治疗者（首剂可能出现突然而严重的低血压）。

（8）主动脉瓣狭窄或肥厚性心肌病。

（9）缺钠的患者（应用本药可能突然出现严重的低血压与肾功能恶化）。

（10）外科手术/麻醉。

3.药物对儿童的影响

未对本药进行儿童用药的研究，故本药禁用于儿童患者。

4.药物对老年人的影响

老年患者（＞65 岁）对 ACEI 的反应较年轻人明显，同时使用利尿药、有充血性心力衰竭或肝肾功能不全的老年患者，应慎用本药。

5.药物对妊娠的影响

孕妇（尤妊娠中晚期）可能导致胎儿损伤甚至死亡，故孕妇禁用本药。美国药品食品监督管理局（FDA）对本药的妊娠安全性分级为 C 级（妊娠早期）和 D 级（妊娠中晚期）。

6.药物对哺乳的影响

本药可通过乳汁分泌,哺乳期妇女禁用。

7.用药前后及用药时应当检查或监测

(1)建议短期内检查血清电解质、肌酸酐浓度和血常规(尤其是白细胞计数),尤其是在治疗开始时,以及处于危险中的患者(肾功能损害和结缔组织疾病患者),或者使用其他可能引起血常规变化的药物治疗的患者(如免疫抑制药、细胞抑制药、别嘌呤醇、普鲁卡因酰胺)。肾功能障碍或白细胞缺乏者,在最初 3 个月内应每 2 周检查白细胞计数及分类计数 1 次,此后定期检查。用药期间,患者如有发热、淋巴结肿大和(或)咽喉疼痛症状,应立即检查白细胞计数。

(2)尿蛋白检查,每月 1 次。

(3)用药前和用药期间,应定期检查肝功能。

(4)对于较高肾素-血管紧张素系统活性患者,由于 ACE 的抑制,存在突然明显血压下降和肾功能损害的危险。在这种情况下,如果第一次使用本药或者增加剂量,应严密监测患者生命体征,直到预期不会出现进一步的急性血压下降为上。

(五)不良反应

在使用本药或其他 ACEI 治疗期间,可能发生下列不良反应。

1.心血管系统

当本药和(或)利尿药增量时,偶可见血压过度降低(低血压、直立性低血压),表现为头晕、注意力丧失、出汗、虚弱、视觉障碍等症状,尤其是在使用本药治疗的初始阶段和伴有盐和(或)体液流失的患者(如已采用利尿治疗)、心力衰竭的患者(尤其是急性心肌梗死后)和严重高血压的患者;罕见晕厥。可能与血压明显下降相关的不良反应还有心动过速、心悸、心绞痛、心肌梗死、短暂性脑缺血发作(TIA)、缺血性脑卒中。可能出现心律失常或心律失常加重。血管狭窄引起的循环紊乱可能加重。还可能出现血管炎。

2.泌尿生殖系统

偶见肾损害或肾损害加重,个别病例可出现急性肾衰竭。罕见蛋白尿及蛋白尿伴肾功能恶化。有肾血管疾病(如肾动脉狭窄)、肾移植或伴有心力衰竭的患者容易出现这种情况。原来有蛋白尿的患者尿蛋白可能增加,但糖尿病肾病患者蛋白的排泄也可能减少。服用本药患者也有出现阳痿和性欲降低的报道。

3.代谢/内分泌系统

偶见血钠降低及血钾升高,后者主要发生在肾功能不全者或使用保钾利尿药的患者。糖尿病患者可观察到血钾浓度的升高。本药极少引起男子乳腺发育。

4.呼吸系统

患者可出现刺激性干咳,夜间和平卧时加重,在妇女和非吸烟者中更常见。少见支气管痉挛、呼吸困难、支气管炎、鼻窦炎或鼻炎、血管神经性水肿所致喉、咽和(或)舌水肿(黑种人 ACEI 治疗期间血管水肿的发生率较非黑种人高)。还可能出现支气管痉挛(特别是刺激性咳嗽的患者)。

5.消化系统

患者可见胃痛、恶心、呕吐、上腹部不适(某些病例胰酶升高)和消化功能紊乱。少见呕吐,腹泻,便秘,食欲丧失,口腔黏膜、舌或消化道炎症,口腔发干,口渴,肝功能异常(包括急性肝功能不全),肝炎,胰腺炎和肠梗阻(不全梗阻)。罕见致命性肝坏死。如果患者出现黄疸或显著的肝功能升高,必须停药并进行监护治疗。

6.皮肤

患者可见皮疹(个别病例为斑丘疹或苔癣样疹或黏膜疹)、风疹、瘙痒症,或者累及唇、面部和(或)肢体的血管神经性水肿,此时需停药。也可能发生较轻微的非血管神经性的水肿,如踝关节周围水肿。少见多形性红斑、Stevens-Johnson 综合征或者中毒性表皮坏死溶解。罕见天疱疮、银屑病恶化、银屑病样或天疱疮样皮肤或者黏膜病损、皮肤对光过敏、颜面潮红、脱发、甲癣及加重或诱发雷诺现象。某些皮肤反应可能伴有发热、肌肉痉挛、肌痛、关节痛、关节炎、血管炎、嗜酸粒细胞增多和(或)抗核抗体滴度增加。如发生严重的皮肤反应则应立即停药。

7.精神神经系统

患者少见头痛和疲劳,罕见困倦和嗜睡、抑郁、睡眠障碍、性欲减退、感觉异常、平衡失调、意识模糊、焦虑、神经质、疲乏、颤抖、听力障碍(如耳鸣)、视物模糊和味觉紊乱或者短暂丧失。

8.血液

患者可出现红细胞计数和血红蛋白浓度或血小板计数偶有下降,尤其在肾功能损害,结缔组织病或同时服用别嘌呤醇、普鲁卡因酰胺或一些抑制免疫反应的药物的患者。罕见贫血、血小板减少、中性粒细胞减少、嗜酸性粒细胞增多,个别患者出现粒细胞减少症或全血细胞减少(可能为骨髓抑制所致)、葡萄糖-6-磷酸脱氢酶缺乏症(G6PD)H 缺乏相关的溶血及溶血性贫血。

9.其他

尚未发现本药有致突变或致癌作用。

(六)药物相互作用

1.药物-药物相互作用

(1)本药与其他降压药合用时其降压作用加强。其中,其与引起肾素释放或影响交感活性的药物同用,较两者单独使用的作用大;本药与 β 受体阻滞药合用,较两者单独使用的作用小。

(2)本药与催眠药、镇静药、麻醉药合用患者血压明显下降。

(3)本药与其他扩血管药合用可能导致低血压,如合用,应从小剂量开始。

(4)本药与钾盐或保钾利尿药(如螺内酯、氨苯蝶啶、阿米洛利)合用可能引起血钾过高,合用时需严密监测血钾浓度。

(5)本药能增强口服降血糖药(如磺脲类及双胍类)和胰岛素的降糖效果,应注意有可能引起的血糖过度降低。

(6)本药与锂盐合用可降低锂盐的排泄,由此增强锂的心脏和神经毒性,故使用期间应密切监测患者的血锂浓度。

(7)本药与非甾体类抗感染药物、镇痛药(如吲哚美辛、乙酰水杨酸)合用:可能减弱本药的降压效果,还可能增加患者肾功能的损害,导致血清钾浓度升高的危险。

(8)麻黄含麻黄碱和伪麻黄碱,可降低抗高血压药的疗效。使用本药治疗的高血压患者应避免使用含麻黄的制剂。

（9）本药与地高辛、醋硝香豆素无明显相互作用。

（10）氯化钠可减弱本药的降压作用是，具有缓解心力衰竭症状的效果。

（11）本药与拟交感类血管升压药（如肾上腺素）合用：可能减弱本药的降压效果（推荐严密监测血压）。

（12）本药与别嘌醇、普鲁卡因酰胺、细胞生长抑制药、免疫抑制药（如硫唑嘌呤）、有全身作用的皮质醇类和其他能引起血常规变化的药物合用，增加血液学反应的可能性，尤其血液白细胞计数下降，白细胞减少。

（13）本药与环孢素合用可使患者肾功能下降。

（14）本药与别嘌醇合用可引起患者超敏反应。

（15）本药与肝素合用，可能升高血清钾浓度。

（16）服用本药的同时使用昆虫毒素脱敏治疗，存在严重过敏样反应的危险（如休克）。

2.药物—酒精/尼古丁相互作用

酒精可提高本药的降压能力，本药可加强酒精的效应。

3.药物—食物相互作用

从饮食中摄取过量的盐可能会减弱本药的降压效果。

二、缬沙坦（valsartan）

（一）剂型规格

胶囊：40 mg、80 mg、160 mg。

（二）适应证

用于治疗各类轻至中度的高血压，尤其适用于对 ACEI 不耐受的患者。可单独或与其他抗高血压药物（如利尿药）联合应用。

（三）用法用量

1.成年人常规剂量

口服给药：推荐剂量为一次 80 mg，每日 1 次，可以在进餐时或空腹时服用，建议每日在同一时间用药（如早晨）。降压作用通常在服药 2 周内出现，4 周时达到最大疗效。对血压控制不满意的患者，2～4 周后剂量可增至一次 160 mg，每日 1 次，也可加用利尿药。维持量为一次80～160 mg，每日 1 次。

2.肾功能不全时剂量

轻至中度肾功能不全患者无须调整剂量。

3.肝功能不全时剂量

非胆管源性及胆汁淤积性肝功能不全患者无须调整剂量。轻至中度肝功能不全患者本药剂量不应超过每日 80 mg。

4.老年人剂量

老年患者不需调整给药剂量。

（四）注意事项

（1）禁忌证：①对本药或其他血管紧张素受体拮抗药过敏者；②孕妇；③对严重肾衰竭（肌酐清除率＜10 mL/min）的患者（尚无用药经验）。

（2）慎用：①肝、肾功能不全者；②单侧或双侧肾动脉狭窄者；③低血钠或血容量者；④胆汁淤积或胆管阻塞者；⑤主动脉瓣或左房室瓣狭窄患者；⑥血管神经性水肿患者；⑦冠状动脉疾病患者；⑧肥厚型心肌病患者；⑨需要全身麻醉的外科手术患者。

（3）药物对儿童的影响：本药在儿童中的用药安全性和疗效尚不明确。尚无儿童用药的经验。

（4）药物对老年人的影响：尽管本药对老年人的全身性影响多于年轻人，但并无任何临床意义。

（5）药物对妊娠的影响：动物试验证明本药可致胎仔发育畸形和死亡。尽管目前尚无人类用药经验，鉴于 ACEI 的作用机制，不能排除其对胎儿的危害：胎儿从妊娠中期开始出现肾灌注，后者依赖于肾素－血管紧张素－醛固酮系统（RAAS）的发育，妊娠中、晚期应用本药，风险增高。因此，同任何直接作用于 RAAS 的药物一样，本药不能用于孕妇。美国药品和食品管理局（FDA）对本药的妊娠安全性分级为 C 级（妊娠早期）和 D 级（妊娠中、晚期）。

（6）药物对哺乳的影响：动物试验本药可经乳汁排出，但尚不明确其在人体是否如此，故哺乳期妇女不宜用药。

（7）用药前后及用药时应当检查或监测患者血压、肾功能。

（五）不良反应

患者对本药的耐受良好，不良反应较少且短暂、轻微，一般不需中断治疗。与 ACEI 比较，本药很少引起患者咳嗽。

（1）发生率大于 1% 的不良反应有：头痛、头晕、病毒感染、上呼吸道感染、疲乏、眩晕、腹泻、腹痛、恶心、关节痛等。

（2）发生率小于 1% 的不良反应有：水肿、虚弱无力、失眠、皮疹、性欲减退，尚不知这些反应是否与本药治疗有因果关系。

（3）罕见血管神经性水肿、皮疹、瘙痒及其他超敏反应（如血清病、血管炎等过敏性反应）。

（4）实验室检查发现，极个别患者发生血红蛋白和血细胞比容降低、中性粒细胞减少，偶见血清肌酐、血钾、总胆红素和肝功能指标升高。

（5）尚未观察到本药有致突变、致畸或致癌作用。

（6）在临床试验中，极少数患者可出现关节炎、乏力、肌肉痛性痉挛、肌肉痛。

（7）其他：少数患者可导致病毒感染。

（六）药物相互作用

（1）本药与利尿药合用时，可增强其降压作用。

（2）本药与保钾利尿药（如螺内酯、氨苯蝶啶、阿米洛利）、补钾药或含钾盐代用品合用时，可使血钾升高。

（3）本药可增加锂剂的毒性反应，可能是增加锂剂在肾脏近曲小管的重吸收所致。

（4）麻黄含有麻黄碱和伪麻黄碱，可降低抗高血压药的疗效。使用本药治疗的高血压患者应避免使用含麻黄的制剂。

（5）尽管本药有较高血浆蛋白结合率，但体外实验表明，本药与其他血浆蛋白结合率高的药物（如双氯芬酸、呋塞米和华法林）之间无血浆蛋白结合方面的相互作用。

(6)本药与地高辛、西咪替丁、阿替洛尔、氨氯地平、吲哚美辛、氢氯噻嗪、格列本脲等联合用药时,未发现有临床意义的相互作用。

(7)由于本药基本不被代谢,所以它与细胞色素 P450 酶的诱导剂或抑制药通常不会发生有临床意义的相互作用。

三、利舍平(Reserpine)

(一)剂型规格

利舍平片:0.1 mg、0.25 mg。利舍平注射液:1 mL,1 mg;1 mL,2.5 mg。

(二)适应证

(1)本药用于轻、中度原发性高血压,尤其适用于伴精神紧张的患者,也常与肼屈嗪、氢氯噻嗪等合用治疗严重和晚期高血压。注射液可用于治疗高血压危象,但不推荐本药作为高血压治疗的第一线药物。

(2)本药用于治疗精神病性躁狂症状。

(三)用法用量

1.成年人常规剂量

(1)口服给药:高血压:一次 0.1～0.25 mg,每日 1 次,经过 7～14 天的剂量调整期,以最小有效剂量确定患者的维持量。一次最大用量为 0.5 mg。

(2)肌内注射:高血压危象:初量为 0.5～1 mg,以后按需要每 4～6 小时肌内注射 0.4～0.6 mg。

2.儿童常规剂量

口服给药:每日按体重 0.005～0.020 mg/kg 或按体表面积 0.15～0.60 mg/m² 给药,分 1～2 次服用。

(四)注意事项

1.交叉过敏

对萝芙木制剂过敏者对本药也过敏。

2.禁忌证

①对本药或萝芙木制剂过敏者。②活动性胃溃疡患者。③溃疡性结肠炎患者。④抑郁症(尤其是有自杀倾向的抑郁症)患者。⑤孕妇。

3.慎用

①心律失常、心肌梗死患者。②癫痫患者。③胆结石患者(本药可促使胆绞痛发作)。④帕金森病患者。⑤有精神抑郁史者。⑥嗜铬细胞瘤患者。⑦肾功能不全者。⑧有胃溃疡、胃肠功能失调等病史者。⑨呼吸功能差的患者。⑩年老体弱者。⑪哺乳期妇女。

4.药物对妊娠的影响

本药能透过胎盘,可使胎儿发生呼吸困难及呼吸道阻塞而危及胎儿生命。另外,还可能导致新生儿呼吸系统抑制、鼻黏膜充血、发绀、食欲减退、嗜睡、心动过缓、新生儿拥抱反射受抑制等。美国药品和食品管理局(FDA)对本药的妊娠安全性分级为 C 级。

5.药物对哺乳的影响

本药可进入乳汁,引起哺乳期婴儿呼吸道分泌增多、鼻充血、发绀、体温降低和食欲减退,哺乳期妇女应用时应权衡利弊。

6.药物对检验值或诊断的影响

(1)本药可使血清催乳素浓度增高。

(2)短期大量注射本药,可使患者尿中儿茶酚胺排出增多,而长期使用本药则使尿中儿茶酚胺排出减少。

(3)肌内注射本药,尿中香草基杏仁酸排出最初增加约40%,第2日减少,长期给药总排出量减少。

(五)不良反应

1.心血管系统

较少见心律失常、心动过缓、直立性低血压、下肢水肿等。

2.呼吸系统

较多见鼻塞,较少见支气管痉挛等。

3.精神神经系统

常见头痛、注意力不集中、精神抑郁、神经紧张、焦虑、多梦、说梦话、失眠,较少见手指强硬颤动等。精神抑郁的发生较隐匿,患者有自杀倾向,症状可出现于停药之后,并持续数月。

4.消化系统

较多见口干、食欲减退、恶心、呕吐、腹泻等。较少见胃痛、呕血及柏油样大便。胆石症患者还可促发胆绞痛。

5.泌尿生殖系统

患者常见性欲减退,可致阳痿。

(六)药物相互作用

1.药物与药物相互作用

(1)本药与利尿药或其他降压药合用,可使降压作用加强,应注意调整剂量。

(2)本药与中枢神经抑制药合用,可使中枢抑制作用加重。

(3)本药可使β阻滞药作用增强,导致心动过缓。

(4)胍乙啶及其同类药与本药合用,可增加直立性低血压、心动过缓及精神抑郁等不良反应。

(5)本药与洋地黄毒苷或奎尼丁合用,可引起心律失常,虽在常用剂量甚少发生,但大剂量使用时需小心。

(6)本药与肾上腺素、异丙肾上腺素、去甲肾上腺素、间羟胺、去氧肾上腺素等合用,可使拟肾上腺素类药物的作用时间延长。

(7)本药与左旋多巴合用,可引起多巴胺耗竭而致帕金森病发作。

(8)本药与麻黄碱、苯丙胺等合用,可使儿茶酚胺贮存耗竭,使拟肾上腺素类药物的作用受抑制。

(9)本药与三环类抗抑郁药合用,其降压作用减弱,抗抑郁药作用也受干扰。

(10)本药与布洛芬合用,可使本药降压效果减弱。

(11)本药可通过耗竭去甲肾上腺素的贮存而使美芬丁胺无效。

(12)育亨宾可使本药的降压作用减弱。

2.药物－酒精/尼古丁相互作用

本药与酒精同用,可使中枢抑制作用加重。

四、地巴唑(Bendazol)

(一)剂型规格

地巴唑片:10 mg、20 mg、30 mg。注射液:1 mL,10 mg。滴眼液:8 mL,8 mg。

(二)适应证

(1)本药用于轻度高血压,也可用于妊娠高血压综合征。

(2)本药用于心绞痛。

(3)本药用于脑血管痉挛及内脏平滑肌痉挛。

(4)本药用于脊髓灰质炎后遗症、外周颜面神经麻痹等神经疾患。

(5)滴眼液用于青少年假性近视。

(三)用法用量

1.成年人常规剂量

(1)口服给药。①高血压、胃肠痉挛:一次 10～20 mg,每日 3 次,每日最大量为 150 mg。②神经疾患:一次 5～10 mg,每日 3 次。

(2)静脉注射:治疗脑血管痉挛,一次 10～20 mg。

(3)皮下注射:治疗高血压、胃肠痉挛等,10～20 mg。

2.儿童常规剂量

经眼给药治疗青少年假性近视:本药滴眼液,首次使用时,每小时 4 次(每隔 15 分钟 1 次,每侧一次使用 1 滴,滴后闭目 5～10 分钟),用后查视力对比。以后每日睡前 1 小时滴 4 次,或上、下午各滴 2～3 次,连用7～14 天以巩固并提高疗效。

(四)注意事项

(1)禁忌证:①血管硬化症患者。②有单疱病毒发病史(即鼻翼两旁和四周有成簇性水疱)者,不宜用本药滴眼液。

(2)慎用:尚不明确。

(3)药物对妊娠期妇女的影响尚不明确。

(五)不良反应

(1)可有多汗、头痛、发热等。大剂量时可引起多汗、面部潮红、轻度头痛、头晕、恶心、血压下降。

(2)使用滴眼液可见眼部刺激反应。

(六)药物相互作用

药物的相互作用尚不明确。

第三节　抗心律失常药

正常心脏在窦房结的控制下按一定频率进行有节律的跳动,当心脏的冲动起源异常或冲动传导障碍时,均可引起心律失常。它有缓慢型与快速型之分,本节讨论的是治疗快速型心律失常的药物。

一、肌电生理简介

(一)心肌细胞膜电位

心肌细胞膜的静息电位,约为 90 mV,处于内负外正极化状态。当 Na^+ 内流逐渐增加,膜电位随之上升(负值减小),达到阈电位水平就激发可以扩布电流脉冲,形成动作电位,动作电位包括除极和复极两个过程,按其发生的顺序将动作电位分为 5 个时相,每个时相均由不同离子内流或外流所引起(图 4—1)。

0 相——快速除极期:Na^+/钠离子通道被激活,大量的 Na^+ 快速内流,使细胞内负电位转变为正电位。

1 相——快速复极初期:Na^+/钠离子通道关闭,是由钾短暂外流形成。

2 相——缓慢复极期(平台期):是由少量 Na^+ 及 Ca^{2+} 缓慢内流与 K^+ 外流所形成动作电位的平台。

3 相——快速复极末期:是 Ca^{2+} 停止内流,K^+ 快速外流所形成。0 相至 3 相的时程合称为动作电位时程(APD)。

4 相——静息期:通过 Na^+-K^+ 泵主动转运,泵出细胞内的 Na^+ 并摄入 K^+,最后细胞内外的离子浓度及分布恢复到除极前状态。在无自律性的心肌细胞 4 相处于水平的静息膜电位。而具有自律性的心肌细胞,如窦房结、房室结区、房室束及浦肯野纤维,在 4 相自动除极。根据动作电位除极化的速度及幅度,可将自律细胞分为快反应自律细胞(包括心房传导组织、房室束及浦肯野纤维)及慢反应自律细胞(包括窦房结及房室结)。快反应自律细胞 4 相自动除极速率主要与 Na^+ 内流有关,除极速率快,传导速度也快,呈现快反应电活动。慢反应自律细胞 4 相自动除极与 Ca^{2+} 内流有关,除极速率慢,传导速度也慢,呈慢反应电活动。当心肌发生病变,快反应细胞也可转变慢反应细胞,自律性降低。

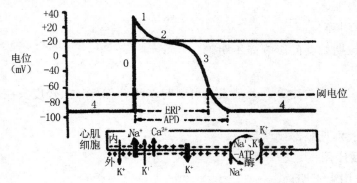

图 4—1　心肌细胞膜电位与离子转运示意图

ERP 为有效不应期 APD 为动作电位时程

(二)心肌电生理特性

1.自律性

一些心肌细胞能够在没有外来刺激的条件下,反复自动地发生节律性兴奋,这种特性称为自律性。自律性高低主要取决于舒张期自动除极速度即 4 相斜率,如 4 相斜率大则自律性高。凡能在快反应细胞4 相中抑制 Na^+ 内流、促进 K^+ 外流或在慢反应细胞减少 Ca^{2+} 内流的药物,都能使 4 相斜率降低,自律性降低。反之则使自律性升高。

2.传导性

传导性指心肌细胞有将冲动传布到邻近细胞的性能。动作电位 0 相除极化速率决定传导性。快反应自律细胞 0 相除极化是由 Na^+ 内流决定,慢反应自律细胞 0 相除极化是由 Ca^{2+} 内流决定,因而抑制 Na^+ 内流、抑制 Ca^{2+} 内流均可抑制传导。

3.有效不应期

从 0 相除极开始至复极过程中,膜内电位达为 $-60\ mV$ 时,这段时间称之为有效不应期(ERP),在 ERP 内心肌细胞对任何刺激不产生兴奋,或虽产生兴奋,但兴奋并不向周围扩布。一般 ERP 的长短与动作电位时程(APD)长短变化相适应,但程度可有不同。

二、心律失常发生机制

心律失常是由冲动形成异常和冲动传导异常或两者兼有所致。

(一)冲动形成异常

1.自律性升高

窦房结细胞动作电位 4 相 Ca^{2+} 内流增多或最大舒张电位减小,其自律性就会增高,引起窦性心动过速。其他自律细胞的 4 相除极加快或最大舒张电位减少时,其自律性也会升高,导致异位节律。

2.后除极与触发活动

后除极是在一个动作电位中继 0 相除极后所发生的除极,常表现为频率较快,振幅较小,振荡性波动。此时膜电位不稳定,容易引起异常冲动发放,此过程称为触发活动。其主要由 Ca^{2+} 或 Na^+ 内流增多所致。

(二)冲动传导异常

1.单纯性传导障碍

单纯性传导障碍包括传导减慢、传导阻滞等。其发生可能是与邻近细胞不应期长短不一致或病变引起的传导有关。

2.折返激动

折返激动是指冲动经传导通路折回原处而反复运行的现象。如图 4-2 所示,浦肯野纤维 A、B 两支与心室形成杯状,正常情况时冲动沿 A、B 两支同时到达心肌,激发除极与收缩,然后冲动各自消失在对方的不应期中。在病变时,如 A 支发生单向传导阻滞,冲动不能下传,而 B 支传导的冲动经过心肌后,可缓慢逆行经 A 支,再传回 B 支,若此时 B 支有效不应期已过,则冲动再沿 B 支下传到心室肌,形成冲动折返。这样,一个冲动折返可引起一个期前收缩(早搏),如连续多次折返,可引起一连串的期前收缩,呈现快速型心律失常。

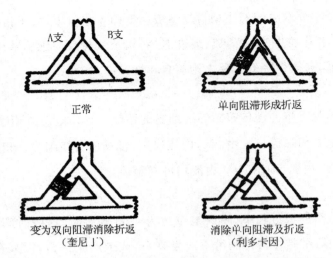

图 4-2 折返形成及抗心律失常药消除折返的机制示意图

三、抗心律失常药物的基本作用和分类

(一)抗心律失常药的基本作用

1.降低自律性

药物可通过抑制快反应细胞 4 相 Na^+ 内流或抑制慢反应细胞 4 相 Ca^{2+} 内流,减慢 4 相自动除极速率,降低自律性;也可通过促进 K^+ 外流增大最大舒张电位而降低自律性。

2.减少后除极与触发活动

药物抑制 Ca^{2+} 或 Na^+ 内流,就可以减少后除极与触发活动。

3.改变传导性

药物一方面可通过促进 K^+ 外流,加大膜电位(负值),使 0 相除极速率加快,改善传导,消除单向传导阻滞,终止折返冲动。另一方面通过抑制 K^+ 外流或 Ca^{2+} 内流或 Na^+ 内流,降低膜反应性而减慢传导,使单向传导阻滞变为双向传导阻滞,消除折返冲动,如奎尼丁。

4.延长有效不应期(ERP)

药物可以通过以下几种方式,延长 ERP,消除折返。

(1)延长 APD、ERP,但 ERP 延长更显著,由于在一个 APD 中 ERP 所占时间越长,冲动将有更多的机会落入 ERP 中,折返冲动易被消除。

(2)缩短 APD、ERP,但 APD 缩短更显著,所以 ERP/APD 比值加大,即 ERP 相对延长,易消除折返。

(3)使邻近细胞不均一的 ERP 趋向均一化而终止折返。一般延长 ERP 的药物,可使 ERP 较短的心肌细胞延长较多,使 ERP 较长的心肌细胞延长较少,从而使邻近细胞不均一的 ERP 趋向均一,减少或终止折返。反之亦然,缩短 ERP 的药物,则使 ERP 短者,缩短少些,ERP 长者,缩短多些。

(二)抗心律失常药的分类

用于抗心律失常的药物较多,根据其对心肌电生理的作用特点,可分为四类,其中Ⅰ类又分 A、B、C 三个亚类,见表 4-1。

表 4-1　抗心律失常药的分类

类别		代表药物	抗心律失常原理
Ⅰ类钠通道阻滞药	ⅠA类	奎尼丁、普鲁卡因胺	中度抑制0相除极化,减慢传导,延长 APD 和 ERP
	ⅠB类	利多卡因、苯妥英钠	轻度抑制0相除极化,减慢传导,延长 APD 和 ERP
	ⅠC类	普罗帕酮、氟卡尼	重度抑制0相除极化,减慢传导,APD 和 ERP 改变小
Ⅱ类 β受体阻断药		普萘洛尔、美托洛尔	抑制0相除极化,延缓传导,降低自律
Ⅲ类 选择性延长复极药		胺碘酮	延长 APD 与 ERP,延缓复极化
Ⅳ类 钙通道阻滞药		维拉帕米、地尔硫草	延长1相和2相复极化,抑制4相自动除极化,降低自律性,减慢传导

四、常用抗心律失常药

(一)Ⅰ类——钠通道阻滞药

1.ⅠA类药物

本类药物能适度减少除极时 Na^+ 内流,降低0相上升速率,降低动作电位振幅,减慢传导速度,通过减少异位起搏细胞4相 Na^+ 内流而降低自律性。

(1)奎尼丁:奎尼丁是由茜草科植物金鸡纳树皮中提得的生物碱,是抗疟药奎宁的右旋异构体。患者口服后,心肌中药物浓度为血浆中的10倍,$t_{1/2}$ 约为6小时,主要在肝脏代谢。

作用和临床应用:奎尼丁能降低自律性,对功能正常的窦房结自律性影响很小。可降低心房、心室、浦肯野纤维等的0相上升速度及膜反应性,因而减慢传导速度。还能明显延长 APD 和 ERP,而 ERP 的延长更为显著,故可消除折返。此外,尚有抑制心肌收缩力及阿托品作用。本品为广谱抗心律失常药,适用于阵发性室上性和室性心动过速、心房颤动、心房扑动及用于转律。

不良反应:较多,安全范围小,易出现毒性反应。①胃肠道反应:患者表现为恶心、呕吐、食欲不振、腹痛和腹泻等。②金鸡钠反应:一般与药物剂量无关。轻者出现胃肠不适、耳鸣、听力下降、视力模糊,重者出现复视、神志不清,甚至精神失常。③心血管反应:较严重,包括血压下降、心力衰竭、传导阻滞等,严重者可发生奎尼丁晕厥,并可出现心室颤动或心脏停搏等,应立即静脉滴注异丙肾上腺素或肌肉注射阿托品,静脉补钾及补镁等。④变态反应:可表现瘙痒、皮疹、发热、哮喘、血小板减少、粒细胞减少等。

用药注意及禁忌证如下。①本药与地高辛合用,使后者肾清除率降低而增加其血药浓度。②本药与双香豆素、华法林合用,竞争与血浆蛋白结合,使后者抗凝血作用增强。③肝药酶诱导剂苯巴比妥、苯妥英钠等加速其代谢,使患者血药浓度降低。④西咪替丁、钙通道阻滞药可减慢其在肝脏的代谢。⑤本药还可减慢三环类抗抑郁药、可待因在肝脏的代谢。⑥肝、肾功能不全、严重房室传导阻滞、心动过缓、低血压、强心苷中毒所致的心律失常禁用。

(2)普鲁卡因胺:普鲁卡因胺为局麻药普鲁卡因的衍生物。作用和临床应用:普鲁卡因胺的作用与奎尼丁基本相似,但抑制心脏传导以房室结以下为主。主要用于室性心律失常,包括室性期前收缩及室性心动过速;对房性心律失常也可选用,但对心房纤颤和心房扑动疗效较差。不良反应：变态反应较常见，表现为皮疹、药热、粒细胞减少等。用药过久少数患者出现全身红斑狼疮样综合征。长期应用也会出现恶心、呕吐等消化道症状，静脉注射可引起低血压及窦性心动过缓。低血压及支气管哮喘患者慎用，房室传导阻滞的患者禁用。

2.ⅠB 类药物

本类药物轻度抑制 Na^+ 通道，促进 K^+ 外流。能降低自律性，使 APD 和 ERP 均缩短，但 APD 缩短更明显，从而 ERP 相对延长。

(1)利多卡因：利多卡因为常用的局部麻醉，但也有抗心律失常的作用，口服无效，必须注射用药。

作用：治疗量的利多卡因能选择性地降低浦肯野纤维的自律性，改善传导，相对延长有效不应期(ERP)，明显提高心室致颤阈，而达到控制患者室性心律失常的目的。

临床应用：本药主要用于室性心律失常，对室性期前收缩、阵发性室性心动过速、心室纤颤等均有较好疗效。对强心苷中毒引起的室性心律失常也有较好疗效。对低血钾者，应先补钾，否则因心肌膜对 K^+ 通透性降低，而影响疗效。

不良反应：主要有头昏、兴奋、激动、嗜睡、语言与吞咽障碍等中枢神经系统症状。严重者可有短暂视力模糊、肌肉颤动、抽搐、呼吸抑制；剂量过大时可出现心率减慢、窦性停搏、房室传导阻滞、血压下降。超量可致惊厥、心脏骤停。

用药注意及禁忌证：①肝药酶抑制药如异烟肼，能减少利多卡因代谢，增强其作用。②肝药酶诱导剂如巴比妥类，能加速利多卡因代谢，减弱其作用。③普萘洛尔可延长利多卡因的半衰期而增强其作用。④利多卡因还可增强肌松药的肌松作用。⑤严重传导阻滞、伴有心动过缓的脑缺血综合征及对本药有过敏史者禁用。

(2)苯妥英钠：苯妥英钠既是一个良好的抗癫痫药，又是一个有效的抗心律失常药。其作用和用途与利多卡因相似，主要用于治疗室性心律失常，特别是对强心苷类药物中毒所致的快速性室性心律失常疗效更佳。对心肌梗死、心脏手术、麻醉、电复律等引起的室性心律失常也有效。

3.ⅠC 类药物

本类药物主要作用于浦肯野纤维，阻滞 Na^+ 通道作用强，明显降低 0 相上升速率，减慢传导；也降低 4 相自动除极化速率，降低自律性。对复极过程影响较小。

普罗帕酮兼有抑制 Na^+ 内流、β 受体阻断和钙拮抗三种作用；因毒性较大仅用于危及生命的室性心律失常。常见的不良反应有恶心、呕吐、味觉改变、头痛、眩晕，一般不须停药，严重时可致心律失常，如传导阻滞，窦房结功能障碍，加重心衰等。偶见粒细胞缺乏、红斑性狼疮样综合征。

(二)Ⅱ类——β 受体阻断药

常用于治疗心律失常的 β 受体阻断药有普萘洛尔、阿替洛尔、美托洛尔、吲哚洛尔等，现以普萘洛尔为代表药加以介绍。

1.作用

普萘洛尔主要通过 β 受体阻断作用降低自律性，减慢传导，发挥抗心律失常作用，其口服吸收完全，但首关效应达到 70%，口服给药时应加大剂量，个体差异大，主要在肝脏代谢。

2.临床应用

本药适用于治疗与交感神经兴奋过高有关的各种心律失常。对窦性心动过速、心房纤颤、心房扑动及阵发性室上性心动过速疗效好；对由运动、情绪激动、甲状腺功能亢进等诱发的室性心律失常也有效；普萘洛尔尚有抗心绞痛和抗高血压的作用，故对伴有心绞痛或高血压的心律失常患者更为适用。

3.不良反应和注意事项

本药可引起窦性心动过缓、房室传导阻滞、低血压、心力衰竭等，对有窦性心动过缓、房室传导阻滞、支气管哮喘或慢性肺部疾患的患者禁用。

（三）Ⅲ类——延长动作电位时程（APD）药

胺碘酮（乙胺磺呋酮）：胺碘酮抗心律失常的特点是广谱、长效。口服吸收缓慢，起效慢，主要在肝脏代谢，胆汁排泄，消除缓慢，停药后作用可持续4～6周。静脉注射10分钟显效，维持时间为1～2小时。

1.作用

胺碘酮能阻滞 K^+ 通道，较明显的抑制复极过程，延长 APD 和 ERP；能松弛冠状动脉和周围血管平滑肌，增加冠状动脉血流量，减轻心脏负荷，减少心肌耗氧。

2.临床应用

本品适用于各种室上性和室性心律失常，如心房纤颤、心房扑动、心动过速及预激综合征等。对室性心动过速、室性期前收缩也有效。

3.不良反应和注意事项

本药的不良反应有胃肠道反应、角膜褐色微粒沉着，偶见肺纤维化。因其含碘，长期服用可影响甲状腺功能，对本药或碘过敏、甲亢、心动过缓、房室传导阻滞等患者禁用。

（四）Ⅳ类——钙通道阻滞药

1.维拉帕米（戊脉安、异搏定）

（1）作用：维拉帕米能选择性阻滞 Ca^{2+} 通道，抑制 Ca^{2+} 内流，降低自律性，减慢传导速度和延长 ERP，减慢心率；还能扩张冠状动脉和外周血管，增加冠状动脉流量，降低血压，减轻心脏负荷。

（2）临床应用：维拉帕米是治疗阵发性室上性心动过速的首选药，能使80％以上的患者转为窦性节律，对房性心动过速也有良好效果，还可用于高血压，心绞痛的治疗。

（3）不良反应：维拉帕米有恶心、呕吐、头痛、眩晕、颜面潮红等不良反应症状。静脉注射时可引起窦性心动过缓和低血压，必要时可用葡萄糖酸钙或阿托品纠正。

（4）用药注意及禁忌证。①不宜与 β 受体阻断药或地高辛合用。②禁用于窦房结疾患、房室传导阻滞、心力衰竭及心源性休克者。老年人，尤其是心、肾功能不全者应慎用。

2.地尔硫草

地尔硫草的抗心律失常作用与维拉帕米相似，口服起效较快，可用于阵发性室上性心动过速和心房颤动。

第四节　强心药

心脏功能不全又称心力衰竭(heart failure,HF),是心脏泵血功能不全的一种综合征,是指在静脉回流适当的情况下,心脏不能排出足量血液来满足全身组织代谢的需要。早期机体可动员一些代偿机制以维持全身循环的稳定,如使心肌增生,提高前负荷,反射性兴奋交感神经甚至激活肾素－血管紧张素－醛固酮系统及精氨酸加压素系统,此时的心脏泵功能处于完全代偿阶段,但随着病情发展,交感神经张力及肾素－血管紧张素－醛固酮系统活性过高,使机体内水、钠潴留过多,心脏前、后负荷过重而进一步损害心脏舒缩功能,机体血流动力学状态陷入恶性循环,心脏泵血功能失代偿,心排血量更趋减少,静脉系统血液明显淤滞而进入充血性心力衰竭(congestive heart failure,CHF),即成为慢性心功能不全。

用于减轻心脏负荷,提高和改善心脏功能,治疗 HF 的药物称为抗心功能不全药或强心药,临床用于抗 CHF 药主要有 8 类。

(1)强心苷(即强心性配糖体):是一类选择性作用于心脏,增加心肌收缩力,改善心肌功能的药物。常用药物有地高辛、甲地高辛、毛花丙苷、毒毛花苷 K。

(2)非苷类正性肌力作用药:非苷类或非儿茶酚胺类正性肌力作用类(双氢吡啶类),药物有氨力农、米力农、依诺昔酮、司喹南、左西孟坦。

(3)β受体激动药:β₁ 受体激动药长期应用难以见效,因心功能不全患者心肌 β₁ 受体密度已下降,β₁ 受体部分激动药却有良效,当 HF 患者交感张力低下时,它激动 β₁ 受体而改善收缩及舒张功能,在劳累运动时,可阻断 β₁ 受体而使心率不增快。常用药物有异丙肾上腺素、多巴胺、多巴酚丁胺、对羟苯心安、吡布特罗、普瑞特罗、扎莫特罗。

(4)β受体阻滞药:近几十年来进展迅速,药物品种已近百个,在对抗心绞痛、心律失常、高血压上显示了良好效果,其重要性已得到全球医药界的认可。其进展历程从对受体无择性到有选择性,继而兼具α₁ 受体阻滞药和非选择性β受体阻滞药。

由于历史和认识上的偏差,既往β受体阻滞药在治疗 HF、AMI 上曾有所禁忌,但由于循证医学的发展,近年来,多项大样本临床研究证实,β受体阻滞药长期治疗可改善慢性 HF 者的心脏功能、左室功能,提高射血分数,降低死亡率,成为当前治疗慢性 HF、AMI 的重要手段。公认首选药有选择性β受体阻滞药比索洛尔、美托洛尔和非选择性的卡维地洛、布新洛尔。

(5)血管扩张药:通过扩张外周血管,使静脉扩张,静脉回流减少,心脏前负荷下降,进而降低肺楔压,减轻肺淤血。若能扩张小动脉,使外周血管阻力降低,后负荷下降,则由于心脏前、后负荷降低,室壁肌张力和心肌耗氧量相应下降,从而改善泵血功能。其药物包括硝酸酯类(硝酸甘油、硝酸异山梨酯)、米诺地尔、肼屈嗪、硝普钠、哌唑嗪、硝苯地平。

(6)利尿药:可消除钠潴留、水潴留,减少循环血容量,有利降低心脏前、后负荷,改善心脏功能。常用药物有氢氯噻嗪类、呋塞米、依他尼酸。

(7)血管紧张素转换酶抑制药:可扩张血管,防止并逆转心肌肥厚与构形重建,降低心功能不全的病死率。代表药有卡托普利、依那普利、赖诺普利、福辛普利。

(8)钙敏化剂:开拓治疗 HF 的途径,其增强心肌收缩蛋白对钙离子的敏感性。药物有伊索马唑、匹莫苯。

此外,钙增敏药左西孟坦已问世,可用于急性 HF;由 32 个氨基酸组成的多肽类激素奈西利肽也可用于急性代偿性充血性 HF 所致的呼吸困难。展望未来的 HF 治疗药物,有待于两个方面的突破:①强化、扩大对各种激活的神经内分泌细胞因子的抑制,如内皮素通路、中性内肽酶、加压素、肿瘤坏死因子等拮抗剂;②干细胞及基因治疗。

一、左西孟坦(levosimendan)

(一)其他名称
西米达克,Simdax。

(二)剂型规格
西米达克注射剂,每支 50 mg。

(三)适应证
本品用于急性心力衰竭。

(四)用法用量
静脉注射或静脉滴注。初始以 12 mg/kg 负荷量静脉注射 10 分钟,后以 0.1 mg/(kg·min)滴注;用药 30～60 分钟后观察疗效,滴速可调整为 0.2～0.5 mg/(kg·min),维持 6～24 小时滴注。应用前稀释于 5％葡萄糖注射液中,治疗中可不进行损伤性检测,但可进行心电图、血压、心率、排尿量和症状的监测。

(五)不良反应
常见有头痛、低血压,发生率均为 5％;偶见有心动过速和心悸。

(六)禁忌证
对本品过敏患者禁用。妊娠期及哺乳期妇女慎用。

(七)药物相互作用
如与其他血管扩张剂同时应用,可增加所致低血压的发生率。

二、多非利特(dofetilide)

(一)其他名称
替考辛,Tikosyn。

(二)剂型规格
替考辛胶囊剂,每粒 125 μg、250 μg 和 500 μg。

(三)适应证
本品用于心力衰竭、心律失常、心房颤动的治疗。

(四)用法用量
口服,每次 500 μg,每日 2 次。于患者进入监护室的 72 小时内开始应用。

(五)不良反应
本品的安全性主要考虑转复心律时的剂量相关性反应。

(六)禁忌证
对本品过敏患者禁用。

(七)药物相互作用

本药与干扰阳离子转运的药物如西咪替丁、酮康唑、甲氧苄啶单剂或与磺胺甲恶唑、丙氯拉嗪、甲地孕酮等及经 CYP3A4 代谢的药物如维拉帕米等合用,均可引起本品血药浓度增加,因此禁止与本品同服。CYP3A4 酶抑制药如大环内酯类抗生素、咪唑类抗真菌药、蛋白酶抑制药、选择性 5－HT 再摄取抑制药、葡萄汁也可引起本品血药浓度增加,但作用较轻微。同时,本品不宜与使 QTc 延长的药物如索他洛尔、胺碘酮、三环类抗抑郁剂、吩噻嗪类药、西沙必利及其他大环内酯类抗生素同时服用。本品与华法林或地高辛未见明显的相互作用。

三、伊布利特(Ibutilide)

(一)其他名称

依布替利,Corvert。

(二)剂型规格

依布替利注射剂:0.1‰,10 mL,1 mg。

(三)适应证

本品用于快速房颤、房搏的治疗。

(四)用法用量

静脉注射。体重大于 60 kg 者首剂 1 mg,于 10 分钟内静脉缓注;体重小于 60 kg 者,首剂0.01 mg/kg。

(五)不良反应

常见不良反应有恶心、呕吐。另有引起非持续性或持续性室速及尖端扭转型室速(Tdp)危险。

(六)禁忌证

妊娠及哺乳期妇女禁用;对本品过敏患者禁用;有严重心动过缓、严重心力衰竭、低钾血症、低镁血症、低血压、原有 QT 期间延长和 Tdp 发作史的患者禁用。

(七)注意事项

老年人伴随年龄的增长肾功能也逐渐减退,宜综合考虑肾功能调整剂量。用药期间应严密监测患者的血压和心电图。

(八)药物相互作用

本品可增加洋地黄的毒性,加重后者造成的心律失常。本品与奎尼丁、普鲁卡因胺合用有相互拮抗作用,影响各自的疗效。

四、奈西立肽(nesiritide)

(一)其他名称

人体 B 型钠肽,Natrecor。

(二)剂型规格

奈西立肽注射剂(冻干粉针),每支 1 mg。

(三)适应证

本品用于急性代偿性 CHF 时呼吸困难的治疗。

（四）用法用量

静脉注射或静脉滴注。首次 2 μg/kg 静脉注射后，后以 0.01 μg/(kg·min)连续静脉滴注，初始用药不应大于推荐剂量。

（五）不良反应

患者不良反应常见有低血压，发生率与硝酸甘油相似。

（六）禁忌证

对本品过敏患者禁用；妊娠期及哺乳期妇女禁用；收缩压低于12 kPa(90 mmHg)者、机械通气者、可疑血容量不足或心源性休克患者、对静脉用硝酸甘油不耐受患者及对其他血管扩张剂有禁忌证的患者禁用。

（七）注意事项

治疗期间应密切监测血压，患者出现低血压时立即停用，一旦血压稳定后，减少30％的剂量重新应用，需要加大剂量时，应逐渐增量，最大用量为 0.03 μg/(kg·min)；初始治疗不应大于推荐剂量；肾功能减退患者不需调整剂量，因其代谢主要通过受体和酶降解。

（八）药物相互作用

可与利尿药、多巴胺、多巴酚丁胺、硝酸甘油联合应用。

第五节　抗动脉粥样硬化药

动脉粥样硬化是缺血性心脑血管病的病理基础。在我国，心脑血管病发病率与病死率近年也明显增加。因而，抗动脉粥样硬化药的研究日益受到重视。动脉粥样硬化病因、病理复杂，本类药物涉及面较广。主要介绍调血脂药、抗氧化药、多烯脂肪酸类及保护动脉内皮药等。

血脂以胆固醇酯(CE)和三酰甘油(TG)为核心，胆固醇(Ch)和磷脂(PL)构成球形颗粒。再与载脂蛋白(apo)相结合，形成脂蛋白溶于血浆进行转运与代谢。脂蛋白可分为乳糜微粒(CM)、极低密度脂蛋白(VLDL)、中间密度脂蛋白(IDL)、低密度脂蛋白(LDL)和高密度脂蛋白(HDL)等。

一、HMG－CoA 还原酶抑制药

HMG－CoA 还原酶抑制药又称为他汀类药(statins)，从真菌培养液中提取，用于临床的有洛伐他汀、普伐他汀、辛伐他汀以及人工合成的氟伐他汀、阿伐他汀等。

（一）体内过程

除氟伐他汀口服吸收完全而迅速，不受食物的影响外，其他药物口服均吸收不完全，且易受食物的影响。药物大部分经肝代谢灭活，小部分经肾原形排泄。

（二）药理作用

HMG－CoA 还原酶是合成胆固醇的限速酶，因此能在肝脏竞争抑制 HMG－CoA 还原酶，从而阻碍内源性胆固醇的合成，降低血浆总胆固醇水平。此外，他汀类药物还具有提高血管平滑肌对扩张血管物质的反应性、抑制血管平滑肌细胞增生、迁移和促进其凋亡、减少动脉壁泡沫细胞的形成、抑制巨噬细胞和单核细胞的黏附和分泌功能、抑制血小板聚集等作用。

(三)临床应用

他汀类药是原发性高胆固醇血症、杂合子家族性高胆固醇血症,以及糖尿病和肾性高脂血症的首选药。

(四)不良反应

该类药物不良反应轻,少数患者可有:①轻度胃肠道反应、头痛和皮疹;②血清转氨酶升高,肝病患者慎用或禁用;③无力、肌痛、肌酸磷酸激酶(CK)升高等骨骼肌溶解症状,普伐他汀不易进入骨骼肌细胞,此反应轻,与苯氧酸类、烟酸类、红霉素、环孢素合用则症状加重。

二、胆汁酸结合树脂

胆汁酸结合树脂是碱性阴离子交换树脂,不溶于水,不易被消化酶破坏,常用药物有考来烯胺(消胆胺)和考来替泊(降胆宁)。胆固醇在肝脏经 $7-\alpha$ 羟化酶转化为胆汁酸排入肠道,95%被肠道重吸收形成肝肠循环,胆汁酸可反馈抑制 $7-\alpha$ 羟化酶而减少胆汁酸的合成,肠道胆汁酸有利于胆固醇的吸收。这类药物与胆汁酸结合而妨碍胆固醇的吸收,达到降血脂的目的,主要用于治疗高胆固醇血症。常见的不良反应有恶心、腹胀、便秘等;长期使用可引起水溶性维生素缺乏;该药以氯化物形式出现,可引起高氯性酸中毒;可妨碍噻嗪类、香豆素类、洋地黄类药物吸收。

三、烟酸

烟酸是广谱调血脂药,用药 1～4 天可使 VLDL 和 TG 下降,与考来烯胺合用作用增强。其调血脂作用可能与抑制脂肪酶活性,肝脏合成 TG 的原料减少而使 VLDL 合成减少,继而引起 LDL 生成较少有关。可用于高脂血症和心肌梗死的治疗。可引起皮肤潮红、瘙痒等,服药前30 分钟服用阿司匹林可缓解;也可引起恶心、呕吐、腹泻等胃肠刺激症状;大剂量使用可引起高血糖和高尿酸血症及肝功能异常。

四、苯氧酸类

苯氧酸类常用药物有吉非罗齐(吉非贝齐)、苯扎贝特、非诺贝特、环丙贝特等。此类药物可明显降低血浆 TG、VLDL,中度降低 TC 和 LDL−C,升高 HDL。此外还具有抑制血小板聚集、抗凝血、降低血浆黏度、增加纤溶酶活性作用。该类药物主要用于高脂血症。不良反应有恶心、腹痛和腹泻等,偶见皮疹、脱发、视力模糊、血常规和肝功能异常等。

五、不饱和脂肪酸类

不饱和脂肪酸类(PUFAs),主要存在于玉米、葵花子等植物油中,也存在于海洋生物藻、鱼及贝壳类中。此类药物使血浆 TC 和 LDL−C 下降,TG、VLDL 明显下降,HDL−C 升高;也有抑制血小板聚集、使全血黏度下降、红细胞可变性增加、抑制血管平滑肌向内膜增生和舒张血管等作用。上述作用均有利于防治动脉粥样硬化。该类药物能竞争性地抑制花生四烯酸利用环氧酶,减少 TXA_2 的生成,其抗血小板作用可能与此有关。临床除用于降血脂外,也可用于预防血管再造术后的再梗阻。

六、抗氧化剂

氧自由基可对 LDL 进行氧化修饰,形成氧化修饰的 LDL,有细胞毒性,通过以下途径促进动脉粥样硬化形成。①抑制 LDL 与其受体结合和巨噬细胞游走,使 LDL 不能被清除而沉积在动脉内壁下。②可损伤血管内皮。③促进血小板、白细胞与内皮细胞黏附。④分泌生长因子,造成血管平滑肌过度生长。

(一)维生素 E

维生素 E 苯环的羟基失去电子或 H^+,可清除氧自由基和过氧化物,也可抑制磷酯酶 A_2 和脂氧酶,减少氧自由基的生成,中断过氧化物和丙二醛生成。本身生成的生育醌又可被维生素 C 或氧化还原系统复原而继续发挥作用。能防止动脉粥样硬化病变过程。

(二)普罗布考(丙丁酚)

普罗布考口服吸收率低于 10%,且不规则,餐后服用吸收增加。降血脂作用弱,抗氧化作用强。主要与其他调血脂药合用治疗高胆固醇血症。用药后少数患者有消化道反应和肝功能异常;偶见嗜酸性粒细胞增加、感觉异常、血管神经性水肿;个别患者心电图 Q-T 间期延长。禁用于 Q-T 间期延长、心肌损伤的患者。

七、保护动脉内皮药

在动脉粥样硬化的发病过程中,血管内皮损伤有重要意义。机械、化学、细菌毒素因素都可损伤血管内皮,改变其通透性,引起白细胞和血小板黏附,并释放各种活性因子,导致动脉内皮进一步损伤,最终促使动脉粥样硬化斑块形成。所以保护血管内皮免受各种因子损伤,是抗动脉粥样硬化的重要措施。

硫酸多糖是一类含有硫酸基的多糖,从动物脏器或藻类中提取或半合成的硫酸多糖如肝素、硫酸类肝素、硫酸软骨素 A、硫酸葡聚糖等都有抗多种化学物质致动脉内皮损伤的作用。对血管再造术后再狭窄也有预防作用。这类物质具有大量阴电荷,结合在血管内皮表面,能防止白细胞、血小板以及有害因子的黏附,因而有保护作用,对平滑肌细胞增生也有抑制作用。

第五章 血液系统临床用药

第一节 促凝血药

一、维生素 K_1(vitamin K_1)

(一)剂型规格

片剂:10 mg。注射液:1 mL:2 mg;1 mL:10 mg。

(二)适应证

用于新生儿出血症;维生素 K 缺乏症、低凝血因子 Ⅱ 血症和口服抗凝药过量的治疗;大剂量用于灭鼠药的中毒解救。

(三)用法用量

(1)成年人口服,一次 10 mg,3 次/天,静脉注射 10~50 mg,缓慢注射,开始 1 mg/10 min,后速度不大于 1 mg/min。

(2)儿童肌内注射或皮下注射给药,预防新生儿出血,生后给0.5~1 mg,新生儿出血症,1 mg;儿童凝血因子 Ⅱ 缺乏,一天 2 mg。

(四)注意事项

肝功能损伤的患者,盲目加量可加重肝损伤;本品对肝素引起的出血倾向无效;避免冻结,如有油滴析出或分层则不宜使用,但可在避光条件下加热至70~80 ℃,振摇使其自然冷却,如澄明度正常则可继续使用。

(五)不良反应

偶见变态反应,静脉注射过快,每分钟超过 5 mg,可引起面部潮红、出汗、支气管痉挛、心动过速、低血压等,曾有快速静脉注射致死的报道。肌内注射可引起局部红肿和疼痛。新生儿应用本品后可能出现高胆红素血症、黄疸和溶血性贫血。

(六)禁忌证

严重肝脏疾患或肝功能不良者;小肠吸收不良所致腹泻患者。

(七)药物相互作用

本品与苯妥英钠混合后可出现颗粒沉淀,与维生素 C、维生素 B_{12}、右旋糖酐混合易出现混浊;与双香豆素类口服抗凝药合用,作用相互抵消;水杨酸类、磺胺、奎宁、奎尼丁、硫糖铝、考来烯胺、放线菌素 D 等影响维生素 K_1 的效果。

二、醋酸甲萘氢醌(menadiol diacetate)

(一)剂型规格

片剂:2 mg、4 mg、5 mg。注射剂:1 mL:5 mg;1 mL:10 mg。

（二）适应证

包括：①用于维生素 K 缺乏症及低凝血酶原血症；②用于新生儿出血症；③偶用于胆石症或胆管蛔虫引起的胆绞痛；④大剂量用于灭鼠药"二苯茚酮钠"的中毒解救。

（三）用法用量

成年人常规剂量：口服给药一次 2～4 mg，每日 3 次。肌内注射一次 5～15 mg，每日 1～2 次。皮下注射同肌内注射。

（四）注意事项

包括：①胃肠道吸收不良的患者，宜采用注射给药；②本药对肝素引起的出血无效；③用药前后及用药时应当检查或监测凝血酶原时间，以调整本药的用量及给药次数；④慎用：葡萄糖－6－磷酸脱氢酶缺陷者；肝功能损害者。

（五）不良反应

包括：①静脉给药偶可出现变态反应，如皮疹、荨麻疹、面部潮红、注射部位疼痛或肿胀等；②本药可引起肝毒性危险。新生儿或早产儿由于肝酶系统不成熟且排泄功能不良，使用本药剂量过大易出现高胆红素血症、胆红素脑病、溶血性贫血。

（六）禁忌证

包括：①对本药过敏者；②妊娠晚期妇女；③新生儿。

（七）药物相互作用

包括：①口服抗凝药（如双香豆素类）可干扰维生素 K 代谢，两者同用，会发生相互拮抗作用；②较大剂量水杨酸类药、磺胺药、奎宁、奎尼丁、硫糖铝、考来烯胺、放线菌素 D 等可影响维生素 K 的疗效。

三、甲萘醌亚硫酸氢钠（menadione sodium bisulfite）

（一）剂型规格

片剂：2 mg。注射剂：1 mL：2 mg；1 mL：4 mg。

（二）适应证

包括：①止血；②预防长期口服广谱抗生素类药物引起的维生素 K 缺乏症；③用于胆石症、胆管蛔虫引起的胆绞痛；④大剂量用于灭鼠药的中毒解救。

（三）用法用量

成年人常规剂量：口服给药一次 2～4 mg，每日 6～20 mg。肌内注射：止血：一次 2～4 mg，每日 4～8 mg；防止新生儿出血：孕妇在产前一周使用，每日 2～4 mg；解痉止痛：一次 8～16 mg。

（四）注意事项

参考醋酸甲萘氢醌。

（五）不良反应

包括：①可致患者恶心、呕吐等胃肠道反应；②较大剂量用药可致新生儿（特别是早产儿）高胆红素血症、溶血性贫血、黄疸（这些发生率较维生素 K_1 高）；对红细胞葡萄糖－6－磷酸脱氢酶缺乏者，本药可诱发其出现急性溶血性贫血。大剂量用药还损害肝脏；③注射局部可见红肿、疼痛。

（六）禁忌证

包括：①对本药过敏者；②妊娠晚期妇女；③新生儿。

（七）药物相互作用

包括：①口服抗凝药（如双香豆素类）可干扰维生素 K 代谢，合用时作用相互抵消；②肌内注射给药时，如遇碱性药物或还原剂可使本药失效。较大剂量水杨酸类药、奎宁、奎尼丁、磺胺类药等可影响维生素 K 的疗效。

四、氨甲苯酸（aminomethyl benzoic acid）

（一）剂型规格

片剂：125 mg、250 mg。注射剂：5 mL：50 mg；10 mL：100 mg。

（二）适应证

用于因原发性纤维蛋白溶解过度所引起的出血，包括急性和慢性、局限性或全身性的高纤溶出血，常见于癌肿、白血病、妇产科意外、严重肝病出血等；尚用于链激酶、尿激酶、组织纤溶酶原激活物过量引起的出血。

（三）用法用量

静脉注射或滴注：一次 0.1～0.3 g，每日不超过 0.6 g。口服给药一次 250～500 mg，每日 3 次，一次最大用量为 2 000 mg。儿童静脉注射一次 100 mg，用 5％葡萄糖注射液或 0.9％生理盐水注射液10～20 mL稀释后慢慢注射。

（四）注意事项

①应用本品患者要监测血栓形成并发症的可能性。②本品一般不单独用于弥散性血管内凝血所致的继发性纤溶性出血，以防进一步血栓形成，影响脏器功能，特别是急性肾衰竭。如有必要，应在肝素化的基础上才应用本品。③如与其他凝血因子等合用，应警惕血栓形成。一般认为在凝血因子使用后 8 小时再用本品较为妥善。④本品可导致继发肾盂和输尿管凝血块阻塞。⑤宫内死胎所致低纤维蛋白原血症出血，肝素治疗较本品为安全。⑥慢性肾功能不全时用量应酌减，给药后尿液浓度常较高，治疗前列腺手术出血时，用量也应减少。⑦慎用：有血栓形成倾向者；有血栓栓塞倾向者；血友病或肾盂实质病变发生大量血尿时；老年人。

（五）不良反应

本品与 6－氨基己酸相比，抗纤溶活性强 5 倍。不良反应极少见。长期应用未见血栓形成，偶有头昏、头痛、腹部不适。

（六）禁忌证

对本品过敏者。

（七）药物相互作用

本品与口服避孕药、雌激素或凝血酶原复合物浓缩剂合用时，有增加血栓形成的危险；与青霉素、苯唑西林、尿激酶等溶栓药有配伍禁忌。

五、硫酸鱼精蛋白（protamine sulfate）

（一）剂型规格

注射剂：5 mL：50 mg；10 mL：100 mg。

（二）适应证

用于因注射肝素过量所引起的出血。

（三）用法用量

静脉注射：抗肝素过量，用量与最后 1 次肝素使用量相当（1 mg 硫酸鱼精蛋白可中和 100 U 肝素）。每次不超过 5 mL（50 mg）。缓慢静脉注射。一般以每分钟 0.5 mL 的速度静脉注射，在 10 分钟内注入量以不超过50 mg为度。由于本品自身具有抗凝作用，因此 2 小时内（即本品作用有效持续时间内）不宜超过 100 mg。除非另有确凿依据，不得加大剂量。

（四）注意事项

①本品易破坏，口服无效。禁与碱性物质接触。②静脉注射速度过快可致热感、皮肤发红、低血压、心动过缓等。③注射器具不能带有碱性。④本品变态反应少，但对鱼类过敏者应用时应注意。⑤本品口服无效，仅用于静脉给药，宜单独使用。⑥对血容量偏低患者，应当先纠正血容量，再用本药。⑦本药滴注时应缓慢给药，滴速为0.5 mL/min，10 分钟内不得超过 50 mg，以免注射过快引起不良反应。⑧慎用：对鱼过敏者；男性不育或输精管切除者；孕妇、哺乳期妇女。

（五）不良反应

①本品可引起心动过缓、胸闷、呼吸困难及血压降低，大多因静脉注射过快所致，系药物直接作用于心肌或周围血管扩张引起；也有肺动脉高压或高血压的报道。②注射后有恶心呕吐、面红潮热及倦怠，如作用短暂，无须治疗。③偶有过敏。

（六）禁忌证

对本品过敏者。

（七）药物的相互作用

①碱性药物可使其失去活性。②因鱼精蛋白可延长胰岛素的作用，故应用胰岛素时应用本品应注意血糖的变化。③本药和青霉素及头孢菌素类有配伍禁忌。

（八）药物过量

使用本品不可过量，在短时间内用量不超过 100 mg，因本品是一弱抗凝药，可抑制凝血酶形成及其功能，过量可引起再度出血及其他不良反应。

六、凝血酶（thrombin）

（一）剂型规格

冻干粉：100 U、200 U、500 U、1 000 U。

（二）适应证

用于手术中不易结扎的小血管止血、消化道出血及外伤出血等。

（三）用法用量

局部止血用灭菌氯化钠注射液溶解成 50～200 U/mL 的溶液喷雾或用本品干粉喷洒于创面；消化道止血用生理盐水或温开水（不超 37 ℃）溶解成 10～100 U/mL 的溶液，口服或局部灌注，也可根据出血部位及程度增减浓度、次数。

（四）注意事项

①本品严禁注射。如误入血管可导致血栓形成、局部坏死而危及生命。②本品必须直接

与创面接触,才能起止血作用。③本品应新鲜配制使用。④用本药溶液治疗消化道出血时,必须事先中和胃酸,pH 大于 5 时才起效。⑤孕妇只在具有明显指征,病情需要时才能使用。

（五）不良反应

偶可致变态反应,应及时停药;外科止血中应用本品有致低热反应的报道。

（六）禁忌证

对本品过敏者。

（七）药物相互作用

①本品遇酸、碱、重金属发生反应而降效。②为提高上消化道出血的止血效果,宜先服一定量制酸剂中和胃酸后口服本品,或同时静脉给予抑酸剂。③本品还可用磷酸盐缓冲液(pH为 7.6)或冷牛奶溶解。如用阿拉伯胶、明胶、果糖胶、蜂蜜等配制成乳胶状溶液,可提高凝血酶的止血效果,并可适当减少本品用量。

第二节　止血药

一、亚硫酸氢钠甲萘醌

（一）别名

维生素 K_3。

（二）作用与特点

维生素 K 为肝脏合成凝血酶原(因子 Ⅱ)的必需物质,还参与因子 Ⅶ、Ⅸ、Ⅹ 的合成。缺乏维生素 K 可致上述凝血因子合成障碍,影响凝血过程而引起出血。此时给予维生素 K 可达到止血作用。本品尚具镇痛作用。本品为水溶性,其吸收不依赖于胆汁。口服可直接吸收,也可肌内注射。吸收后随脂蛋白转运,在肝内被利用。肌内注射后 8～24 小时起效,但需数日才能使凝血酶原恢复至正常水平。

（三）适应证

止血。预防长期口服广谱抗生素类药物引起的维生素 K 缺乏症。胆石症、胆管蛔虫症引起的胆绞痛。大剂量用于解救杀鼠药"敌鼠钠"中毒。

（四）用法与用量

止血:肌内注射,每次 2～4 mg,每日 4～8 mg;防止新生儿出血:可在产前一周给孕妇肌内注射,每日 2～4 mg;口服:每次 2～4 mg,每日 6～20 mg;胆绞痛:肌内注射,每次8～16 mg。

（五）不良反应与注意事项

可致恶心、呕吐等胃肠道反应及肝损害。较大剂量可致新生儿、早产儿溶血性贫血、高胆红素血症及黄疸。在红细胞 6－磷酸脱氢酶缺乏症患者可诱发急性溶血性贫血。肝硬化或晚期肝病患者出血,使用本品无效。本品不宜长期大量应用。

（六）制剂与规格

注射液:2 mg,1 mL,4 mg,2 mL;片剂:2 mg。

（七）医保类型及剂型

甲类：注射剂。

二、甲萘氢醌

（一）别名

维生素 K_4、乙酰甲萘醌。

（二）作用与特点

本品为化学合成的维生素，不论有无胆汁分泌，口服吸收均良好。主要参与肝脏凝血因子Ⅱ、Ⅶ、Ⅸ、Ⅹ的合成，催化这些凝血因子谷氨酸残基的 γ－羧化过程，使其具有生理活性产生止血作用。

（三）适应证

主要用于维生素 K 缺乏所致的出血；阻塞性黄疸、胆瘘、慢性腹泻等维生素 K 吸收或利用障碍者；长期口服广谱抗生素及新生儿出血；服用过量香豆素类抗凝药和水杨酸类所致的出血。

（四）用法与用量

口服：每次 2～4 mg，每日 6～12 mg，每日 3 次。

（五）制剂与规格

片剂：2 mg，4 mg。

（六）医保类型及剂型

甲类：口服常释剂。

三、氨甲苯酸

（一）别名

止血芳酸、对羧基苄胺、抗血纤溶芳酸。

（二）作用与特点

本品具有抗纤维蛋白溶解作用，其作用机制与氨基己酸相同，但其作用较之强 4～5 倍。口服易吸收，生物利用度为 70%。服后 3 小时血药浓度达峰值，静脉注射后，有效血浓度可维持 3～5 小时。经肾排泄，$t_{1/2}$ 为 60 min。毒性较低，不易生成血栓。

（三）适应证

适用于纤维蛋白溶解过程亢进所致的出血，如肺、肝、胰、前列腺、甲状腺、肾上腺等手术时的异常出血，妇产科和产后出血以及肺结核咯血或痰中带血、血尿、前列腺肥大出血、上消化道出血等，对一般慢性渗血效果较显著，但对癌症出血以及创伤出血无止血作用。此外，尚可用于链激酶或尿激酶过量引起的出血。

（四）用法与用量

静脉注射：每次 0.1～0.3 g，用 5% 葡萄糖注射液或 0.9% 氯化钠注射液 10～20 mL 稀释后缓慢注射，每日最大用量 0.6 g；儿童每次 0.1 g；口服：每次 0.25～0.5 g，每日 3 次，每日最大量为 2 g。

（五）不良反应与注意事项

用量过大可促进血栓形成。对有血栓形成倾向或有血栓栓塞病史者禁用或慎用。一般不单独用于弥散性血管内凝血所继发的纤溶性出血,必要时,在肝素化的基础上应用以防止血栓的进一步形成。可致继发性肾盂和输尿管凝血,故血友病患者发生血尿时或肾功能不全者慎用。

(六)制剂与规格

注射液:0.05 g:5 mL,0.1 g:10 mL;片剂:0.125 g,0.25 g。

(七)医保类型及剂型

甲类:口服常释剂。

四、酚磺乙胺

(一)别名

止血敏、止血定、羟苯磺乙胺。

(二)作用与特点

本药能增加血液中血小板的数量,增强其聚集性和黏附性,促使血小板释放凝血活性物质,缩短凝血时间,加速血块收缩。尚可增强毛细血管的抵抗力,降低毛细血管的通透性,减少血液渗出。止血作用迅速,静脉注射后 1 小时作用达峰值,作用维持 4~6 小时。口服也易吸收。

(三)适应证

本药适用于预防和治疗外科手术出血过多,血小板减少性紫癜或过敏性紫癜以及其他原因引起的出血,如脑出血、胃肠道出血、泌尿道出血、眼底出血、皮肤出血等。

(四)用法与用量

预防手术出血:术前 15~30 分钟静脉注射或肌内注射,每次 0.25~0.5 g,必要时 2 小时后再注射0.25 g,每日 0.5~1.5 g;治疗出血:成年人口服,每次 0.5~1 g,每日 3 次;儿童每次 10 mg/kg,每日 3 次;肌内注射或静脉注射,也可与 5% 葡萄糖溶液或生理盐水混合静脉滴注,每次 0.25~0.75 g,每日 2~3 次。

(五)不良反应与注意事项

本品毒性低,但有报道静脉注射时可发生休克。

(六)制剂与规格

注射液:0.25 g:2 mL;0.5 g:5 mL;1 g:5 mL;片剂:0.25 g、0.5 g。

(七)医保类型及剂型

乙类:注射剂。

五、抑肽酶

(一)别名

赫泰林。

(二)作用与特点

本品是一种广谱丝氨酸蛋白酶抑制药,它不仅与人胰蛋白酶、纤溶酶、血浆、组织激肽释放酶等游离酶形成可逆的酶抑制药复合物,而且可与已结合酶(如纤溶酶-链激酶复合物)相结合。抑肽酶轻微抑制人多形核细胞的中性溶酶体酶、弹性蛋白酶和组织蛋白酶 G,阻止胰腺在休克缺血时产生高毒性肽物质(心肌抑制因子)。本品静脉注射后,原形药物迅速分布于整个细胞外相,从而也使其血药浓度速度降低($t_{1/2}$为23分钟)。本品在肾脏被溶酶体代谢成较短的肽或氨基酸,代谢物无生物活性。健康志愿者注射本品后48小时内,尿中以代谢物形式排出25%～40%。

(三)适应证

本药用于治疗和预防需要抑制蛋白水解酶(如胰蛋白酶、纤维蛋白溶酶及血浆和组织中的血管舒缓素)的疾病。创伤后和手术出现的高纤维蛋白溶解亢进性出血,如体外循环心脏直视手术以后及妇产科手术及手术后肠粘连的预防。

(四)用法与用量

产科出血:开始给药100万U,然后20万U/h,静脉输注,至出血停止;体外循环心内直视手术:成年人每次300万U,儿童每次150万～200万U,在体外循环前,全量加入预充液中。

(五)不良反应与注意事项

对过敏体质的患者,推荐提前静脉给予H_1－受体和H_2－受体拮抗药。高剂量本品的体外循环患者,推荐ACT保持在750秒以上,或者用肝素－精氨分析系统控制肝素水平。妊娠和哺乳妇女慎用。

(六)药物相互作用

本品对血栓溶解剂有剂量依赖性的抑制作用。勿与其他药物配伍,尤其应避免与β－内酰胺类抗生素合用。

(七)制剂与规格

冻干粉剂:28 U,56 U,278 U。

六、凝血酶

(一)作用与特点

本品是从猪血提取、精制而得的凝血酶无菌制剂。能直接作用于血液中的纤维蛋白原,促使转变为纤维蛋白,加速血液的凝固,达到止血目的。本品还有促进上皮细胞的有丝分裂而加速创伤愈合的作用。

(二)适应证

本品可用于通常结扎止血困难的小血管、毛细血管以及实质性脏器出血的止血。用于外伤、手术、口腔、耳鼻喉、泌尿、妇产科以及消化道等部位的止血。

(三)用法与用量

局部止血:用灭菌生理盐水溶解成含凝血酶50～250 U/mL,喷雾或灌注于创面;或以明胶海绵、纱条黏附本品后贴敷于创面;也可直接撒本品至创面;消化道止血:以溶液(10～100 U/mL)口服或灌注,每1～6小时1次。根据出血部位和程度,可适当增减浓度及用药次数。

(四)不良反应与注意事项

本品严禁做血管内、肌内或皮下注射,否则可导致血栓、局部坏死,而危及生命。如果出现变态反应时,应立即停药。使用时要避免加温、酸、碱或重金属盐类,否则可使本品活力下降而失效。

（五）制剂与规格

冻干粉剂：每瓶为 500 U、1 000 U、4 000 U、8 000 U。

（六）医保类型及剂型

甲类：外用冻干粉。

七、三甘氨酰基赖氨酸加压素

（一）别名

可利新。

（二）作用与特点

本品是激素原，到达血液中后，它的三甘氨酰基会被体内酶切除而缓慢地释出血管升压素。它是一个可随着血液循环，并能以稳定速率释放出血管升压素的贮藏库。适当剂量可降低门静脉血压，但不会像血管升压素那样，对动脉血压产生明显的影响，同时也不会增加纤维蛋白的溶解作用。

（三）适应证

食管静脉曲张出血。

（四）用法与用量

初始剂量为 2 mg，缓慢静脉注射（超过 1 分钟），同时监测血压及心率。维持量为 1～2 mg，每 4 小时静脉给药，延续 24～36 小时，直至出血得到控制。

（五）不良反应与注意事项

本品的增压与抗利尿作用虽然较赖氨酸加压素及精氨酸加压素低，但高血压、心脏功能紊乱或肾功能不全者仍应慎用。孕妇不宜使用。

（六）制剂与规格

注射粉剂：1 mg。

八、硫酸鱼精蛋白

（一）别名

鱼精蛋白。

（二）作用与特点

本品能与肝素结合，使之失去抗凝血能力。

（三）适应证

用于肝素过量引起的出血，也可用于自发性出血，如咯血等。

（四）用法与用量

抗肝素过量：静脉注射，用量应与肝素相当，每次不超过 50 mg。抗自发性出血：静脉滴注，每日 5～8 mg/kg，分 2 次，间隔 6 小时。每次以生理盐水 300～500 mL 稀释。连用不宜超过 3 天。

（五）不良反应与注意事项

个别患者可发生变态反应，表现为荨麻疹、血管神经性水肿等，对鱼过敏者禁用。本品注射宜缓慢。使用不可过量，清洗和消毒注射用器时勿用浓碱性物质。

（六）制剂与规格

注射液：50 mg：5 mL，100 mg：10 mL。

（七）医保类型及剂型

甲类：注射剂。

第三节　抗贫血药

一、叶酸（folic acid）

（一）剂型规格

片剂：0.4 mg，5 mg。注射剂：15 mg，30 mg。

（二）适应证

各种原因引起的叶酸缺乏及叶酸缺乏所致的巨幼细胞贫血；妊娠期、哺乳期妇女预防给药；预防胎儿先天性神经管畸形。

（三）用法用量

巨幼细胞贫血：口服一次给药 5～10 mg，每日 15～30 mg，肌内注射一天 5～10 mg 或遵医嘱用药。妊娠期、哺乳期妇女预防用药一次0.4 mg，一天 1 次。

（四）注意事项

①维生素 B_{12} 缺乏引起的巨幼细胞贫血和缺铁性贫血慎单用叶酸治疗。②大剂量使用叶酸后，可以影响微量元素锌的吸收。③营养性巨幼细胞贫血经叶酸治疗后，红细胞及血红蛋白升到一定水平后仍未达正常，应同时补充铁，并补充蛋白质及其他 B 族维生素。④本药不宜采用静脉注射，如因各种原因口服不便时可采用肌内注射给药。⑤大量服用本药，尿液可呈黄色，此为正常现象。⑥怀疑有叶酸盐依赖性肿瘤的育龄期妇女应慎用。

（五）不良反应

不良反应较少，罕见变态反应，长期用药可以出现畏食、恶心、腹胀等胃肠症状，大量服用叶酸时，可使尿呈黄色。

（六）禁忌证

对本品及其代谢产物过敏者禁用。

（七）药物相互作用

①服用大剂量叶酸能拮抗苯巴比妥、苯妥英钠和扑米酮的抗癫痫作用。②本品与甲氨蝶呤、乙胺嘧啶合用，会影响其治疗作用。③在甲氨蝶呤治疗肿瘤时，如使用大量本品，也会影响甲氨蝶呤的疗效。④肌内注射时，不宜与维生素 B_1、维生素 B_2、维生素 C 同管注射。⑤口服大剂量叶酸可影响微量元素锌的吸收。⑥胰酶、考来替泊、柳氮磺胺嘧啶可减少本药的吸收。

二、富马酸亚铁（ferrous fumarate）

（一）剂型规格

片剂：35 mg、50 mg、75 mg、200 mg。

（二）适应证

用于治疗单纯性缺铁性贫血。

（三）用法用量

成年人常用量：口服。预防用，每日 0.2 g；治疗用，一次 0.2～0.4 g；每日 0.6～1.2 g；儿童常用量：口服。1 岁以下患儿，一次 35 mg，每日 3 次；1～5 岁患儿，一次 70 mg，每日 3 次；6～12 岁患儿，一次 140 mg，每日 3 次。

（四）注意事项

①口服铁剂有轻度胃肠反应，饭后即刻服用，可减轻胃部刺激，但对药物吸收有所影响。②用药前需明确诊断，并尽可能地找到缺铁的原因。③如无铁剂注射指征，宜选用口服铁剂。④如口服后胃肠道反应严重，则考虑改服其他铁剂或采用注射途径。⑤服药后如果出现胃肠道反应，应减少初次口服的剂量。⑥用药期间需定期做下列检查：血红蛋白测定、网织红细胞计数、血清铁蛋白及血清铁测定，以观察治疗反应。⑦有以下情况时慎用：酒精中毒，肝炎，急性感染，肠道炎症如肠炎、结肠炎、憩室炎及溃疡结肠炎、胰腺炎、消化性溃疡。

（五）不良反应

口服用的铁剂均有收敛性，服用后常有轻度恶心、胃部或腹部疼痛，多与剂量有关。轻度腹泻或便秘也很常见。

（六）禁忌证

血色病或含铁血黄素沉着症不伴缺铁的其他贫血（如地中海性贫血）；肝、肾功能严重损害，尤其伴有未经治疗的尿路感染者。

（七）药物相互作用

①本品不应与茶、咖啡同时服用，否则，影响铁的吸收。②本品与制酸药如碳酸氢钠、磷酸盐类及含鞣酸的药物或饮料同用，易产生沉淀而影响吸收。③本品与西咪替丁、去铁胺、二巯丙醇、胰酶、胰脂肪酶等同用，可影响铁的吸收；与铁合用，可影响四环素类药物、氟喹诺酮类药物、青霉胺及锌制剂的吸收。④本品与维生素 C 同服，可增加其吸收，但也易致胃肠道反应。

（八）药物的过量

药物服用过量后的表现：过量发生的急性中毒多见于小儿，仅 130 mg 的铁即可使小儿致死。由于坏死性胃炎、肠炎患者可严重呕吐、腹泻及腹痛，以致血压降低、代谢性酸中毒，甚至昏迷。24～48 小时后，严重中毒可进一步发展至休克及血容量不足，肝损害及心血管功能衰竭。患者可有全身抽搐。中毒后期症状有皮肤湿冷、发绀、嗜睡、极度疲乏及虚弱、心动过速。防治措施：有急性中毒征象应立即用喷替酸钙钠（促排灵）或去铁胺救治。中毒获救后，有可能遗有幽门或贲门狭窄、肝损害或中枢神经系统病变，要及早妥善处理。

三、多糖铁(Polyferose)

（一）剂型规格

胶囊剂：0.15 g。

（二）适应证

用于治疗单纯性缺铁性贫血。

（三）用法用量

口服。成年人每日 1 次，一次 1～2 粒。

（四）注意事项

①不得长期使用，应在医师确诊为缺铁性贫血后使用，且治疗期间应定期检查血常规和血清铁水平。②孕妇及哺乳期妇女是本品的主要服用人群，已在国内外临床使用多年，未见影响胎儿生长发育或致畸的报道。治疗剂量的铁对胎儿和哺乳无不良影响。③服用本品可能产生黑便，是由铁未完全吸收所致，不影响用药。④本品宜在饭后或饭时服用，以减轻胃部刺激。⑤儿童必须在成年人监护下使用。⑥慎用：过敏体质者、酒精中毒、肝炎、急性感染、肠道炎症、胰腺炎、胃与十二指肠溃疡、溃疡性肠炎。

（五）不良反应

本品极少出现胃刺激或便秘。

（六）禁忌证

包括：①对本品过敏者禁用；②肝肾功能严重损害，尤其是伴有未经治疗的尿路感染者；③铁负荷过高、血色病或含铁血黄素沉着症患者；非缺铁性贫血（如地中海贫血）患者。

（七）药物相互作用

①不应与茶、咖啡同时服用，否则影响铁的吸收。②维生素 C 与本品同服，有利于本品的吸收。③本品与磷酸盐类、四环素类多鞣酸等同服，可妨碍铁的吸收。④本品可减少左旋多巴、卡比多巴及喹诺酮类药物的吸收。

（八）药物过量

参见富马酸亚铁。

四、重组人促红素注射液(CHO 细胞)

（一）剂型规格

注射剂：1 mL：1 500 IU；1 mL：2 000 IU；1 mL：3 000 IU；1 mL：4 000 IU；1 mL：6 000 IU。

（二）适应证

肾功能不全所致贫血，包括透析及非透析患者。

（三）用法用量

本品应在医师指导下使用，可皮下注射或静脉注射，每周分 2～3 次给药。给药剂量需要依据患者的贫血程度、年龄及其他相关因素调整。治疗期：开始推荐剂量血液透析患者每周 100～150 IU/kg，非透析患者每周 75～100 IU/kg。若血细胞比容每周增加少于0.5 vol％，可于 4 周后按 15～30 IU/kg 增加剂量，但最高增加剂量不超过每周 30 IU/kg。血细胞比容应增加到 30～33 vol％，但不宜超过36 vol％（34 vol％）；维持期：如果血细胞比容为 30～33 vol％和（或）血红蛋白为100～110 g/L，则进入维持治疗阶段。推荐将剂量调整至治疗剂量的 2/3，然后 2～4 周检查血细胞比容以调整剂量，注意避免过度的红细胞生成，维持血细胞比容和血红蛋白在适当水平。

（四）注意事项

包括：①采用无菌术，打开药瓶，将消毒针连接消毒注射器，吸入适量药液，静脉或皮下注射。如果为预充式注射器包装，拔掉胶盖，直接静脉或皮下注射。②本品用药期间应定期检查血细胞比容（用药初期每星期一次，维持期每两星期一次），注意避免过度的红细胞生成（确认血细胞比容只在 36 vol％以下），如发现过度的红细胞生长，应采取暂时停药等适当处理。③应用本品有时会引起血清钾轻度升高，应适当调整饮食，若发生血钾升高，应遵医嘱调整剂量。④治疗期间因出现有效造血，铁需求量增加，通常会出现血清铁浓度下降，如果患者血清铁蛋白低于 100 ng/mL，或转铁蛋白饱和度低于 20％，应每日补充铁剂。⑤叶酸或维生素 B_{12} 不足会降低本品疗效。严重铝过多也会影响疗效。⑥严禁冰冻。⑦慎用：对有心肌梗死、肺梗死、脑梗死患者，有药物过敏病史的患者及有过敏倾向的患者应慎重给药；运动员慎用。

（五）不良反应

1.一般反应

少数患者用药初期可出现头痒、低热、乏力等，个别患者可出现肌痛，关节痛等。绝大多数不良反应经对症处理后可以好转，不影响继续用药，极个别病例上述症状持续存在，应考虑停药。

2.变态反应

极少数患者用药后可能出现皮疹或荨麻疹等变态反应，包括过敏性休克，因此，初次使用本品或重新使用本品时，建议先使用少量，确定无异常反应后，再注射全量，如出现异常，应立即停药并妥善处理。

3.心脑血管系统

血压升高，原有的高血压恶化和因高血压脑病而有头痛、意识障碍、痉挛发生，甚至可引起脑出血，因此在重组人促红素注射液治疗期间应注意并定期观察患者血压的变化，必要时应减量或停药，并调整降压药的剂量。

4.血液系统

随着血细胞比容增高，血液黏度可明显增高，因此应注意防止血栓形成。

5.肝脏

偶有 GOT、GPT 的上升。

6.胃肠

有时会有恶心、呕吐、食欲不振、腹泻等情况发生。

（六）禁忌证

未控制的重度高血压患者；对本品及其他哺乳动物细胞衍生物过敏者，对人血清清蛋白过敏者；合并感染者，宜控制感染后再使用本品。

（七）药物的过量

过量后的表现：可能会导致血细胞比容高过 36 vol％，引起各种致命的心血管系统并发症。防治措施：暂时停药等处理措施。

第四节 促白细胞增生药

一、重组人粒细胞集落刺激因子注射液

(一)剂型规格

注射剂:6×10^6 IU($100\ \mu g$);9×10^6 IU($150\ \mu g$);1.2×10^7 IU($200\ \mu g$);1.8×10^7 IU($300\ \mu g$)。

(二)适应证

①癌症化疗等原因导致中性粒细胞减少症;癌症患者使用骨骼抑制性化疗药物,特别在强烈的骨骼剥夺性化学药物治疗后,注射本品有助于预防中性粒细胞减少症的发生,减轻中性粒细胞减少的程度,缩短粒细胞缺乏症的持续时间,加速粒细胞数的恢复,从而减少合并感染发热的危险性。②促进骨髓移植后的中性粒细胞数升高。③骨骼发育不良综合征引起的中性粒细胞减少症,再生障碍性贫血引起的中性粒细胞减少症,先天性、特发性中性粒细胞减少症,骨髓增生异常综合征伴中性粒细胞减少症,周期性中性粒细胞减少症。

(三)用法用量

(1)肿瘤:用于化疗所致的中性粒细胞减少症等,成年患者化疗后,中性粒细胞数降至 $1\ 000/mm^3$(白细胞计数 $2\ 000/mm^3$)以下者,在开始化疗后用量为 $2\sim5\ \mu g/kg$,每日 1 次皮下或静脉注射给药。儿童患者化疗后中性粒细胞数降至 $500/mm^3$(白细胞计数 $1\ 000/mm^3$)以下者,在开始化疗后用量为 $2\sim5\ \mu g/kg$,每日 1 次皮下或静脉注射给药;当中性粒细胞数回升至 $5\ 000/mm^3$(白细胞计数 $10\ 000/mm^3$)以上时,停止给药。

(2)急性白细胞病化疗所致的中性粒细胞减少症,白血病患者化疗后白细胞计数不足 $1\ 000/mm^3$,骨髓中的原粒细胞明显减少,外周血液中未见原粒细胞的情况下,成年患者使用量为 $2\sim5\ \mu g/kg$,每日 1 次皮下或静脉注射给药;儿童患者使用量为 $2\ \mu g/kg$,每日 1 次皮下或静脉注射给药。当中性粒细胞数回升至 $5\ 000/mm^3$(白细胞计数 $10\ 000/mm^3$)以上时,停止给药。

(3)骨髓增生异常综合征伴中性粒细胞减少症,成年患者在其中性粒细胞不足$1\ 000/mm^3$时,使用量为$2\sim5\ \mu g/kg$,每日 1 次皮下或静脉注射给药,中性粒细胞数回升至 $5\ 000/mm^3$ 以上时,停止给药。

(4)再生障碍性贫血所致中性粒细胞减少,成年患者在其中性粒细胞低于 $1\ 000/mm^3$ 时,使用量为 $2\sim5\ \mu g/kg$,每日 1 次皮下或静脉注射给药。中性粒细胞数回升至 $5\ 000/mm^3$ 以上时,酌情减量或停止给药。

(5)周期性中性粒细胞减少症、自身免疫性中性粒细胞减少症和慢性中性粒细胞减少症,成年患者中性粒细胞低于 $1\ 000/mm^3$ 时,使用量为 $1\ \mu g/kg$,每日 1 次皮下或静脉注射给药。儿童患者中性粒细胞低于$1\ 000/mm^3$时,使用量为 $1\ \mu g/kg$,每日 1 次皮下或静脉注射给药,中性粒细胞数回升至 $5\ 000/mm^3$ 以上时,酌情减量或停止给药。

(6)用于促进骨髓移植患者中性粒细胞增加,成年人在骨髓移植的第 2 日至第 5 日开始用

药,使用量为$2\sim5\ \mu g/kg$,每日1次皮下或静脉注射给药,儿童在骨髓移植的第2日至第5日开始用药,使用量为$2\ \mu g/kg$,每日1次皮下或静脉注射给药。中性粒细胞回升至$5\ 000/mm^3$(白细胞计数$10\ 000/mm^3$)以上时,停止给药。

(四)注意事项

①本品应在化疗药物给药结束后$24\sim48$小时开始使用。②使用本品过程中应定期每周监测血常规2次,特别是中性粒细胞数目变化情况。③对髓性细胞系统的恶性增生(急性粒细胞性白血病等)本品应慎重使用。④长期使用本品的安全有效性尚未确定,曾有报道称可见患者脾脏增大。虽然本品临床试验未发生变态反应病例,但国外同类制剂曾发生少数变态反应(发生率<1/4 000)可表现为皮疹、荨麻疹、颜面水肿、呼吸困难、心动过速及低血压,多在使用本品30分钟内发生,应立即停用,经抗组织胺、皮质激素、支气管解痉剂和肾上腺素等处理后症状能迅速消失。这些病例不应再次使用致敏药物。⑤使用前应避免振荡。⑥本药不能同其他注射剂混合使用。⑦慎用:有药物过敏史和过敏体质者;肝、肾、心、肺功能重度障碍者;急、慢性非淋巴细胞白血病化疗后的患者;MDS难治性贫血伴原始细胞增多型患者;哺乳期妇女、儿童。

(五)不良反应

包括:①肌肉骨骼系统:有时会有肌肉酸痛、骨痛、腰痛、胸痛的现象。②消化系统:有时会出现食欲不振的现象,或肝脏谷丙转氨酶、谷草转氨酶升高。③其他:有些患者会出现发热、头痛、乏力及皮疹、ALP、LDH升高。④极少数患者会出现休克、间质性肺炎、成人型呼吸窘迫综合征、幼稚细胞增加。

(六)禁忌证

包括:①对粒细胞集落刺激因子过敏者以及对大肠杆菌表达的其他制剂过敏者;②严重肝、肾、心、肺功能障碍者;③骨髓中幼稚粒细胞未显著减少的骨髓性白血病患者或外周血中检出幼稚粒细胞的骨髓性白血病患者。

(七)药物相互作用

化疗药能影响本药的疗效,因迅速分化的造血祖细胞对化疗药敏感,对促进白细胞释放之药物应慎用。

(八)药物的过量

药物过量后的表现:当使用本品超过安全剂量时,会出现尿隐血、尿蛋白阳性,血清碱性磷酸酶活性明显提高,但在五周恢复期后各项指标均可恢复正常。当注射本品剂量严重超过安全剂量时,会出现食欲减退、体重偏低、活动减弱等现象,出现尿隐血、尿蛋白阳性,肝脏出现明显病变。这些变化可以在恢复期后消除或减轻。

二、注射用重组人白介素-11

(一)剂型规格

注射剂:8×10^6 AU;1.2×10^7 AU;2.4×10^7 AU。

(二)适应证

本品用于肿瘤、非髓性白血病化疗后Ⅲ、Ⅳ度血小板减少症的治疗;肿瘤及非髓性白血病患者,前一疗程化疗后发生Ⅲ/Ⅳ度血小板减少症(即血小板数不高于$5\times10^9/L$)者,下一疗程化疗前使用本品，以减少患者因血小板减少引起的出血和对血小板输注的依赖性。同时有白细胞减少症的患者必要时可合并使用重组人粒细胞集落刺激因子（重组人 GCSF）。

（三）用法用量

皮下注射。用量：根据本品临床研究结果，推荐本品应用剂量为 $25 \sim 50~\mu g/kg$，于化疗结束后24～48 小时开始或发生血小板减少症后皮下注射，每日 1 次，疗程一般 7～14 天，血小板计数恢复后应及时停药。

（四）注意事项

①本品应在化疗后 24～48 小时开始使用，不宜在化疗前或化疗过程中使用。②使用本品过程中应定期检查血常规（一般隔日检查一次），注意血小板数值的变化，在血小板升至 $100 \times 10^9/L$ 时，应及时停药。③使用期间应注意毛细血管渗漏综合征的监测，如体重、水肿、胸腹腔积液等。④对妊娠期妇女目前尚没有临床试验。因此，除非有特殊情况必需使用，妊娠期一般不宜使用。⑤慎用：器质性心脏病患者，尤其充血性心力衰竭及房颤，房扑病史的患者慎用；尚不能确定重组人白介素－11 是否可以从母乳中分泌，因此哺乳期妇女应慎重使用；对血液制品、大肠杆菌表达的其他生物制剂有过敏史者慎用。

（五）不良反应

除了化疗本身的不良反应外，重组人白介素－11 的大部分不良反应均为轻至中度，且停药后均能迅速消退。不良反应包括乏力、疼痛、寒战、腹痛、感染、恶心、便秘、消化不良、淤斑、肌痛、骨痛、神经紧张以及脱发等，其中大部分症状的发生率与安慰剂对照组相似。发生率高于安慰剂对照组的临床不良反应包括：全身性：水肿、头痛、发热及中性粒细胞减少性发热。心血管系统：心动过速、血管扩张、心悸、晕厥、房颤及房扑。消化系统：恶心、呕吐、黏膜炎、腹泻、口腔念珠菌感染。神经系统：眩晕、失眠。其他：皮疹、结膜充血、偶见用药后一过性视力模糊。此外，弱视、感觉异常、脱水、皮肤褪色、表皮剥落性皮炎及眼出血等不良反应，治疗组患者中的发生率也高于安慰剂对照组患者，但统计处理不能确定这些不良反应事件的发生与重组人白介素－11 的使用有关联性，除了弱视的发生治疗组显著高于对照组外，两组间其他一些严重的或危及生命的不良反应事件的发生率大致相当。

（六）禁忌证

对重组人白介素－11 及本品中其他成分过敏者。

（七）药物的过量

药物过量后的表现：可引起水钠潴留、房颤等毒副作用。防治措施：减量使用或停药，并严密观察。

第五节　抗血小板药

血小板在止血、血栓形成、动脉粥样硬化等过程中起着重要作用。抗血小板药物主要通过抑制花生四烯酸代谢，增加血小板内环－磷酸腺苷（cAMP）浓度等机制而抑制血小板黏附、聚集和分泌功能，可预防血栓的形成。临床常用药物有阿司匹林、双嘧达莫、噻氯匹定、氯吡格雷等。本类药物之间，以及与抗凝血药之间有协同作用，有增加出血倾向的可能，应密切观察。

一、阿司匹林（乙酰水杨酸）

（一）适应证

用于预防短暂性脑缺血发作、心肌梗死、心房颤动、人工心脏瓣膜或脑卒中（中风）的发生，动静脉瘘或其他手术后的血栓形成，也可用于治疗不稳定型心绞痛。

（二）用法用量

抑制血小板聚集应小剂量口服。①阿司匹林片、肠溶片及肠溶胶囊等成年人常用量为：一次 80～300 mg，每日 1 次。②肠溶微粒胶囊：一次 100 mg，每日 1 次。

（三）不良反应

本品小剂量服用时不良反应很少，较常见的有恶心、呕吐、上腹部不适等胃肠道反应，停药后多可消失。小剂量还能减少尿酸的排泄，对易感者可引起痛风发作。

（四）注意事项

详情参见第二章第一节中的"阿司匹林"。

（五）药物相互作用

详情参见第二章第一节中的"阿司匹林"。

（六）剂型规格

片剂：25 mg、50 mg、100 mg；肠溶片：25 mg、40 mg、50 mg、75 mg、150 mg；肠溶胶囊：75 mg、150 mg；肠溶微粒胶囊：100 mg。

二、双嘧达莫（Dipyridamole）

（一）适应证

主要用于预防血栓栓塞性疾病，还可用于诊断心肌缺血的药物试验。

（二）用法用量

口服，一次 25～50 mg，每日 3 次，饭前服用。

（三）不良反应

不良反应与剂量有关，治疗剂量时不良反应轻而短暂，长期服用时最初的不良反应多消失。常见有头晕、头痛、呕吐、腹泻、颜面潮红、皮疹和瘙痒，罕见心绞痛和肝功能不全。不良反应持续或不能耐受者少见。停药后可消失。罕见喉头水肿、疲劳、不适、肌痛、关节炎、恶心、消化不良、感觉异常、肝炎、脱发、胆结石、心悸和心动过速。

（四）注意事项

双嘧达莫片剂是口服使用的，一次服用剂量是 200 mg，一天最多服用两次。服用这种药物的时候最好在饭前。如果有不良反应发生则必须立即停药，如果不良反应久不消退则需要就医治疗。

（五）药物相互作用

本药与阿司匹林有协同作用，与阿司匹林合用时，本品应减量。本品与抗凝血药、抗血小板药及溶栓药合用时，应注意出血倾向，如与肝素合用可引起出血倾向，但与双香豆素合用时出血并不增多或增剧。

（六）剂型规格

片剂：25 mg；分散片：25 mg。

第六节　血浆和血容量扩充药

血容量扩充药是一类高分子化合物，能迅速提高血浆胶体渗透压而扩充血容量。临床主要用于大量失血或失血浆引起的血容量降低、休克等的抢救。临床常用的药物为不同分子量的右旋糖酐、人血清蛋白等。

右旋糖酐系葡萄糖的聚合物，按相对分子量大小可分为中分子右旋糖酐（右旋糖酐 70，分子量约为 70 000）、低分子右旋糖酐（右旋糖酐 40，分子量约为 40 000）、小分子右旋糖酐（右旋糖酐 10，分子量约为 10 000）三种。

一、作用

（一）扩充血容量

右旋糖酐分子量较大，静脉滴注后不易渗出血管，提高血浆胶体渗透压，导致组织中水分大量进入血管内而产生扩充血容量的作用。分子量越大扩容作用越强、维持时间越长。右旋糖酐 70 维持 12 小时，右旋糖酐 10 维持约 3 小时。

（二）阻止红细胞和血小板聚集

右旋糖酐还能抑制红细胞和血小板聚集，并使血浆稀释，从而产生抗凝血和改善微循环作用。分子量越小则该作用越强。

（三）渗透性利尿

右旋糖酐经肾排泄时提高肾小管内渗透压，水分重吸收减少，产生渗透性利尿作用。分子量越小渗透性利尿作用越强。

二、临床应用

（一）防治低血容量性休克

临床主要应用右旋糖酐 70 和右旋糖酐 40 抢救急性失血、创伤和烧伤引起的低血容量休克。

（二）防治血栓性疾病

右旋糖酐 40 和右旋糖酐 10 可用于防治 DIC（弥散性血管内凝血）和血栓形成性疾病，如脑血栓形成、心肌梗死、血栓闭塞性脉管炎等。

（三）防治急性肾衰竭

应用其渗透性利尿作用，临床上用于防治急性肾衰竭。

三、不良反应和用药监护

（一）变态反应

少数患者用药后出现变态反应，严重者可导致过敏性休克。故首次用药应严密观察 5～10 分钟，若患者出现症状，立即停药，及时抢救。

（二）凝血障碍

连续应用时,制剂中的少量大分子右旋糖酐可致凝血障碍和出血。

（三）其他

血小板减少症、出血性疾病和充血性心力衰竭患者禁用,肝、肾功能不良者慎用。

四、制剂和用法

（一）右旋糖酐 70

注射剂:6％溶液,100 mL、250 mL、500 mL(有含 5％葡萄糖溶液或含 0.9％氯化钠溶液两种)。每次500 mL,静脉滴注,每分钟 20～40 mL,每天最大量 1 000～1 500 mL。

（二）右旋糖酐 40

注射剂:6％溶液,100 mL、250 mL、500 mL(有含 5％葡萄糖溶液或含 0.9％氯化钠溶液两种)。每次250～500 mL,静脉滴注,每天不超过 1 000 mL。

（三）右旋糖酐 10

注射剂:30 g/500 mL、50 g/500 mL(有含 5％葡萄糖溶液或含 0.9％氯化钠溶液两种)。每次100～1 000 mL,静脉滴注。

第六章　消化系统临床用药

第一节　胃肠解痉药

一、枸橼酸阿尔维林

（一）别名

斯莫纳。

（二）作用与特点

枸橼酸阿尔维林为罂粟碱之人工合成衍生物，直接作用于平滑肌。其作用机制为影响离子通道之电位敏感度与磷酸－肌醇代谢途径等。本药对平滑肌作用的选择主要在胃肠道、生殖泌尿器官，因此可适用于不宜使用抗胆碱药物的患者。本药在正常剂量下几乎不影响气管或血管平滑肌，其作用浓度不因诱发物作用机制不同而改变。本药口服吸收后，其代谢物主要由尿道排出。

（三）适应证

缓解平滑肌痉挛。如肠易激综合征或憩室疾病等引起的疼痛、痛经、子宫痉挛及尿道痉挛。

（四）用法与用量

12 岁以上患者每次 60～120 mg，每日 3 次。用水吞服，勿咀嚼。

（五）不良反应与注意事项

一般治疗剂量下患者几乎无不良反应。患者过量服用可能会出现中枢神经系统兴奋的症状和低血压症状。可按阿托品中毒进行处理。对于出现低血压的患者，可行支持疗法。妊娠前 3 个月慎用。

（六）制剂与规格

胶囊：60 mg。

二、颠茄

（一）作用与特点

本品为阻断 M 胆碱受体的抗胆碱药，作用与阿托品相似，但药效较弱。

（二）适应证

主要用于轻度胃肠绞痛和消化性溃疡，以及胆绞痛、痛经、夜间遗尿等。

（三）用法与用量

颠茄酊剂：口服每次 0.3～1 mL，每日 3 次。复方颠茄片：口服每次 1～2 片，每日 3 次。

（四）不良反应与注意事项

常用量很少有不良反应，大剂量可出现阿托品样反应。长期服用复方颠茄片，可对所含的苯巴比妥产生药物依赖性。青光眼和对所含药物过敏者禁用。高血压病、心脏病、甲状腺功能亢进、肝肾功能损害、胃肠阻塞性疾病等患者慎用。

（五）药物相互作用

本品与可待因或美沙酮等配伍时可发生严重便秘，导致麻痹性肠梗阻或尿潴留。与制酸剂或吸附性泻药配伍时，可使本品吸收减少，故两者应隔开 1 小时服用。

（六）制剂与规格

浸膏剂：含生物碱 1%。酊剂：含生物碱 0.03%。

（七）医保类型及剂型

甲类：口服常释剂、口服液体剂。

三、匹维溴铵

（一）别名

得舒特。

（二）作用与特点

本品是第一个对胃肠道有高度选择性解痉作用的钙拮抗剂。它通过抑制钙离子流入肠壁平滑肌细胞，防止肌肉过度收缩而发挥解痉作用。而对心血管平滑肌细胞的亲和力很低，不会引起血压变化。本品能消除肠平滑肌的高反应性，并增加肠道的蠕动能力。本品为高极性化合物，口服吸收差，仅不足 10% 剂量的药物进入血液，并几乎全部与血浆蛋白结合。口服 100 mg，0.5～3 小时后达血药浓度峰值，$t_{1/2}$ 为 1.5 小时。代谢迅速，主要经肝、胆从粪便排出体外。

（三）适应证

本品主要用于治疗与肠易激综合征有关的腹痛、排便紊乱、肠道不适，以及与肠道功能性疾患有关的疼痛和钡灌肠前准备等。

（四）用法与用量

口服，每次 50 mg，每日 3 次，必要时每日可增至 300 mg。胃肠检查前用药，每次 100 mg，每日 2 次，连服 3 天，以及检查当天早晨服 100 mg。切勿嚼碎，于进餐前整片吞服。

（五）不良反应与注意事项

本品耐受性良好，少数患者可有腹痛、腹泻或便秘症状。偶见皮疹、瘙痒、恶心和口干等。儿童与孕妇禁用。

（六）制剂与规格

片剂：50 mg。

（七）医保类型及剂型

乙类：口服常释剂。

四、硫酸阿托品

（一）作用与特点

本品是由颠茄、洋金花、莨菪等生药中提取而得的生物碱，为阻断 M 胆碱受体的抗胆碱药，可用于胃肠道痉挛引起的疼痛、胆绞痛、胃及十二指肠溃疡、胰腺炎及肾绞痛等。本品通过阻断平滑肌和腺体的胆碱受体而解除平滑肌痉挛，这种作用与平滑肌的功能状态有关。治疗时,对正常活动的平滑肌影响较小,而在平滑肌过度活动或痉挛时,则有显著解痉作用,故称之为平滑肌解痉药。此外,较大剂量可抑制胃酸分泌,但对胃酸浓度及胃蛋白酶和黏液的分泌影响很小。

(二)适应证

缓解内脏绞痛,包括胃肠痉挛引起的疼痛、肾绞痛、胆绞痛、胃及十二指肠溃疡。有时用于治疗胰腺炎。

(三)用法与用量

解除胃痉挛:口服,每次 0.3～0.6 mg,每日 2～3 次。解痉止痛的极量为每次 1 mg,每日3 mg。

(四)不良反应与注意事项

有口干、无汗、散瞳、睫状肌麻痹、心动过速、便秘、急性尿潴留等不良反应,偶有皮肤反应,继续用药和(或)减少用量,其中有些反应可以耐受,但疗效可能降低。中毒剂量时,可出现严重口干,伴有烧灼样感觉。此外,有吞咽困难、恶心、呕吐、怕光、面红、发热、白细胞增多、皮疹、心动过速、血压降低或升高。有严重肠道炎症和缺血或阿米巴结肠炎的患者,可以发生梗阻和中毒性巨结肠症。大剂量可引起中枢兴奋症状。如烦躁、兴奋、谵妄、幻觉、震颤等,最后导致抑制以及延脑麻痹而死亡。儿童对抗胆碱药比较敏感,容易中毒。抗胆碱药禁用于反流性食管炎,因能降低胃和食管运动以及松弛食管下端括约肌,延缓胃的排空和促进胃的滞留,从而使反流加剧。对于前列腺肥大、幽门梗阻、伴有心动过速的充血性心力衰竭等患者均应慎用。此外,因扩瞳而可能诱发闭角型青光眼,尤以注射给药容易引起,口服则少见。但对用缩瞳药治疗的开角型青光眼患者,仍可应用抗胆碱药。

(五)药物相互作用

本药与 H_2 受体阻断药、抗酸药合用,能有效抑制胃酸夜间分泌,缓解持续性溃疡疼痛和顽固性胃泌素瘤患者的症状。抗酸药能干扰胆碱药的吸收,两者宜分开服用。

(六)制剂与规格

片剂:0.3 mg。

(七)医保类型及剂型

甲类:口服常释剂。

第二节　助消化药

一、胰酶

(一)作用与特点

本品为多种酶的混合物,主要为胰蛋白酶、胰淀粉酶和胰脂肪酶。本品在中性或弱碱性环境中活性较强,促进蛋白质和淀粉的消化,对脂肪亦有一定的消化作用。

(二)适应证

主要用于消化不良、食欲缺乏及肝、胰腺疾病引起的消化障碍。

（三）用法与用量

每次 0.3～0.6 g，每日 3 次，饭前服。

（四）不良反应与注意事项

不宜与酸性药物同服，与等量碳酸氢钠同服可增加疗效。

（五）制剂与规格

肠溶片：0.3 g，0.5 g。

（六）医保类型及剂型

乙类：口服常释剂。

二、慷彼申片

（一）作用与特点

本品可取代和补充人体本身分泌之消化酶，刺激胃和胰之天然分泌，对消化食物有重大的作用。米曲菌胰酶促使蛋白质及糖类在胃及十二指肠降解。在空肠及回肠中释放出的胰酶继续完成食物蛋白质、糖类及脂肪的降解。所包含的植物性酶和动物性胰酶，能在任何不同的酸碱度中发挥其最佳的效果。

（二）适应证

肠胃中消化酶不足，消化不良，受胆囊、肝或胰腺病影响而引起的消化失常。其他药物所引起的肠胃不适。高龄所致消化功能衰退。促进病后初愈，尤其是传染病或手术后的消化功能障碍，促进食物吸收，帮助咀嚼功能受限或食物限制等特种病情之消化能力。

（三）用法与用量

每次 1～2 片，进食时服用。如未见效，剂量可加倍。

（四）不良反应与注意事项

急性胰腺炎和慢性胰腺炎的急性发作期禁用。

（五）制剂与规格

糖衣片：每片含胰酶 220 mg、脂肪酶 7 400 U、蛋白酶 420 U、淀粉酶 7 000 U、米曲菌中提取的酶120 mg、纤维素酶 70U、蛋白酶 10 U、淀粉酶 170 U。

第三节　止吐药、催吐药及促胃肠动力药

一、马来酸曲美布汀

（一）别名

舒丽启能。

（二）作用与特点

本品为胃肠运动节律调节剂，具有胃运动调节作用，消化系统推进性运动的诱发作用，胃排空功能的改善作用，肠运动的调节作用，食管下端括约压的调节作用，对消化道平滑肌的直接作用以及末梢性镇吐作用。口服 100 mg 本品 30 分钟后，血药浓度达峰值 32.5～42.3 ng/mL，$t_{1/2}$ 为 2 小时。本品在体内代谢后由尿排出。

(三)适应证

慢性胃炎引起的胃肠道症状(腹部胀满感,腹痛,恶心,嗳气)。肠易激综合征。

(四)用法与用量

慢性胃炎常用剂量为 100 mg,3 次/d。肠易激综合征常用剂量为 100～200 mg,3 次/d。可酌情增减剂量。

(五)不良反应与注意事项

主要不良反应为腹泻、便秘和口渴。偶有口内麻木感,心动过速,困倦,眩晕,倦怠,头痛,肝功异常,变态反应。

(六)制剂与规格

薄膜包衣片:100 mg。

(七)医保类型及剂型

乙类:口服常释剂。

二、多潘立酮

(一)别名

吗丁啉。

(二)作用与特点

本品为强效止吐剂,其作用比甲氧氯普胺强 23 倍。本品可阻断催吐化学感受区多巴胺的作用,抑制呕吐的发生。药理实验证明,本品不仅能舒缓实验性胃蠕动抑制,并能加速餐后胃排空。此外,还可增进食管下部括约肌的紧张性,促进幽门括约肌餐后蠕动的扩张度。然而,本品并不影响胃液的分泌。由于其不能通过血－脑屏障,故对多巴胺受体不发生作用,不会产生任何镇静、嗜睡及锥体外系的不良反应;本品口服后吸收迅速,15～30 分钟达血药浓度峰值。大鼠的药物标记实验表明,本品除中枢神经系统浓度较低外,在体内其他部分均有广泛的分布。由于本品存在首过效应和肠壁代谢,生物利用度仅为 13%～17%。$t_{1/2}$ 为 7 小时。约有 60% 经粪便排泄。

(三)适应证

临床用于治疗伴有胃排空缓慢及食管反流的消化不良及由于偏头痛、血液透析、手术后及放射治疗等各种原因所引起的呕吐、恶心、呃逆。

(四)用法与用量

口服:片剂、滴剂、混悬剂,饭前 15～30 分钟服用。成年人,每日 3 次,每次 10 mg 或 10 mL 口服混悬剂。儿童,体重 1 gtt/kg,每日 3 次。栓剂:成年人每日 2～4 个栓剂(每粒 60 mg);2 岁以内儿童每日 2～4 个栓剂(每粒 10 mg);2 岁以上儿童每日 2～4 个栓剂(每粒 30 mg)。

(五)不良反应与注意事项

无严重不良反应。但不排除对 1 岁以下婴儿神经系统有不良反应的可能性。

(六)制剂与规格

片剂:每片 10 mg。滴剂:10 mg/mL。口服混悬剂:1 mg/mL。栓剂:成年人用每枚 60 mg;儿童用每枚 30 mg;幼儿用每枚 10 mg。

（七）医保类型及剂型

乙类：口服常释剂、栓剂。

三、盐酸昂丹司琼

（一）别名

富米汀。

（二）作用与特点

本品为高选择性的5－羟色胺受体拮抗剂。拮抗外周和中枢神经元5－羟色胺受体，从而阻断因化疗和放疗引起的小肠5－羟色胺释放，阻断通过5－羟色胺受体引起迷走传入神经兴奋而导致的呕吐反射。$t_{1/2}$约为3小时，完全代谢，代谢物由粪、尿排泄，血浆蛋白结合率为75%。

（三）适应证

用于放疗和细胞毒药物化疗引起的呕吐。

（四）用法与用量

对于高度催吐的化疗药物引起的呕吐：化疗前15分钟、化疗后4小时、8小时各静脉注射本品8 mg，停止化疗后，每8小时口服本品8 mg，连用5天；对于放疗引起的呕吐：首剂必须于放疗前1～2小时口服片剂8 mg，以后每8小时口服8 mg，疗程视放疗的疗程而定。

（五）不良反应与注意事项

可有头痛、腹痛不适、便秘，偶有一过性无症状转氨酶增高；孕妇和哺乳期妇女慎用。胃肠道梗阻者及对本品过敏者禁用。

（六）制剂与规格

注射液：4 mg/mL，8 mg/2 mL。片剂：4 mg，8 mg。

（七）医保类型及剂型

乙类：口服常释剂、注射剂。

第四节　抗酸药及治疗消化性溃疡药

一、复方氢氧化铝

（一）别名

达胃宁，胃舒平。

（二）作用与特点

本品有抗酸、吸附、局部止血、保护溃疡面等作用，效力较弱、缓慢而持久。

（三）适应证

主要用于胃酸过多、胃及十二指肠溃疡、反流性食管炎及上消化道出血等。由于铝离子在肠内与磷酸盐结合成不溶解的磷酸铝自粪便排出，故尿毒症患者服用大剂量氢氧化铝后可减少磷酸盐的吸收，减轻酸血症。鸟粪石型尿结石患者服用本品，可因磷酸盐吸收减少而减缓结石的生长或防止其复发。也可用于治疗甲状旁腺功能减退症和肾病型骨软化症患者，以调节钙磷平衡。

（四）用法与用量

口服：每次 2～4 片，每日 3 次，饭前 30 分钟或胃痛发作时嚼碎后服用。

（五）不良反应与注意事项

可致便秘。因本品能妨碍磷的吸收，故不宜长期大剂量使用。便秘者、肾功能不全者慎用。

（六）药物相互作用

本品含多价铝离子，可与四环素类形成络合物而影响其吸收，故不宜合用。可通过多种机制干扰地高辛、华法林、双香豆素、奎宁、奎尼丁、氯丙嗪、普萘洛尔、吲哚美辛、异烟肼、维生素及巴比妥类的吸收或消除，使上述药物的疗效受到影响，应尽量避免同时使用。

（七）制剂与规格

片剂：每片含氢氧化铝 0.245 g、三硅酸镁 0.105 g、颠茄流浸膏 0.0 026 mL。

（八）医保类型及剂型

甲类：口服常释剂。

二、碳酸氢钠

（一）别名

重碳酸钠，酸式碳酸钠，重曹，小苏打。

（二）作用与特点

本药口服后能迅速中和胃中过剩的胃酸，减轻疼痛，但作用持续时间较短。口服易吸收，能碱化尿液，与某些磺胺药同服，可防止磺胺在尿中结晶析出。

（三）适应证

胃痛；苯巴比妥、阿司匹林等的中毒解救；代谢性酸血症、高钾血症及各种原因引起的伴有酸中毒症状的休克；早期脑栓塞以及严重哮喘持续状态经其他药物治疗无效者；真菌性阴道炎。

（四）用法与用量

口服：每次 0.5～2 g，每日 3 次，饭前服用。静脉滴注：5% 溶液，成年人每次 100～200 mL，小儿 5 mL/kg。4% 溶液阴道冲洗或坐浴：每晚 1 次，每次 500～1 000 mL，连用 7 天。

（五）不良反应与注意事项

可引起继发性胃酸分泌增加，长期大量服用可能引起碱血症。静脉滴注本品时，低钙血症患者可能产生阵发性抽搐，而对缺钾患者可能产生低钾血症的症状。严重胃溃疡患者慎用，充血性心力衰竭、水肿和肾衰竭的酸中毒患者，使用本品应慎重。

（六）药物相互作用

不宜与胃蛋白酶合剂、维生素 C 等酸性药物合用，不宜与重酒石酸间羟胺、庆大霉素、四环素、肾上腺素、多巴酚丁胺、苯妥英钠、钙盐等同瓶静脉滴注。

（七）制剂与规格

(1)片剂：每片 0.3 g,0.5 g。

(2)注射液：0.5 g/10 mL,12.5 g/250 mL。

(八)医保类型及剂型

甲类：口服常释剂。

三、硫糖铝

(一)别名

胃溃宁、素得。

(二)作用与特点

本品能与胃蛋白酶络合，抑制该酶分解蛋白质；并能与胃黏膜的蛋白质(主要为清蛋白及纤维蛋白)络合形成保护膜，覆盖溃疡面，阻止胃酸、胃蛋白酶和胆汁酸的渗透、侵蚀，从而利于黏膜再生和溃疡愈合。本品在溃疡区的沉积能诱导表皮生长因子的积聚，促进溃疡愈合。同时本品还能刺激胃黏膜合成前列腺素，改善黏液质量，加速组织修复。服用本品后，仅 $2\% \sim 5\%$ 的硫酸二糖被吸收，并由尿排出。

(三)适应证

胃及十二指肠溃疡。

(四)用法与用量

口服：每次 1 g，每日 3～4 次，饭前 1 小时及睡前服用。

(五)不良反应与注意事项

患者主要不良反应为便秘。个别患者可出现口干、恶心、胃痛等。治疗收效后，应继续服药数月，以免复发。

(六)药物相互作用

本品不宜与多酶片合用，否则两者疗效均降低。本品与西咪替丁合用时可能使本品疗效降低。

(七)制剂与规格

(1)片剂：0.25 g，0.5 g。

(2)分散片：0.5 g。

(3)胶囊剂：0.25 g。

(4)悬胶剂：5 mL(含硫糖铝 1 g)。

(八)医保类型及剂型

乙类：口服常释剂、口服液体剂。

四、铝碳酸镁

(一)别名

胃达喜，他尔特，海地特。

(二)作用与特点

本品为抗酸药。抗酸作用迅速且作用温和，可避免 pH 过高引起的胃酸分泌加剧。作用持久是本品的另一特点。

(三)适应证

胃及十二指肠溃疡。

（四）用法与用量

一般每次 1 g，每日 3 次，饭后 1 小时服用。十二指肠壶腹部溃疡治疗，6 周为 1 个疗程，胃溃疡治疗，8 周为 1 个疗程。

（五）不良反应与注意事项

本品不良反应轻微，但有个别患者可能出现腹泻。

（六）药物相互作用

本品含有铝、镁等多价金属离子，与四环素类合用时应错开服药时间。

（七）制剂与规格

片剂：0.5 g。

（八）医保类型及剂型

乙类：口服常释剂。

五、奥美拉唑

（一）别名

洛赛克。

（二）作用与特点

本品高度选择性地抑制壁细胞中的 $H^+ - K^+ - ATP$ 酶（质子泵），使胃酸分泌减少。其作用依赖于剂量。本品对乙酰胆碱或组胺受体均无影响。除了本品对酸分泌的作用之外，临床上未观察到明显的药效学作用。本品起效迅速，每日服 1 次即能可逆地控制胃酸分泌，药效约 24 小时。本品口服后 3 小时达血药浓度峰值。血浆蛋白结合率为 95%，分布容积 0.34～0.37 L/kg。本品主要由肝脏代谢后由尿及粪中排出。其血药浓度与胃酸抑制作用无明显相关性。每日服用 1 次即能可逆地控制胃酸分泌，持续时间约 24 小时。

（三）适应证

十二指肠溃疡、胃溃疡、反流性食管炎、卓—艾综合征（促胃液素瘤）。

（四）用法与用量

口服：每次 20 mg，每日 1 次。十二指肠溃疡患者，能迅速缓解症状，大多数患者在 2 周内愈合。第 1 疗程未能完全愈合者，再治疗 2 周通常能愈合。①胃溃疡和反流性食管炎患者，能迅速缓解症状，多数患者在 4 周内愈合。第 1 疗程后未完全愈合者，再治疗 4 周通常可愈合。对一般剂量无效者，改每日服用本品 1 次，40 mg，可能愈合。②卓—艾综合征：建议的初始剂量为 60 mg，每日 1 次。剂量应个别调整。每日剂量超过 80 mg 时，应分 2 次服用。

（五）不良反应与注意事项

本品耐受性良好，罕见恶心、头痛、腹泻、便秘和肠胃胀气，少数出现皮疹。这些作用均较短暂且轻微，并与治疗无关。因酸分泌明显减少，理论上可增加肠道感染的危险。本品尚无已知的禁忌证。孕妇及儿童用药安全性未确立，本品能延长地西泮和苯妥英的消除。与经 P_{450} 酶系代谢的其他药物如华法林，可能有相互作用。

（六）制剂与规格

胶囊剂：20 mg。

（七）医保类型及剂型

乙类：口服常释剂、注射剂。

六、泮托拉唑

（一）别名

潘妥洛克，泰美尼克。

（二）作用与特点

泮托拉唑是第 3 个能与 $H^+ - K^+ - ATP$ 酶产生共价结合并发挥作用的质子泵抑制药，它与奥美拉唑和兰索拉唑同属苯并咪唑的衍生物，与奥美拉唑和兰索拉唑相比，泮托拉唑与质子泵的结合选择性更高，而且更为稳定。泮托拉唑口服生物利用度为 77%，达峰时间为 2.5 小时，$t_{1/2}$ 为 0.9～1.9 小时，但抑制胃酸的作用一旦出现，即使药物已经从循环中被清除以后，仍可维持较长时间。泮托拉唑无论单次、多次口服或静脉给药，药动学均呈剂量依赖性关系。

（三）适应证

本品主要用于胃及十二指肠溃疡、胃－食管反流性疾病、卓－艾综合征等。

（四）用法与用量

常用量每次 40 mg，每日 1 次，早餐时间服用，不可嚼碎；个别对其他药物无反应的患者可每日服用 2 次。老年患者及肝功能受损者每日剂量不得超过 40 mg。十二指肠溃疡疗程 2 周，必要时再服 2 周；胃溃疡及反流性食管炎疗程为 4 周，必要时再服 4 周。总疗程不超过 8 周。

（五）不良反应与注意事项

偶可引起头痛和腹泻，极少引起恶心、上腹痛、腹胀、皮疹、瘙痒及头晕等。个别病例出现水肿、发热和一过性视力障碍。神经性消化不良等轻微胃肠疾患不建议使用本品；用药前必须排除胃与食管恶性病变。肝功能不良患者慎用；妊娠前 3 个月和哺乳期妇女禁用本品。

（六）制剂与规格

肠溶片：40 mg。

（七）医保类型及剂型

乙类：口服常释剂、注射剂。

七、法莫替丁

（一）作用与特点

本品拮抗胃黏膜壁细胞的组胺 H_2 受体而显示强大而持久的胃酸分泌抑制作用。本品的安全范围广，又无抗雄激素作用及抑制药物代谢的作用。本品的 H_2 受体拮抗作用比西咪替丁强 10～148 倍，对组胺刺激胃酸分泌的抑制作用比西咪替丁约强 40 倍，持续时间长 3～15 倍。能显著抑制应激所致大鼠胃黏膜中糖蛋白含量的减少。对大鼠实验性胃溃疡或十二指肠溃疡的发生，其抑制作用比西咪替丁强，连续给药能促进愈合，效力比西咪替丁强。对失血及给予组胺所致大鼠胃出血具有抑制作用。本品口服后 2～3 小时达血浓度峰值，口服及静脉给药 $t_{1/2}$ 均约 3 小时。尿中仅见原形及其氧化物，口服时，后者占尿中总排量的 5%～15%，静脉给药时占 80%，人给药后 24 小时内原形药物的尿排泄率，口服时为 35%～44%，静脉给药为 88%～91%。

（二）适应证

口服用于胃溃疡、十二指肠溃疡、吻合口溃疡、反流性食管炎；口服或静脉注射用于上消化道出血（消化性溃疡、急性应激性溃疡、出血性胃炎所致）及卓－艾综合征。

（三）用法与用量

口服：每次 20 mg，每日 2 次（早餐后、晚餐后或临睡前）。静脉注射或滴注：每次 20 mg 溶于生理盐水或葡萄糖注射液 20 mL 中缓慢静脉注射或滴注，每日 2 次，通常 1 周内起效，患者可口服时改口服。

（四）不良反应与注意事项

不良反应较少。最常见的有头痛、头晕、便秘和腹泻，发生率分别为 4.7%、1.3%、1.2%、1.7%。偶见皮疹、荨麻疹（应停药）、白细胞减少、氨基转移酶升高等。罕见腹部胀满感、食欲缺乏及心率增加、血压上升、颜面潮红、月经不调等。本品慎用于有药物过敏史、肾衰竭或肝病患者。孕妇慎用。哺乳期妇女使用时应停止哺乳。对小儿的安全性尚未确立。本品应在排除恶性肿瘤后再行给药。

（五）制剂与规格

（1）片剂：10 mg，20 mg。

（2）注射剂：20 mg/2 mL。

（3）胶囊剂：20 mg。

（六）医保类型及剂型

乙类：口服常释剂、注射剂。

八、西咪替丁

（一）别名

甲氰咪胍。

（二）作用与特点

本品属组胺 H_2 受体拮抗剂的代表性药品，能抑制基础胃酸及各种刺激引起的胃酸分泌，并能减少胃蛋白酶的分泌。本品口服生物利用度约为 70%，口服后吸收迅速，1.5 小时血药浓度达峰值，$t_{1/2}$ 约为 2 小时，小部分在肝脏氧化为亚砜化合物或 5－羟甲基化合物，50%～70% 以原形从尿中排出，12 小时可排出口服量的 80%～90%。

（三）适应证

适用于治疗十二指肠溃疡、胃溃疡、反流性食管炎、复发性溃疡病等；本品对皮肤瘙痒症也有一定的疗效。

（四）用法与用量

口服：每次 200 mg，每日 3 次，睡前加用 400 mg；注射：用葡萄糖注射液或葡萄糖氯化钠注射液稀释后静脉滴注，每次 200～600 mg；或用上述溶液 20 mL 稀释后缓慢静脉注射，每次 200 mg，4～6 小时 1 次。每日剂量不宜超过 2 g，也可直接肌内注射。

（五）不良反应与注意事项

少数患者可能有轻度腹泻、眩晕、嗜睡、面部潮红、出汗等。停药后可恢复。极少数患者有白细胞减少或全血细胞减少等。少数肾功能不全或患有脑病的老年患者可有轻微精神障碍。

少数患者可出现中毒性肝炎,转氨酶一过性升高,血肌酐轻度升高或蛋白尿等,一般停药后可恢复正常。肝、肾功能不全者慎用,应根据肌酐清除率指标调整给药剂量。肌酐清除率为0～15 mL/min者忌用。

(六)药物相互作用

本品为一种强效肝微粒体酶抑制药,可降低华法林、苯妥英钠、普萘洛尔、地西泮、茶碱、卡马西平、美托洛尔、地高辛、奎尼丁、咖啡因等药物在肝内的代谢,延迟这些药物的排泄,导致其血药浓度明显升高,合并用药时需减少上述药物的剂量。

(七)制剂与规格

(1)片剂:每片 200 mg。

(2)注射剂:每支 200 mg。

(八)医保类型及剂型

甲类:口服常释剂、注射剂。

九、大黄碳酸氢钠

(一)作用与特点

有抗酸、健胃作用。

(二)适应证

用于胃酸过多、消化不良、食欲缺乏等。

(三)用法与用量

口服,每次 1～3 片,每日 3 次,饭前服用。

(四)制剂与规格

片剂:每片含碳酸氢钠、大黄粉各 0.15 g,薄荷油适量。

(五)医保类型及剂型

甲类:口服常释剂。

十、碳酸钙

(一)别名

兰达。

(二)作用与特点

本品为中和胃酸药,可中和或缓冲胃酸,作用缓和而持久,但对胃酸分泌无直接抑制作用,并可因提高胃酸 pH 而消除胃酸对壁细胞分泌的反馈性抑制。本品与胃酸作用产生二氧化碳与氯化钙,前者可引起嗳气,后者在碱性液中再形成碳酸钙、磷酸钙而引起便秘。本品在胃酸中转化为氯化钙,小肠吸收部分钙,由尿排泄,其中大部分由肾小管重吸收。本品口服后约85%转化为不溶性钙盐如磷酸钙、碳酸钙,由粪便排出。

(三)适应证

缓解由胃酸过多引起的上腹痛、泛酸、胃部烧灼感和上腹不适。

(四)用法与用量

2～5 岁儿童(11～21.9 kg)每次用量为 59.2 mg,6～11 岁儿童(22～43.9 kg)每次用量为118.4 mg,饭后 1 小时或需要时口服 1 次,每日不超过 3 次,连续服用最大推荐剂量不超过 14 天。

（五）不良反应与注意事项

偶见嗳气、便秘。大剂量服用可发生高钙血症。心肾功能不全者慎用。长期大量服用本品应定期测血钙浓度。

（六）药物相互作用

本品与噻嗪类利尿药合用，可增加肾小管对钙的重吸收。慎与洋地黄类药物联合使用。

（七）制剂与规格

（1）混悬剂：11.84 g×148 mL。

（2）片剂：0.5 g。

十一、盐酸雷尼替丁

（一）别名

西斯塔，兰百幸，欧化达，善卫得。

（二）作用与特点

本品为一选择性的 H 受体拮抗剂，能有效地抑制组胺、五肽胃泌素及食物刺激后引起的胃酸分泌，降低胃酸和胃酶的活性，但对胃泌素的分泌无影响。作用比西咪替丁强 5～8 倍，对胃及十二指肠溃疡的疗效高，具有速效和长效的特点。本品口服生物利用度约 50%，$t_{1/2}$ 为 2～2.7 小时，静脉注射 1 mg/kg，瞬间血药浓度为 3 000 ng/mL，维持在 100 ng/mL 以上可达 4 小时。大部分以原形药物从肾排泄。

（三）适应证

临床上主要用于治疗十二指肠溃疡、良性溃疡病、术后溃疡、反流性食管炎及卓－艾综合征等。

（四）用法与用量

口服：每日 2 次，每次 150 mg，早晚饭时服。

（五）不良反应与注意事项

较轻，偶见头痛、皮疹和腹泻。个别患者有白细胞或血小板减少。有过敏史者禁用。除必要外，妊娠期、哺乳其妇女不用本品。8 岁以下儿童禁用。肝、肾功能不全者慎用。对肝有一定毒性，个别患者转氨酶升高，但停药后即可恢复。

（六）药物相互作用

本品与普鲁卡因、N－乙酰普鲁卡因合用，可减慢后者从肾的清除速率。本品还能减少肝血流，使经肝代谢的普萘洛尔、利多卡因、美托洛尔的代谢减慢，作用增强。

（七）制剂与规格

（1）片剂：0.15 g。

（2）胶囊剂：0.15 g。

（八）医保类型及剂型

甲类：口服常释剂、注射剂。

十二、尼扎替丁

（一）别名

爱希。

（二）作用与特点

本药是一种组胺 H_2 受体拮抗剂，和组胺竞争性地与组胺 H_2 受体相结合，可逆性地抑制其功能，特别是对胃壁细胞上的 H_2 受体，可显著抑制夜间胃酸分泌达 12 小时，亦显著抑制食物、咖啡因、倍他唑（氨乙吡唑）和五肽胃泌素刺激的胃酸分泌。口服后并不影响胃分泌液中胃蛋白酶的活性，但总的胃蛋白酶分泌量随胃液分泌量的减少相应的减少，此外可增加他唑刺激的内因子分泌，本药不影响基础胃泌素分泌。口服生物利用度为 70％以上。口服 150 mg，0.5～3 小时后达到血药浓度峰值，为 700～1 800 $\mu g/L$，与血浆蛋白结合率约为 35％，$t_{1/2}$ 为 1～2 小时。90％以上口服剂量的尼扎替丁在 12 小时内从尿中排出，其中约 60％以原形排出。

（三）适应证

活动性十二指肠溃疡。胃食管反流性疾病，包括糜烂或溃疡性食管炎，缓解烧心症状。良性活动性胃溃疡。

（四）用法与用量

（1）活动性十二指肠溃疡及良性活动性胃溃疡：300 mg/d，分 1～2 次服用；维持治疗时 150 mg，每日 1 次。

（2）胃食管反流性疾病：150 mg，每日 2 次。中、重度肾功能损害者剂量酌减。

（五）不良反应与注意事项

患者可有头痛，腹痛，肌痛，无力，背痛，胸痛，感染和发热以及消化系统、神经系统、呼吸系统不良反应，偶有皮疹及瘙痒。罕见肝功异常，贫血，血小板减少症及变态反应。开始治疗前应先排除恶性溃疡的可能性。对本品过敏者及对其他 H_2 受体拮抗剂有过敏史者禁用。

（六）药物相互作用

本药不抑制细胞色素 P_{450} 关联的药物代谢酶系统。与大剂量阿司匹林合用会增加水杨酸盐的血浓度。

（七）制剂与规格

胶囊剂：150 mg。

十三、雷贝拉唑钠

（一）别名

波利特。

（二）作用与特点

本品具有很强的 H^+-K^+-ATP 酶抑制作用，胃酸分泌抑制作用以及抗溃疡作用。健康成年男子在禁食情况下口服本剂 20 mg，3.6 小时后达血药浓度峰值 437 ng/mL，$t_{1/2}$ 为 1.49 小时。

（三）适应证

胃溃疡、十二指肠溃疡、吻合口溃疡、反流性食管炎、卓-艾综合征。

（四）用法与用量

成年人推荐剂量为每次 10～20 mg，每日 1 次。胃溃疡、吻合口溃疡、反流性食管炎的疗程一般以 8 周为限，十二指肠溃疡的疗程以 6 周为限。

（五）不良反应与注意事项

严重的不良反应有休克、血象异常、视力障碍。其他不良反应有过敏症，血液系统异常，肝功异常,循环系统、精神神经系统异常。此外有水肿,总胆固醇、中性脂肪、BUN 升高,蛋白尿。

(六)药物相互作用

本品与地高辛合用时,可升高其血中浓度。本品与含氢氧化铝凝胶、氢氧化镁的制酸剂同时或其后 1 小时服用,本药平均血药浓度和药时曲线下面积分别下降 8% 和 6%。

(七)制剂与规格

薄膜衣片:10 mg,20 mg。

十四、枸橼酸铋钾

(一)别名

胶体次枸橼酸铋,德诺,丽珠得乐,得乐,可维加。

(二)作用与特点

本品在胃酸条件下,以极微沉淀覆盖在溃疡表面形成一层保护膜,从而隔绝了胃酸、酶及食物对溃疡黏膜的侵蚀,促进黏膜再生,使溃疡愈合。本品还有良好的抗幽门螺杆菌作用。因而本品具有明显的抗溃疡作用,给药后在胃底、胃窦部、十二指肠、空肠及回肠均有铋的吸收,其中以小肠吸收为多。血药浓度与给药剂量呈相关性,一般于给药后 4 周血药浓度达稳态。血浆浓度通常小于 50 μg/L。分布主要聚集在肾脏(占吸收的 60%)。有关本品吸收后的代谢与排泄资料较少。一些铋剂中毒患者血与尿的排泄半衰期分别为 4.5 天和 5.2 天,脑脊液中可达 13.9 天。

(三)适应证

适用于治疗胃溃疡、十二指肠壶腹部溃疡、多发溃疡及吻合口溃疡等多种消化性溃疡。

(四)用法与用量

480 mg/d,分 2～4 次服用。除特殊情况,疗程不得超过 2 个月。若需继续用药,在开始下 1 个疗程前 2 个月需禁服任何含铋制剂。

(五)不良反应与注意事项

主要表现为胃肠道症状,如恶心、呕吐、便秘和腹泻。偶见一些轻度变态反应。服药期间舌及大便可呈灰黑色。肾功能不全者禁用。

(六)药物相互作用

本品与四环素同时服用会影响四环素的吸收。不得与其他含铋制剂同服。不宜与制酸药及牛奶合用,因牛奶及制酸药可干扰其作用。

(七)制剂与规格

(1)片剂:120 mg。

(2)胶囊剂:120 mg。

(3)颗粒剂:每小包 1.2 g(含本品 300 mg)。

(八)医保类型及剂型

乙类:口服常释剂、颗粒剂。

十五、米索前列醇

(一)作用与特点

本品为最早进入临床的合成前列腺素 E$_1$ 的衍生物。能抑制基础胃酸分泌和由组胺、五肽胃泌素、食物或咖啡所引起的胃酸分泌。有局部和全身两者相结合的作用,其局部作用是主要的,其抑制胃酸分泌的机制是直接抑制了壁细胞。本品还显示有细胞保护作用。本品口服吸收良好,由于患者口服本品后迅速代谢为有药理活性的游离酸,因而不能测定原药的血药浓度。本品分布以大肠、胃和小肠组织及血浆中最多。其游离酸在血浆 $t_{1/2}$ 为 (20.6 ± 0.9) 分钟;本品主要经肾途径排泄,给药后 24 小时内,约 80% 从尿和粪便中排出,尿中的排泄量为粪便中的 2 倍。本品在临床应用中未观察到有药物相互作用。

(二)适应证

十二指肠溃疡和胃溃疡。

(三)用法与用量

口服:每次 200 μg,在餐前或睡前服用,每日 1 次,4～8 周为 1 个疗程。

(四)不良反应与注意事项

轻度而短暂地腹泻、恶心、头痛、眩晕和腹部不适;本品禁用于已知对前列腺素类药物过敏者及孕妇;如在服用时怀孕,应立即停药。脑血管或冠状动脉疾病的患者应慎用。

(五)制剂与规格

片剂:200 μg。

十六、替普瑞酮

(一)别名

戊四烯酮,施维舒,E0671。

(二)作用与特点

本品能促进胃黏膜及胃黏液层中主要的黏膜修复因子即高分子糖蛋白的合成,提高黏液中的磷脂质浓度,提高黏膜的防御能力。本品还能防止胃黏膜病变时黏膜增殖区细胞增殖能力的下降。因此本品已证明对难治的溃疡也有良好的效果,使已修复的黏膜壁显示正常迹象,也有防止复发的作用。本品不影响胃液分泌和运动等胃的生理功能,但对各种实验性溃疡(寒冷应激性、阿司匹林、利舍平、乙酸、烧灼所致)已证明其均具有较强的抗溃疡作用。

(三)适应证

胃溃疡。

(四)用法与用量

口服:饭后 30 分钟以内口服,每次 50 mg,每日 3 次。

(五)不良反应与注意事项

偶见头痛、便秘、腹胀及肝转氨酶轻度上升、总胆固醇值升高、皮疹等,但停药后均迅速消失。妊娠期用药的安全性尚未确立,故孕妇应权衡利弊慎重用药。小儿用药的安全性也尚未确立。

(六)制剂与规格

(1)胶囊剂:50 mg。

(2)细粒剂:100 mg/g。

第五节　泻药及止泻药

一、泻药

(一)酚酞

1.作用与特点

口服后在肠内遇胆汁及碱性液形成可溶性钠盐,刺激结肠黏膜,促进其蠕动,并阻止肠液被肠壁吸收而起缓泻作用。由于小量吸收后(约 15%)进行肠肝循环的结果,其作用可持续3～4 天。

2.适应证

适用于习惯性顽固便秘。

3.用法与用量

睡前口服 0.05～0.2 g,经 8～10 小时排便。

4.不良反应与注意事项

本品如与碳酸氢钠及氧化镁等碱性药物并用,能引起变色。连续服用偶能引起发疹;也可出现变态反应、肠炎、皮炎及出血倾向等。婴儿禁用,幼儿及孕妇慎用。

5.制剂与规格

片剂:50 mg,100 mg。

6.医保类型及剂型

甲类:口服常释剂。

(二)开塞露

1.作用与特点

本品为治疗便秘的直肠用溶液剂,系将含山梨醇、硫酸镁或甘油的溶液装入特制塑料容器内而制得。

2.适应证

便秘。

3.用法与用量

嘱患者用时将容器顶端刺破,外面涂油脂少许,徐徐插入肛门,然后将药液挤入直肠内,引起排便。成年人用量每次 20 mL,小儿酌减。

4.制剂与规格

溶液剂:10 mL,20 mL。本品有两种制剂,一种为含 55%甘油制剂,另一种为含山梨醇45%～50%、硫酸镁 10%、羟苯乙酯(尼泊金乙酯)0.05%、苯甲酸钠 0.1%的制剂。

5.医保类型及剂型

甲类:溶液剂。

(三)硫酸镁

1.别名

硫苦,泻盐。

2.作用与特点

本品因给药途径不同呈现不同的药理作用。①导泻作用:内服由于不被吸收,在肠内形成一定的渗透压,使肠内保有大量水分,刺激肠道蠕动而排便。②利胆作用:口服高浓度(33％)硫酸镁溶液,或用导管直接灌入十二指肠,可刺激十二指肠黏膜,反射性地引起胆总管括约肌松弛、胆囊收缩,促进胆囊排空,产生利胆作用。③对中枢神经系统的作用注射本品提高细胞外液中镁离子浓度,可抑制中枢神经系统,阻断外周神经肌肉接头,从而产生镇静、镇痉、松弛骨骼肌的作用,也能降低颅内压。④对心血管系统的作用:注射给药,过量镁离子可直接舒张周围血管平滑肌,引起交感神经节冲动传递障碍,从而使血管扩张,血压下降。⑤消炎去肿作用:本品50％溶液外用热敷患处,有消炎去肿的功效。

3.适应证

用于便秘及治疗食物或药物中毒,阻塞性黄疸及慢性胆囊炎,惊厥、尿毒症、破伤风、高血压脑病及急性肾性高血压危象等,也用于外用热敷消炎去肿。

4.用法与用量

导泻:每次口服 5～20 g,清晨空腹服用同时饮 100～400 mL 水,也可用水溶解后服用。利胆:每次2～5 g,每日 3 次,饭前或两餐间服;也可服用 33％硫酸镁溶液,每次 10 mL。抗惊厥、降血压等:肌内注射 1 次1 g,10％硫酸镁溶液,每次 10 mL;静脉滴注每次 1～2.5 g。

5.不良反应与注意事项

导泻时如服用大量浓度过高的溶液,可能自组织中吸取大量水分而导致脱水。注射需缓慢,并注意患者的呼吸与血压。如有中毒现象(如呼吸肌麻痹等)可用 10％葡萄糖酸钙注射液 10 mL 静脉注射,以行解救。肠道出血患者、急腹症患者及孕妇、经期妇女禁用本品导泻。中枢抑制药(如苯巴比妥)中毒患者不宜使用本品导泻排除毒物,以防加重中枢抑制。

6.制剂与规格

注射液:1 g/10 mL,2.5 g/10 mL。白色合剂:由硫酸镁 30 g、轻质碳酸镁 5 g、薄荷水适量,配成100 mL,1 次服用 15～30 mL。一二三灌肠剂:由 50％硫酸镁溶液 30 mL、甘油 60 mL、蒸馏水 90 mL 配成,常用于各种便秘的治疗。

7.医保类型及剂型

甲类:口服液体剂、口服散剂。

(四)聚乙二醇

1.别名

福松。

2.作用与特点

本品是一种渗透性缓泻剂,作用机制基本上是物理作用:通过增加局部渗透压,使水分保留在结肠肠腔内,增加肠道内液体的保有量,因而使大便软化,进而促进其在肠道内的推动和排泄。

3.适应证

成年人便秘的症状治疗。

4.用法与用量

10～20 g/d。

5.不良反应与注意事项

本品没有毒性作用已被大量的文献充分证实。

6.药物相互作用

本品与其他药物同时服用时,可能会阻碍其他药物的吸收,建议最好与其他药物间隔 2 小时口服。

7.制剂与规格

粉剂:10 g。

8.医保类型及剂型

乙类:口服散剂。

(五)导肠粒

1.别名

舒立通。

2.作用与特点

本品由 81％卵叶车前子积团纤维和 19％番泻果苷以合理比例组成,能确保温和地调节排便习惯。卵叶车前子纤维在水中膨胀形成黏液团,以确保大便有足够水分,增加粪便在大肠内的体积,完成直肠填充,适应排便。天然的番泻果苷能轻微刺激大肠,使大肠蠕动正常。番泻果苷在药粒中逐渐释放,一般服药后 12～24 小时显效。

3.适应证

便秘,特别适用于慢性便秘;调节产后妇女的肠活动功能;长期卧床患者;习惯使用强烈泻药的患者;结肠手术后有排便困难的患者。

4.用法与用量

取本品 1～2 茶匙,于晚饭后或早餐前以一杯液体送服,不应嚼碎,药物起作用后可按个别情况将剂量减至1/2～1茶匙,1～2 次/天。

5.不良反应与注意事项

肠梗阻及胃肠道狭窄患者禁用。

6.药物相互作用

勿与收敛剂或抗腹泻剂如氰苯胍酯、地芬诺酯、咯哌丁胺、氢氯化物和阿片制剂合用。

7.制剂与规格

颗粒剂:100 g×1 瓶(每 100 g 含卵叶车前草种子 52 g、卵叶车前草果壳 2.2 g、番泻果实 12.4 g)。

二、止泻药

(一)复方地芬诺酯

1.别名

止泻宁。

2.作用与特点

本品对肠道作用类似吗啡,可直接作用于肠平滑肌,通过抑制肠黏膜感受器,消除局部黏膜的蠕动反射而减弱肠蠕动,同时可增加肠的节段性收缩,使肠内容物通过延迟,有利于肠内水分的吸收。本品吸收后在体内主要代谢为地芬诺辛,其止泻作用比母体化合物强 5 倍。地芬诺辛的 $t_{1/2}$ 为 12～24 小时,主要由粪便排出,少量由尿中排出。

3.适应证

适用于急、慢性功能性腹泻及慢性肠炎等。

4.用法与用量

口服,每次 1～2 片,每日 2～4 次。腹泻控制后,应即减少剂量。

5.不良反应与注意事项

服药后偶见口干、腹部不适、恶心、呕吐、嗜睡、烦躁、失眠等,减量或停药后即消失。长期使用可致患者产生依赖性。肝功能不全患者及正在服用有药物依赖性的患者慎用。婴儿不推荐使用。不能用作细菌性痢疾的基本治疗药物。

6.药物相互作用

可增强巴比妥类、阿片类及其他中枢抑制药的作用,故不宜合用。

7.制剂与规格

片剂:每片含盐酸地芬诺酯 2.5 mg,硫酸阿托品 0.025 mg。

8.医保类型及剂型

甲类:口服常释剂。

(二)酵母菌

1.别名

亿活。

2.作用与特点

本品为生物性止泻剂。布拉酵母菌具有抗微生物和抗毒素作用,并对肠黏膜有营养作用。布拉酵母菌不会被胃肠液、抗生素或磺胺类药物所破坏,在肠内具有活性作用。药理学动物实验研究表明,无论在体外或体内,该药具有抗菌(包括白色念珠菌)作用,还可促进动物体内的免疫作用。它能合成维生素 B,如维生素 B_1、维生素 B_2、维生素 B_6、泛酸、烟酸。此外,还能显著地增加人与动物上皮细胞刷状缘内的二糖酶。

3.适应证

治疗成年人或儿童感染性或非特异性腹泻。预防和治疗由抗生素诱发的结肠炎和腹泻。

4.用法与用量

口服:每次 1～2 袋或 1～2 粒,1～2 次/天。最好避免在吃饭时服用。

5.不良反应与注意事项

可引起胃部不适或腹胀感。

6.药物相互作用

不可与全身性或口服抗真菌药物及某些唑啉类衍生物合用。

7.制剂与规格

袋装:250 mg。胶囊:250 mg。

(三)嗜酸乳杆菌

1.别名

乐托尔。

2.作用与特点

本品为灭活的嗜酸乳杆菌菌体及其代谢产物,由于采用真空冷冻干燥法,细菌经过热处理已被灭活,其代谢过程中产生的乳酸及结构未明的抗生素有直接的抑菌作用;所含 B 族维生素能刺激肠道内正常产酸菌丛的生长;对肠黏膜有非特异性免疫刺激作用,能增强免疫球蛋白的合成。

3.适应证

主要用于急慢性腹泻的对症治疗。

4.用法与用量

胶囊剂:成年人及儿童每日 2 次,每次 2 粒,成年人首剂量加倍;婴儿每日 2 次,每次 1～2 粒,首剂量为 2 粒。

5.不良反应与注意事项

本品所含菌株已经被灭活,故与抗生素合用时不影响疗效,也不诱导病菌产生耐药性,妊娠期间用药无致畸病例的报道。

6.制剂与规格

胶囊剂:每胶囊含灭活冻干嗜酸乳杆菌 50 亿和后冻干培养基 80 mg;散剂:每小袋含灭活冻干嗜酸乳杆菌 50 亿和后冻干的培养基 160 mg。

(四)双歧三联活菌

1.别名

培菲康。

2.作用与特点

本品含双歧杆菌、嗜酸性乳杆菌及粪链球菌。直接补充正常生理性细菌,调整肠道菌群,抑制肠道中对人具有潜在危害的菌类甚至病原菌;促进机体对营养物的分解、吸收;合成机体所需的维生素;激发机体免疫力;减少肠源性毒素的产生和吸收。

3.适应证

肠菌群失调症,轻、中型急性腹泻,慢性腹泻,腹胀,便秘。

4.用法与用量

成年人每次 2～3 粒,2～3 次/天,口服。6～13 岁儿童每次 1～2 粒,1～6 岁儿童每次 1 粒,1 岁以下婴儿每次 1/2 粒,2～3 次/天,口服。

5.制剂与规格

散剂:1 g,2 g。胶囊:210 mg。

(五)双歧杆菌

1.别名

丽珠肠乐。

2.作用与特点

本品可补充对人体有益的正常生理性肠道细菌,纠正菌群失调;维持正常的肠蠕动;减少内毒素来源,降低血内毒素水平;还可产生多种生物酶,使蛋白质转变成为氨基酸,脂肪转变成为脂肪酸,糖特别是乳糖分解成为乳酸,从而促进这三大营养素的吸收与利用。对于肝炎患者,能够改善其肝功能,促进肝细胞功能的恢复,对于肝硬化患者,能够改善其肝脏蛋白质的代谢,减轻肝脏负担,发挥保肝、护肝等作用。

3.适应证

各种原因所致肠菌群失调疾病,如急慢性肠炎、腹泻、便秘等肠功能紊乱的防治,以及菌群失调所致血内毒素升高,如急慢性肝炎、肝硬化、肝癌等的辅助治疗。

4.用法与用量

成年人每次 1～2 粒,早晚各 1 次,餐后口服。儿童剂量酌减,重症加倍。婴幼儿可取出胶囊内药粉用凉开水调服。

5.制剂与规格

胶囊:10 粒。

第六节　肝胆病辅助用药

一、谷氨酸

(一)别名

麸氨酸。

(二)作用与特点

肝功能损害严重时体内氨代谢紊乱,导致肝性脑病。本品钠盐静脉滴注后,能与血中过多的氨结合而成为无害的谷酰胺,由尿排出。口服本品亦可防止肝性脑病。谷氨酸还参与脑蛋白质代谢与糖代谢,促进氧化过程,改善中枢神经系统的功能。

(三)适应证

治疗肝性脑病,癫痫小发作以及胃酸不足和胃酸过少症。

(四)用法与用量

预防肝性脑病:每次 2.5～5 g,每日 4 次。用于癫痫小发作:每次 2～3 g,每日 3～4 次。治疗胃酸不足:每次 0.3 g,每日 3 次。

(五)不良反应与注意事项

肾功能不全或无尿患者慎用。

(六)药物相互作用

本品不宜与碱性药物合用,与抗胆碱药合用有可能减弱后者的药理作用。

(七)制剂与规格

片剂:0.3 g,0.5 g。注射剂:20 mL(含谷氨酸钠 5.75 g,谷氨酸钾 6.3 g)。

（八）医保类型及剂型

甲类：注射剂。

二、乳果糖

（一）别名

杜密克。

（二）作用与特点

本品的活性成分为乳糖的合成衍生物，在肠内能分解成低分子量的有机酸，可降低肠道pH，促进肠道有益菌种的生长，由此产生一系列有利的治疗作用。另外，其分解产物可以自然地刺激大肠蠕动，加快大便的移动，同时，使大便中保留更多的水分，软化大便，使之易于排泄。因此，本品可缓解便秘，并使结肠的生理节律得以恢复。本品是糖分解菌的营养物，大剂量的乳果糖可促进糖分解菌的繁殖，从而抑制蛋白分解菌的生长，减少了其他内毒素的产生，降低血中氨的含量。大剂量使用本品可降低结肠pH，低pH状态下，大多数的氨转变为难以吸收的氨离子，导致氨的吸收减少。pH下降，而血中的氨将有更多渗入到结肠中，导致结肠蠕动增加，内容物通过时间缩短，排泄加快，进一步增加了降低血氨的作用。这种氨代谢过程的改变导致血氨下降、内毒素血症减轻。由于乳果糖以原形在肠道中转运，直至大肠部后才能发挥作用，所以患者在服用24～48小时后才出现显著疗效。

（三）适应证

肝性脑病：用于治疗和预防肝昏迷和昏迷前状态。便秘：用于需用缓泻剂的急慢性便秘，尤其是可恢复老年人或儿童正常的排便习惯；预防大便干结；孕妇、产妇、手术后患者、必须卧床的患者以及药物引起的便秘；肛裂或痔疮引起的排便疼痛。

（四）用法与用量

肝性脑病：起始剂量为30～50 mL，每日3次，维持剂量为个体化剂量，应注意避免腹泻。便秘：个体化剂量。

（五）不良反应与注意事项

需低半乳糖饮食的患者勿服用本品。治疗肝性脑病时，糖尿病患者慎用。剂量过大可出现腹泻，应及时调整剂量。

（六）制剂与规格

糖浆剂：5 g/10 mL。粉剂、溶液剂：5 g/10 mL，50 g/100 mL。

（七）医保类型及剂型

乙类：糖浆剂、口服散剂、口服液体剂。

三、鸟氨酸、天冬氨酸

（一）别名

雅博司。

（二）作用与特点

本品能直接参与肝细胞代谢，使肝细胞摄入的大部分血氨与鸟氨酸结合，并通过尿素循环进行代谢，生成尿素，最终以无毒的形式排出体外；天冬氨酸间接参与核酸合成并提供能量代谢的中间产物增强肝脏供能，从而有效地改善肝功能，恢复机体的能量平衡。本品口服给药后

0.5～1 小时后达血药浓度峰值，$t_{1/2}$ 为 3.5 小时。

(三)适应证

主要适用于因急、慢性肝病引起的血氨升高及肝性脑病。

(四)用法与用量

颗粒剂：每次 1 袋，每日 2～3 次。注射液：急性肝炎每日 5～10 g，静脉滴注。慢性肝炎或肝硬化，每日 10～20 g，静脉滴注，病情严重者可适当增加剂量，但每日不得超过 40 g。肝性脑病早期可视病情轻重调整用药剂量，但每日不得超过 40 g。

(五)不良反应与注意事项

大剂量静脉滴注患者会有轻、中度的消化道反应，减少用量或减慢滴速时反应会减轻。严重肾衰竭患者禁用。

(六)制剂与规格

颗粒剂：5 g。注射液：5 g/10 mL。

(七)医保类型及剂型

乙类：注射剂。

四、联苯双酯

(一)作用与特点

本品为治疗肝炎的降酶药物，是合成五味子丙素的一种中间体。药理学实验证明，小鼠口服本品能减轻因四氯化碳及硫代乙酰胺引起的血清丙氨酸氨基转移酶升高。本品还能增强肝脏解毒功能，减轻肝脏的病理损伤，促进肝细胞再生并保护肝细胞，从而改善肝功能。本品近期降丙氨酸氨基转移酶作用较好，远期疗效较差。此外本品对肝炎主要症状如肝区痛、乏力、腹胀等的改善有一定疗效。

(二)适应证

适用于迁延性肝炎及长期单项丙氨酸氨基转移酶异常者。

(三)用法与用量

口服：片剂每日 75～150 mg，每日 3 次；滴丸每日 22.5～45 mg。每日 3 次。

(四)不良反应与注意事项

本品不良反应轻微，对造血系统无不良影响。服用本品后个别病例可出现轻度恶心。有报道本品治疗过程中出现黄疸及病情恶化，应引起注意。

(五)制剂与规格

片剂：25 mg。滴丸：1.5 mg。

(六)医保类型及剂型

甲类：口服常释剂、滴丸剂。

五、硫普罗宁

(一)别名

凯西莱。

(二)作用与特点

硫普罗宁为一种新型的含巯基类化合物，在参与机体生化代谢方面具有重要作用。药理学实验证实,本药可使肝细胞线粒体中的 ATP 酶活性降低,ATP 含量升高,电子传递功能恢复正常,从而改善肝细胞功能,对抗各类肝损伤负效应。硫普罗宁对线粒体的作用可能在于保护线粒体某些特异巯基功能,亦有人认为本药通过增加线粒体膜小分子多肽而起作用。本药对线粒体的作用可能是其对抗多种肝损伤、保护肝细胞的主要机制。本药含有巯基,能与某些自由基可逆性结合成二硫化物,作为一种自由基清除剂,在体内形成一个再循环的抗氧化系统。口服后在肠道易吸收,生物利用度为 85%~90%,血浆蛋白结合率为 49%。单剂给药 500 mg 后,$t_{1/2}$ 为 5 小时。本品在肝脏代谢,由尿排出。

(三)适应证

脂肪肝、早期肝硬化、急慢性肝炎、酒精及药物引起的肝炎。重金属中毒。降低化疗和放疗的不良反应,升高白细胞。预防化疗、放疗所致的二次肿瘤的发生。

(四)用法与用量

(1)肝病治疗:饭后口服,每次 0.1~0.2 g,每日 3 次,连服 12 周,停药 3 个月后继续下 1 个疗程。急性病毒性肝炎初期每次 0.2~0.4 g,每日 3 次,连服 1~3 周,以后每次 0.1~0.2 g,每日 3 次。

(2)重金属中毒:每次 0.1~0.2 g,每日 2 次。

(3)化疗及放疗引起的白细胞减少症:饭后口服,化疗及放疗前 1 周开始服用,每次 0.2~0.4 g,每日 2 次,连服 3 周。

(五)不良反应与注意事项

偶可出现皮疹、皮肤瘙痒、发热等过敏或胃肠道反应。重症肝炎或并发高度黄疸、顽固性腹腔积液、消化道出血、并发糖尿病或肾功能不全的患者应在医师指导下服用。孕妇、哺乳期妇女、儿童及对本品有严重不良反应的患者禁用。

(六)制剂与规格

片剂:0.1 g。注射剂:100 mg。

(七)医保类型及剂型

乙类:口服常释剂、注射剂。

六、水飞蓟宾

(一)别名

水飞蓟素,益肝灵。

(二)作用与特点

本品系从菊科植物水飞蓟的种子中提取的总黄酮,主要成分为水飞蓟宾。本品对四氯化碳、硫代乙酰胺、α-鹅膏毒素、乙硫氨酸和酒精引起的实验性肝损害,均有一定的保护作用,可减轻脂肪变性、肝细胞坏死,抑制谷丙转氨酶升高,使肝细胞内线粒体和内质网的损伤恢复。口服吸收后主要经肝脏代谢,绝大部分以代谢物形式由胆汁排出(80%),少部分由尿排出(20%),口服后 48 小时中约排出给药剂量的 20%。

(三)适应证

本品适用于治疗急性黄疸型肝炎、慢性肝炎和迁延性肝炎,亦用于治疗胆石症和降低黄疸等。

（四）用法与用量

口服：每次 70 mg，每日 3 次。3 个月后，每次 35 mg，每日 3 次。有效者可服维持量 6～12 个月。

（五）不良反应与注意事项

口服无明显毒性，少数患者有头晕和恶心等。

（六）制剂与规格

片剂：35 mg。

（七）医保类型及剂型

乙类：口服常释剂。

七、肝活素

（一）作用与特点

本品含甲硫氨酸、重酒石酸胆碱及 B 族维生素。亲脂药物重酒石酸胆碱是卵磷脂的有效成分，能使肝脏中脂肪磷脂化，从而易溶于体液而运出肝脏，故可防止脂肪酸在肝脏中的浸润和蓄积；抗脂肪肝素甲硫氨酸经腺苷转移酶催化转变为 S—腺苷甲硫氨酸，作为氨基酒精基的供给体，可合成胆碱，有保护肝细胞免受损伤、并有细胞修复和再生功能，故可防止肝细胞坏死和肝硬化。

（二）适应证

脂肪肝、肝硬化、急性肝炎、慢性肝炎。

（三）用法与用量

口服，每日 3 次，每次 1 片。

（四）制剂与规格

片剂：48 片。

八、腺苷蛋氨酸

（一）别名

思美泰。

（二）作用与特点

本品是存在于人体所有组织和体液中的一种生理活性分子，作为甲基供体（转甲基作用）和生理性硫基化合物（如半胱氨酸，牛磺酸，谷胱甘肽和辅酶 A 等）的前体（转硫基作用）参与体内重要的生化反应。在肝内，通过使质膜磷脂甲基化而调节肝脏细胞膜的流动性，而且通过转硫基反应可以促进解毒过程中硫化产物的合成。只要肝内腺苷蛋氨酸的生物利用度在正常范围内，这些反应就有助于防止肝内胆汁淤积。

（三）适应证

肝硬化前和肝硬化所致肝内胆汁淤积，妊娠期肝内胆汁淤积。

（四）用法与用量

初始治疗：每日 500～1 000 mg，1 次静脉滴注或分 2 次肌内或静脉注射，共 2～4 周。维持治疗：每日 1～2 g，共口服 4 周。

（五）不良反应与注意事项

对有血氨增高的肝硬化患者应注意监测血氨水平。注射粉剂需在临用前用所附溶剂溶解，静脉注射必须非常缓慢。注射剂不可与碱性液体或含钙离子的液体混合。药物变色后不能再继续使用。口服片剂为肠溶性，必须整片吞服。为使本品更好地吸收和发挥疗效，建议在两餐之间服用。

（六）制剂与规格

注射粉剂：500 mg。肠溶片：500 mg。

九、熊去氧胆酸

（一）别名

达吉，忧思弗。

（二）作用与特点

本品为肠肝循环药物，长期服用本品，可增加胆汁酸的分泌，同时导致胆汁酸成分的变化，使本品在胆汁中的含量增加。本品还能显著降低人胆汁中胆固醇及胆固醇酯的物质的量和胆固醇的饱和指数，从而有利于结石中胆固醇逐渐溶解。但本品不能溶解其他类型的胆结石，如胆色素结石、混合结石及 X 射线不透性结石。口服后肠道吸收迅速，经门静脉入肝，大部分随胆汁排入胆及十二指肠，重新进入肠道，是一种肠肝循环药物。血药浓度较低。本品在肝脏形成结合物，经微生物作用后由结合型变成非结合型，大部分形成石胆酸，由大便排出，尿中仅排出微量。

（三）适应证

本品主要用于不宜手术治疗的胆固醇型胆结石，还用于中毒性肝障碍、胆囊炎、胆管炎等胆管系统疾病。

（四）用法与用量

口服。①利胆：每次 50 mg，每日 150 mg。早、晚进餐时分次给予。疗程最短为 6 个月，6个月后超声波检查及胆囊造影无改善者可停药；如结石已有部分溶解则继续服药直至结石完全溶解。如治疗中有反复绞痛发作，症状无改善甚至加重，或出现明显结石钙化时则宜中止治疗，并进行外科手术。②溶胆石：每日 450～600 mg，分 2 次服用。

（五）不良反应与注意事项

不良反应主要为腹泻，发生率约 2%。其他罕见不良反应有便秘、变态反应、瘙痒、头痛、头晕、胃痛、胰腺炎和心动过缓等。胆管完全阻塞和严重肝功能减退患者忌用本品。孕妇不宜服用。

（六）制剂与规格

片剂：50 mg。胶囊剂：50 mg。

（七）医保类型及剂型

甲类：口服常释剂。

第七章　内分泌系统临床用药

第一节　垂体激素类药

临床上常用的垂体激素类药物主要以基因重组人生长激素为代表。

一、其他名称

思真,Somatotrophin。

二、性状

本品为白色或类白色粉末。

三、药理学

本品具有与人生长激素同等的作用,即能促进骨骼、内脏和全身生长,促进蛋白质合成,影响脂肪和矿物质代谢,在人体生长发育中起着关键性作用。肌内注射 3 小时后达到平均峰浓度,皮下注射后约 80% 被吸收,4～6 小时后达峰浓度,$t_{1/2}$ 约为 4 小时,两种给药途径的 AUC 十分接近。在肝、肾代谢,通过胆汁排泄。

四、适应证

本品主要用于内源性生长激素分泌不足所致的生长障碍,性腺发育不全所致的生长障碍(特纳综合征)。此外,尚可用于治疗伴恶病质的艾滋病、短肠综合征等疾病。

五、用法和用量

人生长激素的国际标准(2000),rDNA 来源的人生长激素的定义是每 1 安瓿内含有 1.95 mg蛋白质,每 1 mg 含有活性成分 3 U。1 mg 无水的生长激素约等于 3 U 生长激素单位。商品化的制剂在每 1 mg 含有的单位数量上会有所不同,不同的制造商在评价生长激素值时有所差异,因此给药剂量必须个体化,采用肌内注射或皮下注射。①内源性生长激素分泌不足所致的生长障碍:一般用量为每周 4 mg(12 U)/m²,或每周 0.2 mg (0.6 U)/kg,分 3 次肌内注射,皮下注射分 6 次或 7 次给药,最好晚上给药。②性腺发育不全所致的生长障碍:每周 6 mg(18 U)/m²,或每周 0.2～0.23 mg(0.6～0.7 U)/kg,治疗的第二年剂量可增至 8 mg(24 U)/m²,或每周 0.27～0.33 mg(0.8～1 U)/kg,分 7 次单剂量于晚上皮下注射给药。

六、不良反应

偶可引起注射部位疼痛、麻木、发红和肿胀等。

七、禁忌证

任何有进展迹象的潜在性脑肿瘤患者、妊娠期妇女和哺乳期妇女均禁用。不得用于骨骺已闭合的儿童患者。

八、注意

(1)糖尿病为相对禁忌证,给糖尿病患者应用时应进行严格的医学及实验室监控。

（2）脑肿瘤引起的垂体侏儒病患者、心脏或肾脏病患者慎用。

（3）使用前，需对脑垂体功能做详细的检查，准确诊断后才能应用。

（4）应临用时配制，用注射用水或含苯甲醇的生理盐水溶解，轻轻摇动，切勿振荡，以免变性。

九、药物相互作用

大剂量糖皮质激素可能会抑制本品的作用。

十、制剂

注射用粉针：每瓶 1.33 mg(4 U)；3.33 mg(10 U)。

十一、储法

避光，于 2～8 ℃环境下保存。以生理盐水溶解后应立即使用，未用完的药液应弃去。以含苯甲醇的生理盐水溶解的药液可于 2～8 ℃下保存 14 天。

第二节　甲状腺激素及抗甲状腺药

一、甲状腺激素

甲状腺激素为碘化酪氨酸的衍生物，包括甲状腺素(T_4)和三碘甲状腺原氨酸(T_3)。

(一)甲状腺激素的合成、储存、分泌与调节

1.合成

甲状腺激素的合成是在甲状腺球蛋白(TG)上进行的，其过程如下。

（1）甲状腺细胞摄取血液中的碘化物。

（2）碘化物在过氧化物酶的作用下被氧化成活性碘。活性碘与 TG 上的酪氨酸残基结合，生成一碘酪氨酸(MIT)和二碘酪氨酸(DIT)。

（3）在过氧化物酶作用下，一分子 MIT 和一分子 DIT 耦联生成 T_3，二分子 DIT 耦联成 T_4。

2.储存

合成的 T_3、T_4 储存于甲状腺滤泡腔内。

3.分泌

TG 在蛋白水解酶作用下分解为 T_3、T_4 进入血液。

4.调节

垂体前叶分泌的促甲状腺激素(TSH)可促进 T_3、T_4 的合成、释放。然而，当血液中 T_3、T_4 水平增加可反馈性地抑制垂体前叶合成 T_3、T_4。此外，碘也可调节甲状腺激素合成，缺碘时可增强摄碘能力，T_3、T_4 合成及释放增多。

(二)药物作用

1.维持生长发育

甲状腺激素分泌不足或过量都可引起疾病。婴幼儿甲状腺功能不足时，躯体与智力发育均受影响，可致呆小病(克汀病)；成年人甲状腺功能不全时，可致黏液性水肿。

2.促进代谢

甲状腺激素可促进物质氧化,增加氧耗,提高基础代谢率,使产热增多。甲状腺功能亢进时有怕热、多汗等症状。

3.增加交感神经系统敏感性

甲状腺激素可增强心脏对儿茶酚胺的敏感性,甲状腺功能亢进时出现震颤、神经过敏、急躁、心率加快等现象。

甲状腺激素可通过胎盘和进入乳汁,妊娠和哺乳期妇女应注意。

(三)临床用途

主要用于甲状腺功能低下的替代补充疗法。

1.呆小病

患儿应尽早用药,发育仍可恢复正常。若治疗过晚,则智力仍然低下。

2.黏液性水肿

黏液性水肿一般服用甲状腺片,从小量开始,逐渐增大至足量。剂量不宜过大,以免增加心脏负担而加重心脏疾患。

3.单纯性甲状腺肿

单纯性甲状腺肿的其治疗取决于病因。由于缺碘所致者应补碘。临床上无明显发病原因者可给予适量甲状腺激素,以补充内源性激素的不足,并可抑制甲状腺激素过多分泌,以缓解甲状腺组织代偿性增生肥大。

(四)不良反应

甲状腺激素过量可引起甲状腺功能亢进的临床表现,在老年人和心脏病患者中,可发生心绞痛和心肌梗死,宜用β受体阻断药对抗,并应停用甲状腺激素。

二、抗甲状腺药

甲状腺功能亢进,简称甲亢,是多种原因所致的以甲状腺激素分泌过多引发代谢紊乱为特征的一种综合征。抗甲状腺药是一类能干扰甲状腺合成和释放,消除甲状腺功能症状的药物。目前常用的抗甲状腺药物有硫脲类、碘化物、放射性碘及β受体阻断药。

(一)硫脲类

硫脲类是常用的抗甲状腺药物,可分为两类:①硫氧嘧啶类,如甲硫氧嘧啶,丙硫氧嘧啶。②咪唑类,如甲巯咪唑(他巴唑),卡比马唑(甲亢平)。

1.药物作用

(1)抑制甲状腺激素合成。该类药物本身作为过氧化物酶的底物而被碘化,使氧化碘不能结合到甲状腺球蛋白上,从而抑制甲状腺激素的生物合成。硫脲类药物对已合成的甲状腺激素无效,需待已合成的激素被消耗后才能完全生效。一般用药 2～3 周,甲状腺功能亢进症状开始减轻,用药 1～3 个月基础代谢率才恢复正常。

(2)丙硫氧嘧啶还能抑制外周组织的 T_4 转化为 T_3,能迅速控制血清中生物活性较强的 T_3 水平,故在重症甲状腺功能亢进、甲状腺危象时该药可列为首选。

(3)此外,硫脲类药物尚有免疫抑制作用,能使血液中甲状腺刺激性免疫球蛋白下降,对病因也有一定的治疗作用。

2.临床用途

(1)内科药物治疗:适用于轻症和不宜手术的患者。

(2)手术前准备:甲状腺功能亢进术前患者服用硫脲类药物,可使甲状腺功能恢复或接近正常。

(3)甲状腺危象的治疗:甲状腺功能亢进患者在感染、手术等诱因下,可使甲状腺激素大量释放,患者出现高热、虚脱、心力衰竭、电解质紊乱等现象,称甲状腺危象。此时除主要应用大剂量碘剂和采取其他措施外,大剂量硫脲类可抑制甲状腺激素的合成,并且可阻断外周组织的 T_4 转化为 T_3。

3.不良反应

变态反应较常见,如出现瘙痒、药疹等,多数不需停药即可消失。严重不良反应有粒细胞缺乏症。一般发生在治疗后的 2~3 个月内,故应定期检查血象,若用药后出现咽痛或发热,立即停药则可恢复正常。此外,本类药物长期应用后可出现甲状腺肿。因药物可进入乳汁及通过胎盘,孕妇慎用,哺乳期妇女禁用;甲状腺癌患者禁用。

(二)碘和碘化物

碘和碘化物是治疗甲状腺病最古老的药物。常用的有碘化钾、碘化钠和复方碘溶液等。

1.药物作用

不同剂量的碘化物对甲状腺功能可产生不同的作用。小剂量的碘是合成甲状腺素的原料,可用于治疗单纯性甲状腺肿。大剂量碘产生抗甲状腺作用,可能与抑制蛋白水解酶,减少 T_3、T_4 释放有关,作用快而强,用药 1~2 天起效,10~15 天达最大效应。此外还可抑制 TSH 所致的腺体增生。

2.临床用途

大剂量碘的应用只限于以下情况:①甲状腺功能亢进术前准备,一般在术前 2 周给予复方碘溶液(卢戈液)以使甲状腺组织缩小、血管减少、组织变硬,以利于手术进行;②甲状腺危象的治疗,将碘化物加到 10%葡萄糖注射液中静脉滴注,可有效地控制症状,但要注意同时配合服用硫脲类药物。

3.不良反应

(1)急性反应:可于用药后立即或几小时后发生,主要表现为血管神经性水肿,严重者出现喉头水肿甚至窒息。

(2)慢性碘中毒:一般为黏膜刺激症状,表现为口腔及咽喉烧灼感、唾液分泌增多等。

(3)甲状腺功能紊乱:长期服用碘化物可诱发甲状腺功能亢进。碘还可进入乳汁及通过胎盘引起新生儿甲状腺肿,故孕妇及哺乳期妇女应慎用。

(三)放射性碘

临床应用的放射性碘是[131]I,其半衰期为 8 天。

1.药物作用

[131]I 可被甲状腺摄取,产生 β 射线(占 99%)和 γ 射线(占 1%)。由于 β 射线在组织内的射程不超过2 mm,因此其辐射作用限于甲状腺内,只破坏甲状腺组织,而很少破坏周围组织,故适宜剂量[131]I,可获得类似手术切除的效果。

2.临床用途

(1)甲状腺功能亢进的治疗：^{131}I用于治疗不宜手术、手术后复发及对抗甲状腺药物过敏或无效者。一般用药后1个月见效，3～4个月后甲状腺功能恢复正常。

(2)甲状腺功能检查：^{131}I释放的γ射线可在体表被检测到，可用于检查甲状腺功能。甲状腺功能亢进时，摄碘率高，摄碘高峰时间前移。反之，摄碘率低，摄碘高峰时间后延。

3.不良反应

主要不良反应为甲状腺功能低下，故应严格掌握剂量和密切观察患者，一旦发生甲状腺功能低下症状，应及时停药，并补充甲状腺激素。

(四)用药监测

用药期间，应定期监测患者心率、血压及甲状腺功能（T_3、T_4水平）。每次用药前应测脉搏和血压，当脉搏超过100次/分，或有节律不齐等异常改变时，应及时报告医师。

第三节　胰岛素及口服降糖药

糖尿病是由于胰岛素分泌和（或）作用缺陷导致的糖、脂肪、蛋白质代谢紊乱，出现以高血糖为特征的慢性、全身性疾病。可分为1型糖尿病、2型糖尿病、妊娠期糖尿病和其他类型糖尿病4类。其中1型和2型糖尿病占总糖尿病数的95%以上，尤其是2型糖尿病最为多见。糖尿病药物治疗的目的是控制血糖、纠正代谢紊乱，防止或延缓各种并发症，降低患者病死率，提高患者生活质量。临床常用药物有胰岛素和口服降血糖药两类。

一、胰岛素

胰岛素是由胰岛B细胞合成、分泌的一种多肽类激素，药用胰岛素有动物胰岛素（从猪、牛的胰腺中提取）和人胰岛素（通过基因重组技术生产）两类。胰岛素口服易被消化酶破坏，故必须注射给药。皮下注射吸收快，与血浆蛋白结合率低于10%，主要在肝、肾经水解灭活，$t_{1/2}$短。但胰岛素与组织结合后，作用可维持数小时。为延长胰岛素的作用时间，可用碱性蛋白质与之结合，并加入微量锌使其稳定，制成中效和长效制剂。中、长效制剂均为混悬剂，不能静脉注射。另外，现在已研制出非注射用的胰岛素制剂，如胰岛素喷雾剂。

常用注射用胰岛素制剂的分类及特点见表7-1。

表7-1　常用注射用胰岛素制剂的分类及特点

分类	药物	注射途径	作用时间(h)			给药时间
			开始	高峰	维持	
短效	正规胰岛素	静脉注射	立即	1/2	2	饭前1/2小时注射，3～4次/d
		皮下注射	1/2～1	2～4	6～8	
中效	低精蛋白锌胰岛素	皮下注射	3～4	8～12	18～24	早餐前1/2小时注射1次，必要时晚餐前加1次
	珠蛋白锌胰岛素	皮下注射	2～4	6～10	12～18	
长效	精蛋白锌胰岛素	皮下注射	3～6	16～18	24～36	早餐前或晚餐前1小时注射

（一）作用

胰岛素对代谢过程有广泛影响。

1.降低血糖

胰岛素可加速葡萄糖的无氧酵解和有氧氧化,促进糖原的合成及储存;抑制糖原分解及糖异生,从而降低血糖。

2.促进脂肪合成

胰岛素能促进脂肪合成,抑制脂肪分解,减少游离脂肪酸和酮体的生成。

3.促进蛋白质合成

胰岛素可增加氨基酸的转运和促进蛋白质合成,抑制蛋白质的分解。

4.促进 K^+ 转运

促进 K^+ 从细胞外进入细胞内,降低血 K^+,增加细胞内 K^+ 浓度。

（二）用途

1.糖尿病

胰岛素对各型糖尿病均有效。主要用于:①1 型糖尿病(胰岛素依赖型糖尿病);②出现并发症,如酮症酸中毒、高渗性昏迷;③2 型糖尿病经饮食控制和口服降血糖药治疗失败者;④出现并发症,如严重感染、高热、创伤及分娩等。

2.纠正细胞内缺钾

胰岛素与氯化钾、葡萄糖组成极化液(GIK),用于防治心肌梗死时的心律失常。此外,胰岛素还可与 ATP、辅酶 A 组成能量合剂,用于心、肝、肾疾病的辅助治疗。

胰岛素的作用和用途见图 7－1。

（三）不良反应及应用注意

1.低血糖反应

低血糖多为胰岛素使用过量或未能按时进餐所致。胰岛素能迅速降低血糖,使患者出现饥饿感、出汗、心悸、震颤等症状,严重者可引起昏迷、惊厥及休克,甚至死亡。低血糖反应的防治:①用药与进餐配合;②发生低血糖时应及时处理,轻微者可进食少量饼干、面包等,严重低血糖时应立即静脉注射 50%葡萄糖。长效胰岛素降低血糖作用缓慢,一般不出现上述症状,而主要表现为头痛、精神情绪失常和运动障碍。

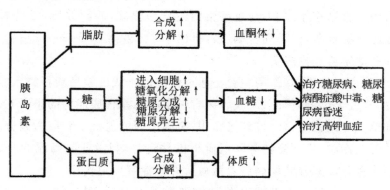

图 7－1　胰岛素的作用和用途示意图

为防止低血糖反应引起严重后果,应向患者宣传防治知识,以便及早发现并采取摄食或饮糖水等措施。低血糖性昏迷必须与酮症酸中毒性昏迷及非酮症糖尿病昏迷相鉴别。

2.变态反应

一般反应为皮疹、血管神经性水肿,偶有过敏性休克。因多数为牛胰岛素所致,可改用猪胰岛素或人胰岛素。

3.局部反应

表现为红肿、皮下结节或皮下脂肪萎缩:见于多次肌内注射部位,人胰岛素则较少见。应有计划地更换注射部位,可尽量减少组织损伤及避免吸收不良。

4.胰岛素耐受性

机体对胰岛素的敏感性降低称为胰岛素耐受性,又称胰岛素抵抗。分为两型。①急性型:常由于创伤、感染、手术、情绪激动等应激状态引起,血中抗胰岛素物质增多,需短时间内增加大剂量胰岛素,并纠正酸碱平衡和电解质紊乱,常可取得较好的疗效。②慢性型:与体内产生胰岛素抗体或体内胰岛素数目减少等有关,宜更换胰岛素制剂或加用口服降血糖药。

5.药物相互作用

肾上腺皮质激素、噻嗪类利尿药、胰高血糖素等均可升高血糖浓度,合用时可降低胰岛素的降糖作用;普萘洛尔等β受体拮抗药与胰岛素合用则可增加低血糖的危险,并可掩盖低血糖的某些症状,延长低血糖时间,故应注意调整胰岛素用量。华法林、水杨酸盐、磺胺类药、甲氨蝶呤等可与胰岛素竞争血浆蛋白结合,从而增加血中游离型胰岛素而增强作用。

6.应用胰岛素注意事项

必须注意定期检查尿糖、血糖、肾功能、眼底视网膜血管、血压和心电图等,以便了解病情及并发症。

二、口服降糖药

(一)胰岛素促泌药

胰岛素促泌药主要有磺酰脲类和苯甲酸类(格列奈类)。磺酰脲类第一代有甲苯磺丁脲和氯磺丙脲,第二代常用的有格列本脲(优降糖)、格列齐特(达美康)、格列喹酮(糖适平)、格列吡嗪(美吡达)、格列美脲。苯甲酸类主要有瑞格列奈和那格列奈。

1.磺酰脲类

磺酰脲类口服吸收迅速而完全,与血浆蛋白结合率很高,故起效慢,维持时间长。多数药物在肝脏代谢并经肾脏排泄,但格列喹酮经肾排出小于5%。

磺酰脲类的药动学特点见表7-2。

(1)作用。①降血糖作用:其作用主要是通过促进已合成的胰岛素释放入血而发挥降血糖作用,对胰岛素的合成无影响,因此,对胰腺尚有一定胰岛素合成能力的患者有效,对1型糖尿病及胰腺切除者单独应用无效。②抗利尿作用:氯磺丙脲能促进抗利尿激素分泌,减少水的排泄。③对凝血功能的影响:格列齐特能降低血小板黏附力,刺激纤溶酶原的合成,恢复纤溶活性,改善微循环,对预防或减轻糖尿病患者微血管并发症有一定作用。

(2)用途。①糖尿病:用于2型糖尿病;胰岛功能尚存且单用饮食控制无效者;用于对胰岛素产生耐受者,可减少胰岛素的用量。②尿崩症:氯磺丙脲可使尿量减少,与氢氯噻嗪合用可提高疗效。

表 7－2 磺酰脲类的药动学特点

药物	$t_{1/2}$（h）	24 小时肾排泄率（%）	蛋白结合率（%）	作用时间（h）	等效剂量（mg）	日用次数（次/d）
甲苯磺丁脲（tolbutamide）	5	100	95	6～12	1 000	2～3
氯磺丙脲（chlorpmpanfide）	35	80	90	24～72	250	1
格列本脲（glibenclamide）	6	65	99	16～24	5	1～2
格列吡嗪（glipizide）	4	75	95	12～24	705	1～2
格列齐特（gliclazide）	12			12～24	80	1～2
格列喹酮（gliquidone）	1.5	<5			30	1～2
格列美脲（glimepride）	5	60	99.5		2	1～2

（3）不良反应及应用注意。①常见不良反应：胃肠不适、恶心、腹痛、腹泻，以及皮肤过敏。也可致黄疸及肝损害，应定期检查肝功能。②少数人出现粒细胞、血小板减少，应定期检查血常规。③低血糖反应：药物过量可发生持续性低血糖，老年人及肝、肾功能不良者尤易发生。格列本脲、格列齐特等第二代药物较少引起低血糖。④中枢神经系统反应：大剂量氯磺丙脲可引起精神错乱、嗜睡、眩晕和共济失调等症状。⑤其他：本类药大部分从肾排泄会加重肾负担，应注意多饮水。格列喹酮主要随胆汁经消化道排泄，所以轻，中度肾功能不良者应选用格列喹酮。⑥药物相互作用：磺酰脲类血浆蛋白结合率很高，因此可与其他药物（如磺胺类药、青霉素、吲哚美辛、双香豆素等）竞争与血浆蛋白结合，使其游离型药物浓度上升而引起低血糖反应。药酶抑制剂如氯霉素、西咪替丁等也能增强磺酰脲类的降糖作用。此外，氢氯噻嗪、糖皮质激素、口服避孕药，苯妥英钠、利福平等因抑制胰岛素释放，拮抗胰岛素作用或诱导肝约酶而降低磺酰脲类药的疗效。

2.苯甲酸类

瑞格列奈和那格列奈为苯甲酸类药，其作用机制同磺脲类，特点是促进胰岛素分泌，起效快，餐时或餐后立即服药，在餐后血糖升高时恰好促进胰岛素分泌增多，故又称速效餐时血糖调节剂。本类药维持时间短，在空腹时不再刺激胰岛素分泌，既可降低餐后血糖，又极少发生低血糖。适用于 2 型糖尿病降低餐后血糖，与双胍类药有协同作用；瑞格列奈经肾排泄仅8%，主要随胆汁经消化道排泄，故可用于轻、中度肾功能不良者。

（二）胰岛素增敏药

噻唑烷二酮类（格列酮类）为胰岛素增敏药，常用药物有罗格列酮、吡格列酮等。

罗格列酮（文迪雅）和吡格列酮（安可妥）除能特异性提高机体（肝脏、肌肉和脂肪组织）对胰岛素的敏感性外，还可保护胰岛 B 细胞功能，有效降低血糖、血脂，对大血管亦有保护作用，是治疗伴有胰岛素抵抗的 2 型糖尿病的一线用药。无论是单独（较弱）还是联合用药（可与磺酰脲类或甲福明合用）都能取得较好的降血糖效果，但无内源性胰岛素存在时无效。

主要不良反应是损害肝功能，用药前需检查肝功能，转氨酶升高超过正常上限的 2.5 倍者禁用。用药期间定期检查肝功能，用药第 1 年每 2 个月 1 次，以后每 6 个月 1 次。此外，本类药可致体重增加。心功能不全者禁用或慎用。

(三)双胍类

主要有甲福明(二甲双胍)。

1.作用和用途

甲福明对 2 型糖尿病有降血糖作用,对正常人血糖几乎无影响,不会引起低血糖。作用机制是:①增强机体组织对胰岛素的敏感性(即促进组织细胞对葡萄糖的摄取和利用);②减少肝脏产生葡萄糖;③抑制肠道对葡萄糖的吸收,从而有效地降低血糖;④改善糖尿病患者的血管功能。主要用于 2 型糖尿病,尤其是肥胖型(首选,兼有减肥效果)。

2.不良反应及应用注意

(1)胃肠道反应:主要是食欲缺乏、恶心、呕吐、腹泻、口苦、金属味等,饭后服用可减轻,减量或停药后症状消失。

(2)乳酸血症:因促进糖无氧酵解,产生乳酸,尤其在肝、肾功能不全及心力衰竭等缺氧情况下,易诱发乳酸性酸中毒(苯乙福明的发生率比甲福明高 10 倍,故前者已基本不用),可危及生命。

(3)禁忌证:肝、肾功能不良者禁用。

(四)α-葡萄糖苷酶抑制药

其中主要为阿卡波糖,伏格列波糖。

1.作用和用途

阿卡波糖(拜唐苹)、伏格列波糖为新型的口服降血糖药。作用机制是:通过竞争性抑制小肠葡萄糖苷酶的活性,使淀粉类转化为单糖的过程减慢,从而延缓葡萄糖的吸收,降低患者餐后血糖,单独使用不引起低血糖反应。临床主要用于治疗糖尿病餐后的高血糖。既可单独使用也可与其他降血糖药合用治疗 2 型糖尿病。

2.不良反应及应用注意

本类药因延缓糖类的吸收,所以腹胀、排气多、腹泻等胃肠道反应较常见。必须与头几口食物一起嚼服才有效。如果在服药后很长时间才进餐,则疗效差或无效。服药期间增加淀粉类比例,并限制单糖摄入量可提高疗效。若与其他降糖药合用出现低血糖时,应先减少降糖药药量;严重低血糖时应直接补充葡萄糖。应避免与抗酸药及消化酶制剂同时服用。18 岁以下者、孕妇、哺乳期妇女,以及有明显消化、吸收障碍者禁用。

第四节　肾上腺皮质激素类药

肾上腺皮质激素是肾上腺皮质所分泌激素的总称,分 3 类:①盐皮质激素,由球状带分泌,有醛固酮等;②糖皮质激素,由束状带分泌,有氢化可的松和可的松等;③性激素,由网状带分泌。临床上以糖皮质激素应用广泛。

一、糖皮质激素

糖皮质激素作用广泛而复杂,且随剂量不同而异。生理情况下所分泌的糖皮质激素主要影响物质代谢的过程,超生理剂量的糖皮质激素还具有抗炎、抗免疫等药理作用。临床常用药物有:氢化可的松、可的松、泼尼松、地塞米松等。

(一)药物作用

1.对代谢的影响

(1)糖代谢:糖皮质激素能增加肝糖原、肌糖原含量并升高血糖。

(2)蛋白质代谢:糖皮质激素能促进蛋白质的分解,抑制蛋白质的合成。长期应用可导致肌肉消瘦、皮肤变薄、骨质疏松和伤口愈合延缓等。

(3)脂肪代谢:糖皮质激素能促进脂肪分解,抑制其合成,同时可使机体脂肪重新分布,即四肢脂肪向面部、胸、背及臀部分布,形成满月脸和向心性肥胖。

(4)水和电解质代谢:糖皮质激素有较弱的盐皮质激素的作用;同时也影响水的平衡,有弱的利尿效应。

2.抗炎作用

糖皮质激素有强大的抗炎作用,能对抗物理、化学、生物等各种原因所致的炎症。在炎症早期,可降低毛细血管通透性,减少渗出及水肿、抑制白细胞功能,减少炎症递质释放,从而改善患者红、肿、热、痛等症状;在炎症晚期,通过抑制毛细血管和纤维母细胞的增生,延缓肉芽组织生成,从而防止炎症所致的粘连及瘢痕形成,减轻后遗症。但也应注意,炎症是机体的一种防御机制,因此,糖皮质激素在发挥抗炎效应时,也降低机体的防御功能。目前有关糖皮质激素抗炎机制认为是糖皮质激素(GCS)通过作用于靶细胞质内的糖皮质激素受体,最终影响了参与炎症的一些基因转录而产生抗炎效应。

3.抗免疫与抗过敏作用

糖皮质激素对免疫过程的诸多环节均有抑制作用。不仅可抑制巨噬细胞对抗原的呈递过程,而且还不同程度地抑制细胞免疫(小剂量)和体液免疫(大剂量)。此外,糖皮质激素能减少过敏介质的产生,因而可以改善过敏症状。

4.抗休克

大剂量的糖皮质激素是临床上治疗各种严重休克的重要药物,特别是中毒性休克的治疗。其抗休克与下列因素有关。

(1)扩张痉挛收缩的血管和加强心脏收缩。

(2)抑制炎症反应,减轻炎症所致的组织损伤,同时也改善休克时微循环障碍。

(3)稳定溶酶体膜,减少心肌抑制因子(myocardio-depressant factor,MDF)的形成。

(4)提高机体对细菌内毒素的耐受力。

5.其他作用

(1)血液与造血系统:糖皮质激素能刺激骨髓造血功能,使红细胞、血红蛋白、中性白细胞及血小板数量增加,淋巴细胞减少,淋巴组织萎缩。

(2)中枢神经系统:能提高中枢神经系统的兴奋性,易引起患者欣快、激动、失眠等反应,偶可诱发患者精神失常。大剂量对儿童能致惊厥。

(3)骨骼系统:长期服用糖皮质激素类药物患者可出现骨质疏松,易致骨折。

(4)消化系统:糖皮质激素能使胃酸和胃蛋白酶分泌增多,促进消化,但也可诱发或加重溃疡病。

（二）临床用途

1.严重感染或炎症后遗症

（1）治疗严重急性感染：主要用于严重的中毒性感染，如中毒性肺炎、中毒性菌痢、暴发型流行性脑膜炎及败血症等，此时应在服用有效的抗菌药物前提下，辅助应用糖皮质激素治疗。针对病毒性感染一般不用激素，因用后可降低机体的防御能力致使感染扩散。

（2）预防某些炎症后遗症：如结核性脑膜炎、心包炎、风湿性心瓣膜炎等，早期应用皮质激素可防止炎症后期粘连或瘢痕形成。对虹膜炎、角膜炎、视网膜炎和视神经炎等非特异性眼炎，应用后也可迅速消炎止痛、防止角膜混浊和瘢痕粘连的发生。

2.自身免疫性疾病及过敏性疾病

（1）自身免疫性疾病：如风湿热、风湿性及类风湿性关节炎、全身性红斑狼疮样综合征、肾病综合征等应用皮质激素后可缓解症状。一般采用综合疗法，不宜单用，以免引起不良反应。异体器官移植手术后所产生的排异反应也可应用皮质激素。

（2）过敏性疾病：如荨麻疹、血清热、血管神经性水肿、过敏性鼻炎、支气管哮喘和过敏性休克等，也可应用皮质激素辅助治疗。

3.各种休克

在针对休克病因治疗的同时，早期应用足量的皮质激素有利于患者度过危险期。如感染中毒性休克时，应在有效的抗菌药物治疗下，及早、短时间突击使用大剂量皮质激素，见效后立即停药。

4.血液病

主要用于儿童急性淋巴细胞性白血病，此外也可用于再生障碍性贫血、粒细胞碱少症、血小板减少症和过敏性紫癜等的治疗。停药后易复发。

5.替代疗法

用于急性、慢性肾上腺皮质功能减退症（包括肾上腺危象）、脑垂体前叶功能减退及肾上腺次全切除术后做替代疗法。

6.局部应用

对一般性皮肤病如接触性皮炎、湿疹、牛皮癣等都有一定疗效。也可用于肌肉或关节劳损的治疗。

（三）不良反应

1.长期大量应用引起的不良反应

（1）类肾上腺皮质功能亢进：因物质代谢和水盐代谢紊乱所致，如满月脸、水牛背、向心性肥胖、皮肤变薄、痤疮、多毛、水肿、低血钾、高血压、糖尿等。停药后可自行消退，必要时采取对症治疗，如应用降压药、降糖药、氯化钾、低盐、低糖、高蛋白饮食等。

（2）诱发或加重感染：因糖皮质激素抑制机体防御功能所致。长期应用常可诱发感染或使体内潜在病灶扩散，特别是在原有疾病已使抵抗力降低的情况下，如肾病综合征者更易产生。此外，糖皮质激素还可使原来静止的结核病灶扩散、恶化，故结核病患者必要时应并用抗结核药。

（3）消化系统并发症：使胃酸、胃蛋白酶分泌增加，抑制胃黏液分泌，降低胃肠黏膜的抵抗力,故可诱发或加剧胃、十二指肠溃疡,甚至造成消化道出血或穿孔。对少数患者可诱发胰腺炎或脂肪肝。

（4）心血管系统并发症:长期应用可引起高血压和动脉粥样硬化。

（5）骨质疏松、肌肉萎缩、伤口愈合迟缓等与激素促进蛋白质分解,抑制其合成及增加钙、磷排泄有关。骨质疏松多见于儿童、老年人和绝经妇女,严重者可导致自发性骨折。此外,因糖皮质激素还可抑制生长素分泌和造成负氮平衡,影响生长发育,偶可引起畸胎。

（6）其他:精神失常。有精神病或癫痫病史者禁用或慎用。

2.停药反应

（1）长期应用减量过快或突然停药时,可引起肾上腺皮质萎缩和功能不全。停药后也有少数患者遇到严重应激情况,例如,感染、创伤、手术时可发生恶心、呕吐、乏力、低血压、休克等肾上腺危象,需及时抢救。

（2）反跳现象:因患者对激素产生了依赖性或病情尚未完全控制,突然停药或减量过快可致原病复发或恶化。常需加大剂量再行治疗,待症状缓解后再逐渐减量、停药。

（四）禁忌证

严重精神病和癫痫,活动性消化性溃疡病,骨折,创伤修复期,肾上腺皮质功能亢进症,严重高血压,糖尿病,孕妇,抗菌药不能控制的感染（如水痘、真菌感染）等都是糖皮质激素的禁忌证。

（五）用法及疗程

1.大剂量突击疗法

用于严重中毒性感染及各种休克。氢化可的松首次剂量可静脉滴注 200～300 mg,1 日量可达 1 g 以上,疗程不超过 3 天。

2.一般剂量长期疗法

用于结缔组织病、肾病综合征、顽固性支气管哮喘等。一般开始时用泼尼松口服 10～20 mg 或相应剂量的其他皮质激素制剂,每日 3 次,产生效应后,逐渐减量至最小维持量,持续数月。

3.小剂量替代疗法

用于垂体前叶功能减退、阿狄森病及肾上腺皮质次全切除术后。一般维持量,可的松每日 12.5～25 mg。

4.隔日疗法

皮质激素的分泌具有昼夜节律性,每日上午 8～10 时为分泌高潮,午夜 12 时为低潮。临床用药可随这种节律进行,即将 1 天或 2 天的总药量在隔日早晨 1 次给予,此时正值激素正常作用较小。

二、皮质激素抑制药

皮质激素抑制剂可代替外科的肾上腺皮质切除术,临床常用的有美替拉酮。美替拉酮又名甲吡酮,为 11β－羟化酶抑制剂,能抑制氢化可的松产生,但通过反馈性地促进 ACTH 分泌导致 11－去氧皮质酮和 11－去氧氢化可的松代偿性增加,故尿中 17－羟类固醇排泄也相应增加。临床用于治疗肾上腺皮质肿瘤和产生 ACTH 的肿瘤所引起的氢化可的松过多症和皮质癌。不良反应较少,偶可引起眩晕、消化道反应、高血压等。

三、肾上腺皮质激素类药的用药检测

用药期间要注意监测患者心率、血压、体温、体重、电解质和 24 小时液体出入量等指标,长期治疗的患者应定期进行特殊检查,包括血糖、尿糖、视力、眼内压、脊柱、胸部 X 线拍片等,定期检查大便潜血,注意观察大便颜色,有无咖啡样或柏油状便,定期检查尿中 17-羟类固醇,以排除库欣综合征。

第五节 性激素类药及抗生育药

性激素主要由性腺分泌,包括雌激素、孕激素、雄激素,属于甾体化合物。常用性激素类药物多为人工合成品及其衍生物。常用避孕药多为雌激素与孕激素的复合制剂。

性激素的分泌受下丘脑-腺垂体-性腺系统的调节。下丘脑分泌促性腺激素释放激素(Gn-RH),促进垂体前叶分泌促卵泡素(FSH)和黄体生成素(LH)。FSH 刺激卵巢滤泡的发育与成熟,并使其分泌雌激素;对男性则促进睾丸中精子的生成。LH 促进卵巢黄体生成,并使其分泌孕激素;对男性可促进睾丸间质细胞分泌雄激素。为维持性激素水平相对平衡,性激素对下丘脑及腺垂体的分泌功能具有反馈调节作用。女用避孕药的作用机制与这种负反馈作用有关。

一、雌激素类药与抗雌激素类药

(一)雌激素类

天然雌激素有雌二醇、雌酮和雌三醇,雌二醇活性最强,但口服效果差。以雌二醇为母体的人工合成品,具有可口服、高效、长效的优点,如炔雌醇、炔雌醚等。而己烯雌酚、己烷雌酚、氯烯雌醚等为非甾体化合物。近年来,妊马雌酮(雌酮硫酸盐和马烯雌酮硫酸盐混合物)因应用方便、长效、不良反应较少等优点而被广泛应用。

1.体内过程

天然雌激素口服经消化道吸收,在肝内迅速被破坏,生物利用度低,故需注射给药。其代谢产物大部分形成葡萄糖醛酸或硫酸酯,随尿排出,部分通过胆汁排出,形成肝肠循环。

人工合成的炔雌醇、炔雌醚、己烯雌酚等在肝内代谢缓慢,其中炔雌醇、炔雌醚吸收后,储存于体内脂肪组织中,故口服疗效高,维持时间长。油溶液制剂或酯类衍生物,肌内注射吸收缓慢,作用时间延长。

2.药理作用

(1)生殖系统作用:对未成年女性,能促使女性的第二性征和性器官发育成熟(如子宫发育、乳腺腺管的增生);对成年女性除维持女性性征外,在孕激素的共同参与下形成月经周期;使阴道上皮增生、角化,维持性器官的功能;提高子宫平滑肌对缩宫素的敏感性。

(2)内分泌功能失调:较大剂量时负反馈抑制促性腺激素分泌,抑制排卵,干扰催乳素的作用,抑制泌乳,并能对抗雄激素的作用。

(3)促进血液凝固:增加凝血因子 Ⅱ、Ⅶ、Ⅸ、Ⅹ,降低抗凝血酶 Ⅲ 活性,促进凝血过程。

（4）影响水盐代谢：有促进水钠潴留；增加骨质钙化，加速骨骺闭合；提高血清 HDL、降低 VLDL 水平；降低糖耐量等作用。

3.临床应用

主要作为绝经期后激素替代疗法和避孕药使用。

（1）绝经期综合征：由于更年期妇女卵巢功能减退，雌激素分泌减少，垂体促性腺激素分泌增多，造成其内分泌失调，引起面颊红热、出汗、恶心、情绪不安等症状，用雌激素抑制促性腺激素的分泌而使其症状减轻。

（2）子宫发育不全，闭经或月经过少：用雌激素做替代疗法可促进性器官及第二性征发育，可与孕激素配合应用产生人工月经周期。

（3）功能性子宫出血：促进子宫内膜增生，修复出血创面，与孕激素合用调整月经周期。

（4）乳房胀痛和回乳：部分妇女停止哺乳后乳汁继续分泌而致胀痛，大剂量雌激素可以抑制乳汁分泌而回乳，缓解乳房胀痛。

（5）老年性阴道炎和女阴干枯病：局部用药可治疗老年性阴道炎和女阴干枯病。

（6）恶性肿瘤：对绝经 5 年以上的乳腺癌患者可用雌激素治疗，缓解其症状，但绝经前禁止使用。对前列腺癌，雌激素抑制促性腺激素分泌，使睾丸萎缩而抑制雄激素生成；通过对抗雄激素的作用，可使肿瘤病灶缩小，症状改善。

（7）痤疮：青春期痤疮是由于过多雄激素刺激皮脂腺分泌，引起腺管阻塞及继发感染所致。雌激素能抑制雄激素分泌、抗雄激素作用。故临床常用于治疗青春期痤疮。

（8）绝经期和老年性骨质疏松症：雌激素能增加骨骼钙沉积，可与雄激素合用治疗绝经期和老年性骨质疏松症。

（9）避孕：大剂量雌激素可抑制 FSH 的分泌，产生避孕作用。

4.不良反应

常见不良反应有恶心、食欲缺乏、呕吐。久用可因子宫内膜过度增生而发生出血，增加子宫癌的发生率。绝经期妇女应用雌激素，可使子宫癌发生率增加 5～7 倍，且与所用剂量和时间有关，故患有子宫内膜炎者慎用。大量应用可引起水钠潴留；可引起胆汁淤积性黄疸，肝功能不良者慎用。除前列腺癌及绝经期后乳腺癌者外，禁用于其他肿瘤患者。

5.药物相互作用

苯巴比妥、苯妥英钠等能诱导肝药酶，减弱雌激素的作用。

（二）抗雌激素类药

1.氯米芬

氯米芬（克氯米酚）结构与己烯雌酚相似，可在下丘脑水平竞争雌激素受体而阻断雌二醇的负反馈作用，促进腺垂体分泌促性腺激素，从而诱导排卵。它有较强的抗雌激素作用。可用于不孕、闭经和功能性子宫出血等，也用于乳房纤维囊性增生和晚期乳癌，连续服用大剂量可引起卵巢肿大，故卵巢囊肿患者禁用。另外，妇科肿瘤患者和肝、肾功能不全者禁用。

2.三苯氧胺

三苯氧胺（他莫昔芬）为雌二醇的竞争性抑制剂，能与乳腺细胞的雌激素受体结合，具有抗雌激素作用。主要用于绝经后呈进行性发展的乳腺癌的治疗。此外，尚有抗骨质疏松作用。

同类药物雷洛昔芬主要用于抗骨质疏松。

二、孕激素类

天然孕激素由黄体分泌,妊娠三个月黄体萎缩,改由胎盘分泌直至分娩。临近排卵期的卵巢、肾上腺皮质及睾丸也可分泌少量孕激素。天然孕激素为黄体酮(孕酮),人工合成品有甲羟孕酮、甲地孕酮、氯地孕酮、己酸羟孕酮、炔诺酮、炔诺孕酮、醋炔诺酮、双醋炔诺醇等。临床应用的孕激素均系人工合成品及其衍生物。

(一)体内过程

黄体酮经口服后在消化道和肝脏迅速破坏,需注射给药。其血浆蛋白结合率高,在肝脏代谢,代谢产物多与葡萄糖醛酸结合,从肾排出。炔诺酮、甲地孕酮等在肝脏破坏较慢,可口服给药。黄体酮油溶液肌内注射可发挥长效作用。

(二)药理作用

1.对生殖系统的作用

(1)在雌激素作用的基础上,孕激素在月经后期促使子宫内膜由增生期转变为分泌期,有利于孕卵着床和胚胎发育。

(2)本品可降低子宫对缩宫素的敏感性,抑制子宫收缩活动,有保胎作用。

(3)本品可促进乳腺腺泡发育,为哺乳做准备。

(4)大剂量使用时抑制垂体黄体生成素的分泌,抑制排卵过程;并使子宫颈口闭合,黏液变稠,精子不易穿透,有利于避孕。

2.对代谢的影响

本品为肝药酶诱导剂,可促进药物代谢;竞争性对抗醛固酮,促进 Na^+、Cl^- 排泄并利尿。

3.升温作用

影响下丘脑体温调节中枢散热过程,使妇女正常体温轻度升高,月经周期中期排卵时体温较平时约高 0.56 ℃,体温升高持续到月经来临。

(三)临床应用

主要有两方面:单独使用或与雌激素联合用于避孕;与雌激素联合用于绝经后的替代疗法。

1.先兆流产和习惯性流产

先兆流产和习惯性流产是黄体功能不足所致,黄体酮有安胎作用,较大剂量能抑制子宫活动,起保胎作用,可用于孕激素分泌过低的先兆流产;对习惯性流产疗效不确切,且可引起胎儿生殖器畸形,现已不主张采用。

2.功能性子宫出血

多因黄体功能不足引起子宫内膜不规则的成熟与脱落,孕激素可使子宫内膜转为分泌期,恢复正常月经,与雌激素合用效果更好。

3.痛经和子宫内膜异位症

黄体酮可减轻子宫痉挛性疼痛,子宫内膜退化,与雌激素合用效果更好。

4.其他

还可用于子宫内膜癌、前列腺癌及避孕。

（四）不良反应

偶见恶心、呕吐、头晕、头痛和乳房胀痛等，易发生阴道真菌感染。肝功能不良者慎用。

三、雄激素类药

天然雄激素睾丸酮主要由睾丸间质细胞分泌。人工合成品有甲睾酮和丙酸睾酮及苯乙睾酮等。

（一）药理作用

1.促进男性发育

促进男性生殖器官和第二性征的发育及成熟并保持。大剂量可抑制垂体前叶促性腺激素的释放和抗雌激素作用。

2.同化作用

促进蛋白质合成，减少分解，促使肌肉生长，体重增加；增加水、钠、钙、磷潴留；促进骨骼发育。

3.刺激骨髓造血功能

可使促红细胞生成素增加，并能直接刺激骨髓造血。

（二）临床应用

（1）睾丸功能不足采用替代疗法治疗无睾症和类无睾症。

（2）功能性子宫出血对抗雌激素作用，使子宫血管收缩、内膜萎缩而止血。

（3）乳腺癌、卵巢癌和子宫肌瘤可缓解症状，阻碍瘤体生长。

（4）其他贫血、再生障碍性贫血、手术后或各种长期消耗性疾病以及老年性骨质疏松。

（三）不良反应

女性患者长期应用可导致其男性化倾向。有水钠潴留作用，可致患者出现水肿，故肾炎、肾病综合征及心力衰竭患者慎用。肝功能障碍、孕妇和前列腺癌患者禁用。

四、雄性激素同化激素

同化激素是一类以蛋白质同化作用为主的睾酮衍生物，如苯丙酸诺龙、癸酸诺龙等。主要用于蛋白质合成不足和分解增多的患者，如营养不良、严重烧伤、手术恢复期、骨折不愈合、老年性骨质疏松、小儿发育不良患者。亦可用于再生障碍性贫血、白细胞减少症等。

不良反应与雄激素相似，久用可致水钠潴留及女性轻微男性化现象；偶有肝内胆管淤积性黄疸。心力衰竭、肝功能不良和肾炎患者慎用，孕妇、前列腺癌患者禁用。本类药为体育竞赛的违禁药。

五、抗生育药

生殖过程包括精子和卵子的形成、成熟、排卵、受精、着床及胚胎发育等多个环节，阻断其中任何一个环节，都可达到避孕和终止妊娠的目的。根据作用环节的不同，抗生育药可分为避孕药和抗早孕药。避孕药是目前一种安全、有效、使用方便且较理想的避孕方法。现有的避孕药大多为女性避孕药，男性用药较少。

（一）女性避孕药

目前临床上常用的女性避孕药是由不同类型的雌激素或孕激素配伍而成（表7-3），两者均属于甾体类化合物，故又称为甾体避孕药。

1.药理作用和临床应用

(1)抑制排卵:通过负反馈机制,抑制下丘脑－垂体系统,使垂体的卵泡刺激素(FSH)和黄体生成素(LH)分泌减少,FSH缺乏使卵泡不能发育和成熟,LH的减少使排卵前必须的LH分泌高峰不能形成,从而抑制排卵。用药期间避孕效果为90%以上。停药后可很快恢复排卵功能。

表7－3　常用甾体避孕药制剂及其组成成分

制剂名称	孕激素	雌激素
短效口服避孕药		
复方炔诺酮片(口服避孕药Ⅰ号)	炔诺酮 0.625 mg	炔雌醇 35 μg
复方甲地孕酮片(口服避孕药Ⅱ号)	甲地孕酮 1 mg	炔雌醇 35 μg
复方炔诺孕酮甲片炔	诺孕酮 0.3 mg	炔雌醇 30 μg
长效口服避孕药		
复方炔诺孕酮乙片	炔诺孕酮 12 mg	炔雌醚 3 mg
复方氯地孕酮片	氯地孕酮 12 mg	炔雌醚 3 mg
复方次甲氯地孕酮片	16－次甲氯地孕酮 12 mg	炔雌醚 3 mg
长效注射避孕药		
复方己酸孕酮注射液(避孕针Ⅰ号)	己酸孕酮 250 mg	戊酸雌二醇 5 mg
复方甲地孕酮注射液	甲地孕酮 25 mg	环戊丙酸雌二醇 5 mg
探亲避孕药		
甲地孕酮针(探亲Ⅰ号)	甲地孕酮 2 mg	
炔诺酮片(探亲避孕片)	炔诺酮 5 mg	
双炔失碳酯	双炔失碳酯 7.5 mg	

(2)改变宫颈黏液性质:孕激素可使宫颈的黏液变黏、量少,从而阻止精子进入宫腔。

(3)改变子宫内膜结构:大剂量的雌激素和孕激素干扰子宫内膜的正常发育转化,使腺体提早分泌和衰竭,内膜变薄,萎缩退化,不利于受精卵着床。

(4)改变输卵管功能:改变正常月经周期内的雌激素和孕激素水平,影响输卵管的正常收缩,使受精卵运行速度降低,不能及时到达子宫着床。

2.不良反应

有类早孕反应,少数用药妇女在用药初期出现头晕、恶心、择食以及乳房胀痛等。子宫不规则出血常发生于用药后最初几个周期,可加服炔雌醇。有1%～2%服药妇女发生闭经,原月经史不正常者较易发生。还可发生血栓性静脉炎等。子宫肌瘤、肝炎、高血压、心力衰竭、乳腺癌患者禁用。用药过程中如发现乳房肿块,应立即停药就诊。

(二)男性避孕药

棉酚是从棉花的根、茎和种子中提取的一种黄色酚类物质。作用于睾丸曲精管的生精上皮,抑制精子生成,但不影响雄激素的分泌。Ⅰ期临床实验结果表明,每天20 mg,连服2个月即可达节育标准,有效率为99%以上。不良反应有胃肠道反应、心悸、肝功能改变及低血钾,长期应用可导致永久性不育,临床应用少。

(三)外用避孕药

常用的外用避孕药多是一些具有较强杀精作用的药物,孟苯醇醚制成半透明薄膜,放入阴道后迅速溶解释放出药物杀灭精子。药膜本身溶解的黏稠液可阻碍精子运动,使其不易进入宫腔。该药膜不良反应小,不干扰内分泌,不影响月经周期,携带和使用方便,避孕有效率为95%以上。但其避孕失败率高于其他屏障避孕法,如与其他屏障避孕法合用将更加有效。

(四)抗早孕药

1.米非司酮

米非司酮阻断孕酮受体,抑制体内孕酮与受体结合,使子宫内膜缺乏孕酮的支持,不利于受精卵的着床,导致自然流产。还能促进前列腺素($PGF_{2\alpha}$)生成、减少代谢,从而使子宫收缩、宫颈扩张,终止早孕。主要用于抗早孕、紧急避孕等。主要不良反应有恶心、呕吐、腹痛、头晕等。

2.前列腺素类

前列腺素类有很强的收缩子宫平滑肌和扩张子宫颈的作用,临床可用于抗早孕、扩张子宫颈和中期引产等。现在多用人工合成的 PG 衍生物,主要优点为性质稳定、不易被破坏失活,对子宫平滑肌选择性强,不良反应小,不需静脉滴注或反复给药。常以肌内注射或阴道(栓剂)等给药。常用的有硫前列酮、甲烯前列素、吉美前列素和米索前列醇等。米索前列醇因其用量小,可口服,胃肠不良反应少,程度轻,更受使用者欢迎。

第八章　泌尿系统临床用药

第一节　利尿药

利尿药(diuretics)是作用于肾脏,增加电解质和水的排泄,使尿量增多的药物。临床主要用于治疗各种原因引起的水肿,也用于非水肿性疾病如高血压、高血钙、尿崩症等的治疗。利尿药根据作用部位及利尿作用的强度分为三类。

(1)高效能利尿药:主要作用于髓袢升支粗段髓质部和皮质部,包括呋塞米、依他尼酸、布美他尼等。

(2)中效能利尿药:主要作用于髓袢升支粗段皮质部和远曲小管近端,包括噻嗪类(如氢氯噻嗪)、氯噻酮等。

(3)低效能利尿药:主要作用于远曲小管和集合管,如螺内酯、氨苯蝶啶、阿米洛利等。

一、利尿药作用的生理学基础

尿液的生成是通过肾小球滤过、肾小管和集合管的重吸收及分泌而实现的,利尿药通过作用于肾小管的不同部位而产生利尿作用(图8-1)。

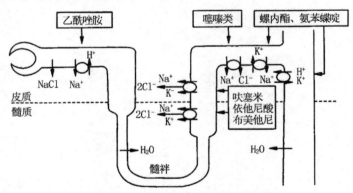

图8-1　肾小管各段功能和利尿药作用部位

(一)肾小球滤过

正常成年人每日经肾小球滤过产生的原尿达180 L,但每日排出的尿量只有1~2 L,这说明原尿中99%的水和钠在肾小管和集合管中被重吸收。故单纯增加肾小球滤过率的药物,利尿作用不理想。

(二)肾小管的重吸收

原尿经过近曲小管、髓袢、远曲小管及集合管的过程中,99%的水、钠被重吸收。如果肾小管和集合管的上皮细胞对Na^+和水的重吸收功能受到抑制,排出的钠和尿量就会明显增加。常用利尿药大多数都是通过抑制肾小管水和电解质的重吸收而产生排钠利尿作用。

1.近曲小管

近曲小管重吸收 Na^+ 量占原尿 Na^+ 量的 $60\%\sim65\%$，主要通过 H^+-Na^+ 交换机制，H^+ 由肾小管细胞分泌到管液中，并将管液中 Na^+ 交换到细胞内。H^+ 来自肾小管细胞内 CO_2 和 H_2O 在碳酸酐酶的催化下生成的 H_2CO_3，乙酰唑胺可通过抑制碳酸酐酶的活性，使 H^+ 生成减少，H^+-Na^+ 交换减少，使肾小管腔内 Na^+ 和 HCO_3^- 增多，Na^+ 带出水分而产生利尿作用，但由于利尿作用较弱，又可引起代谢性酸中毒，现已少用。

2.髓襻升支粗段

髓襻升支粗段髓质和皮质部该段功能与利尿药作用关系密切，原尿中 $20\%\sim30\%$ 的 Na^+ 在此段被重吸收，是高效利尿药作用的重要部位。髓襻升支粗段上皮细胞的管腔膜有 $Na^+-K^+-2Cl^-$ 共同转运载体将 NaCl 主动重吸收，但不伴有水的重吸收，是形成髓质高渗区、尿液浓缩机制的重要条件。当原尿流经该段时，由于此段对水不通透，随着 NaCl 的再吸收，原尿渗透压逐渐减低，此为肾脏对尿液的稀释功能。而转运到髓质间液中的 NaCl 在逆流倍增机制作用下，与尿素一起共同形成髓质高渗区。当尿液流经集合管时，在抗利尿激素调节下，大量的水被重吸收，这是肾脏对尿液的浓缩功能。呋塞米等药抑制髓襻升支粗段髓质和皮质部 $Na^+-K^+-2Cl^-$ 共同转运系统的功能减少 NaCl 重吸收，一方面降低了肾脏的稀释功能，另一方面由于髓质高渗区不能形成而降低了肾脏的浓缩功能，排出大量的稀释尿，引起强大利尿作用，故为高效能利尿药。

3.远曲小管与集合管

远曲小管近端重吸收原尿中 10% 的 Na^+，由位于管腔膜的 $Na^+-K^+-2Cl^-$ 共同转运系统介导，噻嗪类利尿药抑制该段 $Na^+-K^+-2Cl^-$ 共同转运系统，可产生中度利尿作用。

远曲小管远端和集合管重吸收原尿 5% 的 Na^+，重吸收方式为 Na^+-H^+ 交换与 Na^+-K^+ 交换，Na^+-H^+ 交换受碳酸酐酶的调节，Na^+-K^+ 交换受醛固酮的调节。螺内酯、氨苯蝶啶等药作用于此部位，通过拮抗醛固酮或阻滞 Na^+ 通道，产生留 K^+ 排 Na^+ 作用而利尿，所以它们又称留钾利尿药。

二、常用的利尿药

(一)高效利尿药

高效能利尿药(襻利尿药)主要作用于髓襻升支粗段髓质部与皮质部，最大排钠能力为肾小球滤过 Na^+ 量的 20% 以上。

1.呋塞米

呋塞米(furosemide,呋喃苯氨酸,速尿)利尿作用强大而迅速。

(1)体内过程:口服易吸收,$20\sim30$ 分钟起效,2 小时达高峰,维持 $6\sim8$ 小时;静脉注射后 $2\sim10$ 分钟起效,30 分钟血药浓度达高峰,维持 $2\sim4$ 小时。主要原形从肾脏近曲小管分泌排泄。$t_{1/2}$ 为 $30\sim70$ 分钟,肾功能不全的患者 $t_{1/2}$ 为 10 小时。

(2)药理作用:本品能抑制髓襻升支粗段髓质部和皮质部的 $Na^+-K^+-2Cl^-$ 共同转运系统,从而抑制 NaCl 重吸收,同时影响肾脏对尿液的稀释和浓缩功能,利尿作用强而迅速。用药后尿量明显增加,Na^+、K^+、Cl^- 量排出增多,也增加 Mg^{2+} 和 Ca^{2+} 排出。由于 Na^+ 重吸收减少,使到达远曲小管尿液中的 Na^+ 浓度升高,促进 Na^+-K^+ 交换,K^+ 排出增加。由于排 Cl^-

量大于排 Na^+ 量,故可引起低氯性碱血症。此外,呋塞米还可抑制血管内 PG 分解酶,使 PGE_2 含量增加,能扩张小动脉,降低肾血管阻力,增加肾血流量,改善肾皮质内血流分布。

(3)临床用途。①严重水肿:可用于心、肝、肾性水肿的治疗,主要用于对其他利尿药无效的严重水肿。②肺水肿和脑水肿:对于肺水肿患者,可通过强大的利尿作用,迅速降低血容量,使回心血量减少,左心室充盈压降低,同时扩张小动脉,降低外周阻力,减轻左心室后负荷,迅速消除由左心力衰竭所引起的肺水肿。对于脑水肿,由于排出大量低渗尿液,血液浓缩,血浆渗透压增高,也有助于消除脑水肿、降低颅内压。③肾衰竭:在急性肾衰竭的早期,本品产生强大的利尿作用,冲洗阻塞的肾小管,防止肾小管萎缩、坏死;同时能扩张肾血管,增加肾血流量。大剂量用于治疗慢性肾功能不全,可使尿量增加,水肿减轻。④加速毒物排泄:大量输液配合并使用呋塞米,产生强大利尿作用,加速毒物排泄,用于主要经肾排泄的药物、食物等中毒的抢救。⑤其他:高钙血症、高钾血症、心功能不全及高血压危象等的辅助治疗。

(4)不良反应与用药护理。①水与电解质紊乱,表现为低血容量、低血钠、低血钾、低氯性碱血症,长期使用还可发生低血镁。低血钾易诱发强心苷中毒,低血钾易诱发肝硬化患者肝性脑病的发生,所以应注意补充钾盐或与留钾利尿药合用以防低血钾。当低血钾、低血镁同时存在时,应注意纠正低血镁,否则单纯补钾不易纠正低血钾。②耳毒性:可引起与剂量有关的可逆性听力下降,表现为眩晕、耳鸣、听力下降或暂时性耳聋。肾功能不良及大剂量快速注射时更易发生。本品静脉注射要慢,并避免与氨基糖苷类抗生素合用。③胃肠道反应:表现为恶心、呕吐、腹痛、腹泻、胃肠道出血等,宜餐后服用。④高尿酸血症:由于可抑制尿酸的排泄,故长期应用可导致高尿酸血症而诱发痛风,痛风患者慎用。⑤变态反应:与磺胺类药物有交叉变态反应,可见皮疹、剥脱性皮炎、嗜酸性粒细胞增多等,偶可致间质性肾炎。长期应用可引起高血糖、高血脂。对磺胺类过敏者禁用,糖尿病、高脂血症、冠心病及孕妇慎用。

(5)药物相互作用:顺铂或氨基糖苷类抗生素与呋塞米合用,易引起患者耳聋;呋塞米与头孢菌素类(头孢噻啶、头孢噻吩、头孢乙腈)合用,降低头孢菌素的肾清除率,血浓度升高,加重头孢菌素对肾脏的损害;与吲哚美辛合用,可减弱呋塞米的排钠利尿和舒张血管平滑肌的作用;阿司匹林、丙磺舒可减弱呋塞米的利尿作用。

2.布美他尼与依他尼酸

布美他尼(bumetanide)又名丁苯氧酸,本品作用和应用与呋塞米相似,特点是起效快,作用强,不良反应少,耳毒性低,用于顽固性水肿和急性肺水肿,对急慢性肾衰竭尤为适宜,对用呋塞米无效的病例仍有效;依他尼酸(ethacrynic acid)又名利尿酸,化学结构与呋塞米不同,但利尿作用与机制与呋塞米相似,特点是利尿作用比呋塞米弱,不良反应较严重,耳毒性发生率高,临床应用受到限制。

(二)中效能利尿药

中效能利尿药主要作用于髓袢升支粗段皮质部和远曲小管近端,最大排钠能力为肾小球滤过 Na^+ 量的 $5\%\sim10\%$。

噻嗪类(thiazides)是临床广泛应用的一类口服利尿药和降压药,本类药物结构相似,在肾小管的作用部位及作用机制相同,主要区别是作用强度、起效快慢及维持时间各不相同,包括氢氯噻嗪(hydrochlorothiazide,双氢克尿噻)、氢氟噻嗪(hydroflumethiazide)和环戊噻嗪(cyclopenthiazide)等。氯噻酮(chlortalidone,氯肽酮)为非噻嗪类结构药物,但药理作用与噻嗪类相似。

氢氯噻嗪的用途、不良反应及用药护理如下。

(1)作用与用途。①利尿作用,作用部位在髓襻升支粗段皮质部和远曲小管近端。抑制该段 $Na^+-K^+-2Cl^-$ 共同转运系统,从而抑制氯化钠的重吸收,降低肾脏对尿液的稀释功能而不影响浓缩功能,故利尿效能较呋塞米弱。尿中除含有较多的 Cl^-、Na^+ 外,K^+ 的排出也增加。本品利尿作用温和,可用于消除各型水肿,其中对轻、中度心性水肿疗效较好。②抗利尿作用:氢氯噻嗪可明显减少尿崩症患者的口渴感和尿量。其作用机制尚未阐明,临床上主要用于肾性尿崩症及用加压素无效的垂体性尿崩症。③降血压:为治疗高血压病的基础药物之一,多与其他降压药物合用。

(2)不良反应与用药护理。①电解质紊乱,长期应用可致低血钾、低血钠、低血镁、低氯性碱中毒等。其中低血钾症最常见,表现为恶心、呕吐、腹泻、肌无力等。为避免患者发生低钾血症应注意:给药宜从小剂量开始,视情况逐渐增加剂量,宜间歇给药,以减少电解质紊乱的发生;长期应用要适当补充钾盐或合用留钾利尿药,与强心苷类药物合用时要特别注意补钾,以免诱发强心苷的心脏毒性;用药期间让患者多食含钾丰富的食物。低血钠多见于低钠饮食、大量饮水、心功能不全、肝硬化及肾病综合征伴有严重水肿者服用噻嗪类利尿药时易发生。②代谢障碍与剂量有关,长期应用可引起高尿酸血症、高血糖、高血脂,肾功能减退患者血尿素氮升高,痛风患者、糖尿病患者、高脂血症患者慎用,肾功能不全的患者禁用。③变态反应可见皮疹、血小板减少、溶血性贫血、急性胰腺炎、光敏性皮炎等。与磺胺类药有交叉变态反应。

(三)低效能利尿药

低效能利尿药主要作用于远曲小管和集合管,最大排钠能力为肾小球滤过 Na^+ 量的 5% 以下。

本类药物抑制该段 Na^+ 的重吸收、减少 K^+ 的分泌,具有留钾排钠的作用。但利尿作用弱,单用效果差,常与排钾利尿合用,以增强疗效,减少 K^+、Mg^{2+} 的排出。

1.螺内酯

螺内酯(spironolactone)又名安体舒通,是人工合成的甾体化合物,化学结构与醛固酮相似。口服易吸收,服药 1 天起效,2~3 天作用达高峰,停药 2~3 天后仍有利尿作用。

(1)作用与用途:螺内酯化学结构与醛固酮相似,在远曲小管末端和集合管与醛固酮竞争醛固酮受体,拮抗醛固酮而发挥排 Na^+ 留 K^+ 利尿作用。特点是利尿作用弱、起效慢,维持时间久。用于与醛固酮升高有关的顽固性水肿,如肝硬化腹腔积液或肾病综合征患者。由于利尿作用弱,常与噻嗪类或高效利尿药合用,以提高疗效,减少血钾紊乱。

(2)不良反应与用药护理。①高钾血症:久用可引起高血钾,尤其在肾衰竭时更易发生。严重肝肾功能不全及高血钾者禁用。②性激素样作用:久用可致男性乳房发育、女性多毛症、月经周期紊乱、性功能障碍等,停药后可自行消失。③中枢神经系统反应:少数人出现头痛、嗜睡、步态不稳及精神错乱等。④胃肠道反应:恶心、呕吐、腹痛、腹泻及胃溃疡出血等。口服给药,以餐后服用为宜。胃溃疡患者禁用。

2.氨苯蝶啶和阿米洛利

氨苯蝶啶(triamterene)和阿米洛利(amiloride)两者化学结构不同,但作用机制相同,均为远曲小管和集合管 Na^+ 通道阻滞药。

(1)作用与用途:两者作用于远曲小管和集合管,阻断 Na^+ 的再吸收和 K^+ 的分泌,使 Na^+ — K^+ 交换减少,从而产生留 K^+ 排 Na^+ 的利尿作用。该作用与醛固酮无关。常与中效或强效利尿药合用治疗各种顽固性水肿,如心力衰竭、肝硬化和肾炎等引起的水肿。

(2)不良反应与用药护理:不良反应较少,长期服用可致高钾血症,严重肝、肾功能不全及高钾血症倾向者禁用。此外,氨苯蝶啶还可抑制二氢叶酸还原酶,干扰叶酸代谢,肝硬化患者服用此药引起巨幼红细胞性贫血。偶可引起变态反应,应予注意。

第二节　脱水药

脱水药是指能迅速提高血浆渗透压而使组织脱水的药物,由于具有渗透性利尿作用,又称渗透性利尿药。多数脱水药的特点是:在体内不被代谢或代谢较慢。静脉注射后不易透过血管壁进入组织。易经肾小球滤过。不易被肾小管重吸收。在血浆、肾小球滤过液和肾小管腔液中形成高渗透压,吸收组织水分,产生脱水和利尿作用。临床常用的药物有甘露醇、山梨醇、高渗葡萄糖。

一、甘露醇

甘露醇为己六醇,临床用其 20％的高渗水溶液。

(一)作用

1.脱水作用

静脉滴注 20％的高渗水溶液,甘露醇不易从毛细血管渗入组织,能迅速提高血浆渗透压,使组织间液水分向血浆转移,产生组织脱水作用;甘露醇不易进入脑或眼前房角等有屏障的特殊组织,故静脉滴注甘露醇高渗溶液,使这些组织特别容易脱水,有效降低颅内压和眼内压。

2.利尿作用

静脉滴注后,一方面因增加血容量,使肾血流量和肾小球滤过增加;另一方面,甘露醇从肾小球滤过后使肾小管腔内维持高渗透压,阻止水和电解质的重吸收,故能利尿。静脉滴注甘露醇高渗溶液后约10分钟起效,2～3 小时达高峰,持续 6～8 小时,其最大排 Na^+ 能力为滤过 Na^+ 量的 15％左右,明显增加尿量,同时也增加 K^+、Cl^-、HCO_3^-、Mg^{2+} 等电解质的排出。

3.导泻作用

口服不吸收,刺激肠壁,使肠蠕动加快,可清洁肠道,排除体内废物。

(二)临床应用

(1)治疗脑水肿:临床多用甘露醇作为治疗急性脑水肿的首选脱水药物。

(2)治疗青光眼:静脉滴注甘露醇可降低青光眼患者的眼内压。青光眼术前使用以降低眼内压,也可作为急性青光眼的应急治疗。

(3)防治急性肾衰竭:甘露醇可增加肾血流量,提高肾小球的滤过率;同时,通过渗透性利尿可维持足够尿流量,使肾小管充盈,稀释肾小管内有害物质,有效防止肾小管萎缩坏死。用于休克、创伤、严重感染、溶血和药物中毒等各种原因引起的急性少尿,以防治急性肾衰竭。

(4)用于肠道外科手术、纤维结肠镜检查、下消化道钡剂灌肠造影前的肠道清洁准备。

(5)其他:治疗大面积烧伤引起的水肿及促进体内毒物的排泄等。

(三)不良反应和用药监护

(1)静脉注射过快可引起患者头痛、头晕、视力模糊。静脉注射切勿漏出血管外,否则可引起局部组织肿胀,严重则可导致组织坏死。护士应注意观察,一旦发生,应及时更换输液部位,并进行热敷。

(2)因血容量突然增加,加重心脏负荷,心功能减退或心力衰竭者禁用。

(3)颅内有活动性出血者禁用,以免因颅内压迅速下降而加重出血。

(4)气温较低时,易析出结晶,可用热水浴(80 ℃)加温,振摇溶解后使用。

二、山梨醇

山梨醇是甘露醇的同分异构体,其作用、临床应用、不良反应与甘露醇相似。山梨醇进入体内后,部分经肝脏转化为果糖而失去高渗作用,故作用弱于甘露醇。常用 25% 水溶液,治疗脑水肿、青光眼以及心肾功能正常的水肿、少尿患者。局部刺激性较大,可能导致高乳酸血症。

三、高渗葡萄糖

临床常用其 50% 的高渗溶液,静脉注射时也可产生高渗性利尿和脱水作用。但因葡萄糖在体内易被代谢,作用弱且持续时间较短。单独用于脑水肿时可有反跳现象,一般与甘露醇交替使用。

四、利尿药与脱水药常用剂量

(一)呋塞米(furosemide)

片剂:20 mg。口服,每次 20 mg,每日 1～2 次。从小剂量开始,可增加到每日 120 mg。间歇给药,服药1～3 天,停药2～4 天。注射剂:20 mg:2 mL。每次 20 mg,每日 1 次或隔日1 次,肌内注射或稀释后缓慢静脉滴注。

(二)布美他尼(bumetanide)

片剂:1 mg。口服,每次 1 mg,每日 1～3 次,可逐渐增加剂量到每日 10 mg。注射剂:0.5 mg,剂量同口服。

(三)依他尼酸(ethacrynic acid)

片剂:25 mg。口服,每次 25 mg,每日 1～3 次。

(四)氢氯噻嗪(hydrochlorothiazide)

片剂:10 mg、25 mg。口服,成年人每次 25～50 mg,每日 1～3 次,可增加到每日 100 mg。小儿按每日1～2 mg/kg(体重),每日 2 次。

(五)苄氟噻嗪(bendroflumethiazide)

片剂:2.5 mg、5 mg、10 mg。口服,每次 2.5～10 mg,每日 1～2 次,酌情调整剂量。

(六)环戊噻嗪(cyclopenthiazide)

片剂:0.25 mg、0.5 mg。口服,每次 0.25～0.5 mg,每日 2 次。

（七）氯噻酮（chlortalidone）

片剂：25 mg、50 mg、100 mg。口服，从小剂量开始，每次 25～100 mg，每日 1 次，酌情调整剂量。

（八）美托拉宗（metolazone）

片剂：2.5 mg、5 mg、10 mg。口服，每次 5～10 mg，每日 1 次，可酌情增加剂量。

（九）螺内酯（spironolactone）

片剂：20 mg。口服，每次 20～40 mg，每日 2～3 次。

（十）氨苯蝶啶（triamterene）

片剂：50 mg。口服，每次 25～50 mg，每日 2～3 次，最大剂量不超过每日 300 mg，小儿每日不超过6 mg/kg。

（十一）阿米洛利（amiloride）

片剂：5 mg。口服，从小剂量开始，每次 2.5～5 mg，每日 1 次。可增加到每日 20 mg。

（十二）甘露醇（mannitol）

注射剂：10 g∶50 mL；20 g∶100 mL；50 g∶250 mL。每次 1～2 g/kg（体重），快速静脉滴注，必要时4～6小时重复使用。

（十三）山梨醇（sorbitol）

注射剂：25 g∶100 mL；62.5 g∶250 mL。每次 1～2 g/kg（体重），快速静脉滴注，必要时6～12 小时重复注射。

（十四）葡萄糖（glucose）

注射剂：10 g∶20 mL；25 g∶50 mL；50 g∶100 mL。每次 40～60 mL（20～30 g），静脉注射。

第三节　其他泌尿系统药

一、加压素（Vasopressin）

（一）剂型规格

鞣酸盐注射剂：5 mL∶0.1 g；1 mL∶20 U。

（二）用法用量

深部肌内注射。尿崩症：开始一次 0.1～0.2 mL，以后逐渐增加至一次 0.3～1 mL，隔 1～3 天注射1 次；儿童：视病情而定。腹胀：一次 5～10 U，间隔 3～4 小时可重复。腹部 X 线摄影：一次 5 U，摄影前2 小时和 30 分钟各注射 1 次。肺或食管静脉破裂出血：一次 10 U，加入 5% 葡萄糖注射液中缓慢静脉注射，约 15 分钟注射完。对持续或反复呕血或咯血者，可用 10～400 U，加入 5%葡萄糖注射液 500 mL 中连续 24 h 缓慢静脉滴注。

（三）作用用途

加压素为神经垂体所分泌的激素，是由 9 个氨基酸组成的多肽。其氨基酸的组成种属间略有差别，人和牛的加压素第 8 位是精氨酸，称为精氨酸加压素。而猪的加压素第 8 位是赖氨酸,称为赖氨酸加压素。本品直接作用肾脏,促进远端肾小管和集合管对水的重吸收,起抗利尿作用,并可使周围血管收缩,导致血压升高、心律减慢,还可引起小肠、胆囊和膀胱平滑肌收缩。本品几乎无催产作用。口服后其有效成分易被胰淀粉酶破坏,故本品一般不口服。肌内注射后吸收良好,3~5分钟后开始生效,能维持20~30分钟。静脉注射作用更快,但维持时间更短。需要时可用静脉注射,为了延长作用时间,制成鞣酸加压素油制注射液,做深部肌内注射,其作用特点是吸收慢,维持时间长,可减少患者频繁注射的麻烦。一次注射0.3 mL,可维持2~6天,注射1 mL可维持10天左右。或以粉剂制成鼻吸入剂,作用同垂体后叶粉鼻吸入剂,但作用时间较长,可持续6~12小时。本品进入人体的有效成分大部分经肝、肾迅速破坏失活,以代谢物及原形药物从尿排出。在血浆中的半衰期很短,文献报道不一,为5~15分钟。加压素对尿崩症有良好疗效,可使尿量迅速减少和口渴减轻。用于诊断和治疗由于缺乏抗利尿激素而引起的尿崩症,肺或食管静脉破裂出血、手术后腹部膨胀及排除腹部气影,也用于其他药物效果不佳的腹部肌肉松弛。

(四)不良反应

本品大剂量使用可引起明显的不良反应,如脸色苍白、恶心、皮疹、痉挛、盗汗、胸闷、腹泻、肠绞痛、嗳气等。对于妇女可引起子宫痉挛。此外还可引起高钠血症、水潴留,以及变态反应,如荨麻疹、发热、支气管痉挛、神经性皮炎及休克。严重时可引起冠脉收缩、高血压、胸痛、心肌缺血或梗死等。

(五)注意事项

(1)注射前需将安瓿握于手中片刻传温,并充分摇匀,做深部肌内注射。

(2)剂量应随病情和患者耐受量高低酌情给予,耐受量低的患者不可多用,以免产生不良反应;耐受量高者,可注射一次1 mL。

(3)高血压、冠心病、心力衰竭及孕妇禁用。

(4)有血管病变者应避免使用本药。

(5)有哮喘或其他过敏性疾病、癫痫、偏头痛等患者慎用。

(6)本品对注射局部有刺激,易出现血栓,故应注意更换注射部位。

(7)食管静脉破裂出血开始静脉滴注时,需同时每间隔30分钟舌下含硝酸甘油片,连续6小时,以防冠状动脉不良反应发生。

(8)注射时喝1~2杯水可减轻不良反应。

(9)避光保存于阴凉处。

二、去氨加压素(Desmopressin)

(一)剂型规格、用法用量

片剂(醋酸盐)0.1 mg、0.2 mg,口服。中枢性尿崩症:开始一次0.1~0.2 mg,每日3次,再根据疗效调整剂量,每日总量0.2~1.2 mg;儿童一次0.1 mg,每日3次。夜间遗尿症:首剂0.2 mg,睡前服用,如疗效不显著可增至0.4 mg,连续用药3个月后停药至少1周,以便评估是否需要继续治疗。注射剂1 mL:4 μg,静脉注射。中枢性尿崩症:一次1~4 μg(0.25~1 mL),每日1~2次;儿童:一岁以上一次0.4~1 μg(0.1~0.25 mL),一岁以下每日0.2~0.4 μg(0.05~0.1 mL),每日1~2次。肌内注射或皮下:肾尿液浓缩功能测验:一次4 μg;儿童:一岁以上一次 1~2 μg(0.25~0.5 mL),一岁以下一次 0.4 μg(0.1 mL),婴儿可鼻腔给药。上述两种给药途径均在 1 小时内,尽量排空尿液。用药后 8 小时应收集 2 次尿样,分析尿渗透压。出血及手术前预防出血:一次 0.3 μg/kg,用 0.9% 氯化钠注射液稀释至 50~100 mL,在 15~30 分钟内做静脉输液,必要时可按起始剂量间隔 6~12 小时重复给药 1~2 次;若再多次重复此剂量,效果将会降低。鼻喷雾剂 2.5 mL:0.1 mg(10 μg/喷);滴鼻剂 2.5 mL:0.25 mg。中枢性尿崩症:鼻腔给药,成人每日 20~40 μg,儿童每日 10~20 μg,分 1~3 次用。夜间遗尿症:鼻腔给药,有效剂量 10~40 μg,先从 20 μg 开始,睡前给药,治疗期间限制饮水并注意观察。肾尿液浓缩功能试验:鼻腔给药,一次 40 μg,1 岁以上儿童一次 10~20 μg。

(二)作用用途

去氨加压素是在加压素 V2 受体高亲和力同系物的研究中开发出来的,其化学结构与人体自然产生的激素精氨酸加压素相类似,但因有两处改变,故显著增强了抗利尿作用,而对平滑肌的作用却很弱,因此避免了引起升高血压的不良反应。另外,使用本品高剂量,即按 0.3 μg/kg 静脉或皮下注射,可增加血浆内促凝血因子Ⅷ的活性 2~4 倍,也可增加血中血管性血友病抗原因子(vWF:Ag),与此同时释放出纤维蛋白溶酶原激活质(t-PA),故可用于控制或预防某些疾病在小手术时的出血或药物诱发的出血。本品按 0.3 μg/kg 剂量注射后,平均值约为 600 pg/mL 的最高血浆浓度约在 1 小时出现。半衰期为 3~4 小时。对多数患者口服或注射本品,其抗利尿作用可维持 8~12 小时,凝血效应维持 8~12 小时。临床用于:①中枢性尿崩症及颅外伤或手术所致的暂时性尿崩症:用本品后可减少尿排出,增加尿渗透性,减低血浆渗透压,减少尿频和夜尿。本品一般对肾原性尿崩症无效。②治疗 5 岁以上患有夜间遗尿症的患者。③肾尿液浓缩功能试验:有助于对肾功能的鉴别,对于诊断不同部位的尿道感染尤其有效。④对于轻度血友病及Ⅰ型血管性血友病患者,在进行小型外科手术时可控制出血或预防出血。⑤对于因尿毒症、肝硬化以及先天的或用药物诱发的血小板功能障碍而引起的出血时间过长和不明原因的出血,用本品可使出血时间缩短或恢复正常。

(三)不良反应

(1)少部分患者出现头痛、恶心、胃痛、变态反应、水潴留及低钠血症。

(2)本品高剂量使用时可引起短暂的血压降低、反射性心跳快速及面部潮红、眩晕、疲乏等。

(3)注射给药时,可致注射部位疼痛、肿胀。

(四)注意事项

(1)习惯性或精神性烦渴症、不稳定性心绞痛、心功能不全、ⅡB 型血管性血友病、对防腐剂过敏患者等禁用。

(2)对婴幼儿及老年人、体液或电解质平衡紊乱、易产生颅内压增高的患者以及孕妇应谨慎使用本品,防止体液蓄积。

(3)1 岁以下婴儿必须在医院监护下实行肾浓缩功能试验。

(4)用药期间需要监测患者的尿量、渗透压和体重,对有些病例还需测试血浆渗透压。

(5)用于止血,对需要服用利尿药的患者,必须采取适当的措施,防止体液积蓄过多。

(6)在治疗遗尿症时,用药前 1 小时至用药后 8 小时内需限制患者饮水量。当用于诊断检查时,用药前1 小时至用药后 8 小时内饮水量不得超过 500 mL。

(7)超量给药会增加患者水潴留和低钠血症的危险,治疗低钠血症时的用药应视具体病情而定。对无症状的低钠血症患者,除停用去氨加压素外,还应限制饮水量。对有症状的患者,可根据症状输入等渗或高渗氯化钠液,当体液潴留症状严重时(抽搐或神志不清),需加服呋塞米。

(8)鼻腔用药后,鼻黏膜若出现瘢痕,水肿或其他病变时,应停用鼻腔给药法。

(9)吲哚美辛会加重患者对本品的反应,但不会影响其反应持续时间。

(10)一些可释放抗力尿激素的药物,如三环类抗抑郁药、氯丙嗪、卡马西平等,可增加抗利尿作用并有引起体液潴留的危险。

三、奥昔布宁(Oxybutynin)

(一)剂型规格、用法用量

片剂(盐酸盐):5 mg,口服,一次 2.5～5 mg,每日 2～4 次;儿童:5 岁以上一次 2.5 mg,每日 2 次。

(二)作用用途

本品为解痉药,具有较强的抗胆碱能作用和平滑肌解痉作用。本品直接作用于平滑肌,能选择性地作用于膀胱逼尿肌,恢复逼尿肌正常功能,减少膀胱不自主收缩,减轻尿急、尿频的痛苦,同时也可增加膀胱的容量,延长两次排尿间隔时间,减少排尿次数。本品抗痉挛作用为阿托品的 4～6 倍,而不良反应只为阿托品的 1/5。本品用药后 30 分钟起效,作用持续约 6 小时。药物由尿排泄。用于各种尿急、尿频、尿失禁、遗尿等,对膀胱炎、尿道炎、尿路感染引起的尿频症状最为适用。

(三)不良反应

可出现抗胆碱类药物的不良反应,但程度较轻。偶见口干、脸面潮红、少汗、视力模糊、心悸、嗜睡、头晕、恶心、呕吐、便秘等,但服药后 2～3 周后可望减轻或自行消失。

(四)注意事项

(1)心、肾功能不全,青光眼,胃、十二指肠梗阻,胃肠道出血,肠张力减弱,溃疡性结肠炎,重症肌无力,阻塞性尿道疾病等患者禁用。

(2)孕妇及 5 岁以下小儿慎用。

四、依立雄胺(Epristeride)

(一)剂型规格、用法用量

片剂:5 mg。口服,一次 5 mg,每日 2 次,早晚各 1 次(饭前饭后均可),疗程 4 个月,或遵医嘱。

(二)作用用途

本品为甾体－5α－还原酶Ⅱ型的选择性抑制药,其作用机制是通过抑制睾酮转化为双氢睾酮而降低前列腺体内双氢睾酮的含量,导致增生的前列腺体萎缩。口服后吸收迅速,15分钟即可自血清中检出,3～4小时达峰值,平均蛋白结合率为97%,分布容积约为0.5 L/kg。连续给药(每日2次)至第6日血药浓度达稳态,主要通过消化道排泄,半衰期为7.5小时。适用于治疗良性前列腺增生症,改善因腺体良性增生的有关症状。

(三)不良反应

不良反应可见轻微恶心、食欲减退、头昏、失眠、性欲下降、射精量下降等,其发生率约为3.7%。

(四)注意事项

(1)服用本品可导致血清 PSA 值下降,而干扰对前列腺癌的诊断。在使用血清 PSA 指标检测前列腺癌时,医师应充分考虑此影响因素。

(2)妇女、儿童及对本品过敏者禁用。

第九章 风湿免疫系统临床用药

第一节 免疫抑制药

免疫抑制药是最早用于临床的免疫调节药。1962年,硫唑嘌呤和肾上腺皮质激素联合应用,用以防治器官移植的排异反应。随着对自身免疫性疾病发病机制认识的深化,免疫抑制药也适用于治疗自身免疫性疾病。近年来,他克莫司、西罗莫司等新药的研制成功,使免疫抑制药的研究步入了新的阶段。

一、常用的免疫抑制药

常用的免疫抑制药可分为如下六类。

(1)糖皮质激素类:如泼尼松、甲泼尼龙等。

(2)神经钙蛋白抑制剂:如环孢素、他克莫司、西罗莫司、霉酚酸酯等。

(3)抗增殖与抗代谢类:如硫唑嘌呤、环磷酰胺、氨甲蝶呤等。

(4)抗体类:如抗淋巴细胞球蛋白等。

(5)抗生素类:如雷帕霉素等。

(6)中药类:如雷公藤总苷等。

二、免疫抑制药的临床应用

防治器官移植的排异反应:免疫抑制药可用于肾、肝、心、肺、角膜和骨髓等组织器官的移植手术,以防止排异反应,并需要长期用药。常用环孢素和雷公藤总苷,也可将硫唑嘌呤或环磷酰胺与糖皮质激素联合应用。当患者发生明显排异反应时,可在短期内大剂量使用,控制后即减量维持,以防用药过量产生毒性反应。

治疗自身免疫性疾病免疫抑制药:可用于自身免疫溶血性贫血、特发性血小板减少性紫癜、肾病性慢性肾炎、类风湿关节炎、系统性红斑狼疮、结节性动脉周围炎等,首选糖皮质激素类。对糖皮质激素类药物耐受的病例,可加用或改用其他免疫抑制药。免疫抑制药的联合应用可提高治疗疗效,减轻毒性反应。但该类药物只能缓解自身免疫性疾病的症状,而无根治作用,而且因毒性较大,长期应用易导致严重的不良反应,包括诱发感染、恶性肿瘤等。

(一)神经钙蛋白抑制剂

神经钙蛋白(钙调磷酸酶)抑制剂作用于T细胞活化过程中细胞信号转导通路,起到抑制神经钙蛋白的作用,是目前临床最有效的免疫抑制药。

1.环孢素

环孢素(环孢素A,CsA)是从真菌的代谢产物中分离的中性多肽。1972年发现其抗菌作用微弱,但有免疫抑制作用。1978年始用于临床防治排异反应并获得满意效果,因其毒性较小,是目前较受重视的免疫抑制药之一。

(1)体内过程:本药溶于橄榄油中可以肌内注射。口服吸收慢且不完全,口服吸收率为20%～50%,首关消除可达27%。单次口服后3～4小时血药浓度达峰值。在血中约50%被红细胞摄取,4%～9%与淋巴细胞结合,约30%与血浆脂蛋白和其他蛋白质结合,血浆中游离药物仅占5%左右。$t_{1/2}$为14～17小时。大部分经肝代谢自胆汁排出,0.1%药物以原形经尿排出。

(2)药理作用与机制:选择性抑制细胞免疫和胸腺依赖性抗原的体液免疫。环孢素主要选择性抑制T细胞活化,使T_H细胞明显减少并降低T_H与T_S的比例。对B细胞的抑制作用弱,对巨噬细胞的抑制作用不明显,对自然杀伤(NK)细胞活力无明显的抑制作用,但可间接通过干扰素的产生而影响NK细胞的活力。其机制主要是抑制神经钙蛋白,阻止了细胞质T细胞激活核因子(NFAT)的去磷酸化,妨碍了信息传导,而抑制T细胞活化及IL－2、IL－3、IL－4、TNF－α、INF－γ等细胞因子的基因表达。此外,环孢素还可增加T细胞内转运生长因子(TGF－β)的表达,TGF－β对IL－2诱导T细胞增生有强大的抑制作用,也能抑制抗原特异性的细胞毒T细胞产生。

(3)临床应用:环孢素主要用于器官移植排异反应和某些自身免疫性疾病。①器官移植主要用于同种异体器官移植或骨髓移植的排异反应或移植物抗宿主反应,常单独应用,新的治疗方案则主张环孢素与小剂量糖皮质激素联合应用。临床研究表明,环孢素可使器官移植后的排异反应与感染发生率降低,存活率增加。②自身免疫性疾病:用于治疗大疱性天疱疮及类天疱疮,能改善皮肤损害,使自身抗体水平降低。还可局部用药,治疗接触性过敏性皮炎、银屑病。

(4)不良反应:环孢素的不良反应发生率较高,其严重程度与用药剂量、用药时间及血药浓度有关,多具可逆性。

肾毒性是该药最常见的不良反应,用药时应控制剂量,并密切监测肾脏功能,若血清肌酐水平超过用药前的30%,应减量或停用。避免与有肾毒性药物合用,用药期间应避免食用高钾食物、高钾药品及保钾利尿药。严重肾功能损害、未控制高血压者禁用或慎用。

肝损害多见于用药早期,表现为高胆红素血症,转氨酶、乳酸脱氢酶、碱性磷酸酶升高。大部分肝毒性病例在减少剂量后可缓解。应用时注意定期检查肝脏功能,严重肝功能损害者禁用或慎用。

神经系统毒性在器官移植或长期用药时发生,表现为震颤、惊厥、癫痫发作、神经痛、瘫痪、精神错乱、共济失调、昏迷等,减量或停用后可缓解。

诱发肿瘤:有报道器官移植患者使用该药后,肿瘤发生率是一般人群的30倍。用于治疗自身免疫性疾病时,肿瘤发生率也明显增高。

继发感染:长期用药可引起病毒感染、肺孢子虫属感染或真菌感染,病死率高。治疗中如出现上述感染应及时停药,并进行有效的抗感染治疗。感染未控制者禁用。

其他如胃肠道反应、变态反应、多毛症、牙龈增生、嗜睡、乏力、高血压、闭经等。对本品过敏者、孕妇和哺乳期妇女禁用。

(5)药物相互作用:下列药物可影响本品的血药浓度,应避免联合应用,若必须使用,应严密监测环孢素血药浓度并调整其剂量。

增加环孢素血药浓度的药物：大环内酯类抗生素、多西环素、酮康唑、口服避孕药、钙拮抗药、大剂量甲泼尼龙等。

降低环孢素血药浓度的药物：苯巴比妥、苯妥英、安乃近、利福平、异烟肼、卡马西平、萘夫西林、甲氧苄啶及静脉给药的磺胺异二甲嘧啶等。

2.他克莫司

他克莫司（FK506）是一种强效免疫抑制药，由日本学者于1984年从筑波山土壤链霉菌属分离而得。

（1）体内过程：FK506口服吸收快，$t_{1/2}$为5～8小时，有效血药浓度可持续12小时。在体内经肝细胞色素$P_{450}3A4$异构酶代谢后，由肠道排泄。

（2）药理作用与机制。①抑制淋巴细胞增殖作用于细胞G_0期，抑制不同刺激所致的淋巴细胞增生，包括刀豆素A、T细胞受体的单克隆抗体、CD_3复合体或其他细胞表面受体诱导的淋巴细胞增生等，但对IL-2刺激引起的淋巴细胞增生无抑制作用。②抑制Ca^{2+}依赖性T、B淋巴细胞的活化。③抑制T细胞依赖的B细胞产生免疫球蛋白的能力。④预防和治疗器官移植时的免疫排异反应，能延长移植器官生存时间，具有良好的抗排异作用。

（3）临床应用。①肝脏移植：FK506对肝脏有较强的亲和力，并可促进肝细胞的再生和修复，用于原发性肝脏移植及肝脏移植挽救性病例，疗效显著。使用本品的患者，急性排异反应的发生率和再次移植率降低，糖皮质激素的用量可减少。②其他器官移植：本品在肾脏移植和骨髓移植方面有较好疗效。

（4）不良反应：静脉注射常发生神经毒性，轻者表现为头痛、震颤、失眠、畏光、感觉迟钝等，重者可出现运动不能、缄默症、癫痫发作、脑病等，大多在减量或停用后消失。可直接或间接地影响肾小球滤过率，诱发急性或慢性肾毒性。对胰岛B细胞具有毒性作用，可导致患者高血糖。大剂量应用时可致生殖系统毒性。

（二）抗增生与抗代谢类

1.硫唑嘌呤

硫唑嘌呤（IMURAN）为6-巯基嘌呤的衍生物，属于嘌呤类抗代谢药。硫唑嘌呤通过干扰嘌呤代谢的各个环节，抑制嘌呤核苷酸合成，进而抑制细胞DNA、RNA及蛋白质合成，发挥抑制T、B淋巴细胞及NK细胞的效应，故能同时抑制细胞免疫和体液免疫反应，但不抑制巨噬细胞的吞噬功能。主要用于肾移植排异反应和类风湿关节炎、系统性红斑狼疮等多种自身免疫性疾病的治疗。用药时应注意监测血常规和肝功能。

2.环磷酰胺

环磷酰胺（CTX）不仅杀伤增生期淋巴细胞，而且影响静止期细胞，故能使循环中的淋巴细胞数目减少。B细胞较T细胞对该药更为敏感。明显降低NK细胞活性，从而抑制初次和再次体液与细胞免疫反应。临床常用于防止排异反应与移植物抗宿主反应，以及长期应用糖皮质激素不能缓解的多种自身免疫性疾病。不良反应有骨髓抑制、胃肠道反应、出血性膀胱炎和脱发等。

3.甲氨蝶呤

甲氨蝶呤（MTX）为抗叶酸类抗代谢药，主要用于治疗自身免疫性疾病。

（三）抗体

抗胸腺细胞球蛋白（ATG）在血清补体的参与下，对 T、B 细胞有破坏作用，但对 T 细胞的作用较强。可非特异性抑制细胞免疫反应（如迟发型超敏反应、移植排异反应等），也可抑制抗体形成（限于胸腺依赖性抗原），还可以结合到淋巴细胞表面，抑制淋巴细胞对抗原的识别能力。能有效抑制各种抗原引起的初次免疫应答，对再次免疫应答作用较弱。在抗原刺激前给药作用较强。

临床用于防治器官移植的排异反应，试用于治疗白血病、多发性硬化、重症肌无力、溃疡性结肠炎、类风湿关节炎、系统性红斑狼疮等疾病。

常见的不良反应有寒战、发热、血小板减少、关节疼痛和血栓性静脉炎等，静脉注射可引起血清病及过敏性休克，还可引起血尿、蛋白尿，停药后症状消失。

（四）抗生素类

雷帕霉素（西罗莫司）能治疗多种器官和皮肤移植物引起的排异反应，尤其对慢性排异反应疗效明显，与环孢素有协同作用，能延长移植物的存活时间，减轻环孢素的肾毒性，提高治疗指数。雷帕霉素和他克莫司均与胞质内他克莫司结合蛋白结合，两药低剂量联合应用即可产生有效的免疫抑制作用。可引起患者厌食、呕吐、腹泻，严重者可出现消化性溃疡、间质性肺炎和脉管炎。联合用药和监测血药浓度是减少不良反应并发挥最大免疫抑制作用的有效措施。

（五）中药类

雷公藤总苷具有较强的免疫抑制作用，可抑制小鼠脾淋巴细胞和人外周血淋巴细胞的增生反应、迟发型超敏反应、宿主抗移植物反应和移植物抗宿主反应，还可抑制细胞免疫和体液免疫，减少淋巴细胞数量，抑制 IL－2 生成，并有较强的抗炎作用。

临床主要用于治疗自身免疫性疾病，如类风湿关节炎、原发和继发肾病综合征、成人各型肾炎、狼疮性或紫癜性肾炎、麻风反应。对银屑病、皮肌炎、变应性血管炎、异位性皮炎、自身免疫性肝炎、自身免疫性白细胞及血小板减少等也有一定的疗效。

不良反应较多，但停药后多可恢复。约 20％患者出现胃肠道反应，如食欲减退、恶心、呕吐、腹痛、腹泻、便秘。约 6％患者出现白细胞减少。偶见血小板减少、皮肤黏膜反应（如口腔黏膜溃疡、眼干涩、皮肤毛囊角化、黑色素加深等）。也可导致月经紊乱、精子数目减少或精子活力降低等。

第二节　免疫增强药

免疫增强药能激活一种或多种免疫活性细胞，增强或提高机体免疫功能的药物。临床主要用其免疫增强作用，治疗免疫缺陷疾病、慢性感染及恶性肿瘤的辅助治疗。

一、重组人白细胞介素－2

重组人白细胞介素－2（白介素－2）是重要的淋巴因子，由 T 辅助细胞（Th）产生，参与免疫反应。

（一）药理作用与应用

白介素－2为抑制性T细胞（Th）和细胞毒T细胞（Tc）分化、增生所必需的调控因子；诱导或增强自然杀伤细胞（NK）活性；诱导激活细胞毒淋巴细胞（LAK）的分化增生；诱导或增强细胞毒T细胞、单核细胞及巨噬细胞的活性；促进B淋巴细胞的分化、增生和抗体分泌；具有广谱性免疫增强作用。临床用于慢性肝炎、免疫缺陷病及恶性肿瘤的辅助治疗。

（二）不良反应与用药护理

本品毒性反应多与血管的通透性有关，并随着剂量的增大而加剧，导致体液渗出而出现器官功能障碍，可出现尿少、体液潴留、恶心、呕吐、腹泻、呼吸困难、转氨酶升高、黄疸、低血压、心律失常、红细胞减少及凝血功能障碍。

二、干扰素

干扰素是有关细胞在病毒感染或其他诱因刺激下，产生的糖蛋白类物质。目前已能用DNA重组技术生产，分为人白细胞产生的α－干扰素、人成纤维细胞产生的β－干扰素、人T细胞产生的γ－干扰素三类。

（一）体内过程

口服不吸收，必须注射给药。α－干扰素肌内注射，β－干扰素静脉给药。干扰素在肝、肾、血清分布较多，脾、肺分布较少。主要经肝代谢，少量以原形经肾排泄。

（二）药理作用

1.广谱抗病毒作用

对所有RNA病毒及DNA病毒均有抑制作用。

2.抗肿瘤细胞增生作用

通过直接抑制肿瘤细胞的生长、抑制肿瘤的繁殖、抑制癌基因的表达及激活抗肿瘤免疫功能而达到抗肿瘤的目的。

3.调节人体免疫功能

主要表现为增强免疫效应细胞的作用。

（1）调节自然杀伤细胞的杀伤活性。

（2）激活B细胞，促进抗体的生成。

（3）激活单核巨噬细胞的吞噬功能。

（4）诱导白细胞介素、肿瘤坏死因子等细胞因子的产生。

（三）临床应用

1.慢性乙型肝炎

可使转氨酶恢复正常，病理组织学有好转；对重型肝炎患者可使其病情缓解，死亡率下降。

2.恶性肿瘤

α－干扰素是治疗毛细胞白血病的首选药，对慢性白血病有较好的疗效，对其他实质瘤也有一定疗效。

3.其他疾病

可用于治疗获得性免疫缺陷综合征，β－干扰素对多发性硬化有较好疗效，γ－干扰素可用于治疗类风湿性关节炎。

(四)不良反应与用药护理

应用早期出现发热、寒战、出汗、头痛、肌痛症状,有剂量依赖性,减量或停药后症状消失;白细胞减少、血小板减少、凝血障碍等;血压异常、心律失常、心肌梗死等。间质性肺炎,表现为干咳、劳累性呼吸困难。尿蛋白增加,严重时发生肾功能不全。过敏体质、肝肾功能不良及白细胞和血小板减少者慎用。

三、卡介苗

为减毒的结核分枝杆菌活菌苗,原用于预防结核病,属于特异性免疫制剂。后来证明卡介苗能增强细胞免疫功能,刺激 T 细胞增生,提高巨噬细胞杀伤肿瘤细胞及细菌的能力,促进白细胞介素-1 的产生,增强 T 辅助细胞(Th)和自然杀伤细胞(NK)的功能,为非特异性免疫增强剂。用于白血病、肺癌等肿瘤的辅助治疗。不良反应少,给药部位易发红斑、硬结或溃疡;亦可产生全身寒战、发热;偶见变态反应。不良反应的大小与给药剂量、给药途径及免疫治疗次数有关。

四、胸腺素

胸腺素是从小牛或猪胸腺中提取的小分子多肽,内含胸腺生成素、胸腺体液因子、血清胸腺因子等。能促进 T 细胞分化成熟,增强 T 细胞对抗原或其他刺激的反应,同时增强白细胞、红细胞的免疫功能,并调整机体的免疫平衡。临床上主要用于细胞免疫缺陷性疾病、自身免疫性疾病、感染性疾病和晚期肿瘤的治疗。不良反应有注射部位轻度红肿,皮肤变态反应,过大剂量可产生免疫抑制。

五、转移因子

转移因子是从人白细胞、猪脾、牛脾中提取的小分子肽类物质,牛脾含量最多。其免疫调节作用无明显种属特异性。转移因子的活性成分是 T 辅助细胞的产物,可选择性结合抑制性 T 细胞(Ts)和巨噬细胞,在免疫调节中发挥作用。

(一)增强淋巴细胞对肿瘤的细胞毒作用

转移因子是 T 细胞促成剂,具有活化效应细胞,加强效应细胞对肿瘤细胞的攻击反应,抑制或破坏肿瘤细胞的生长。

(二)传递免疫信息

在转移因子的作用下,非致敏的淋巴细胞可转化为致敏的 T 增强细胞,增强细胞的免疫功能,并促进干扰素释放,增强机体抗感染的能力。

临床用于免疫缺陷病、恶性肿瘤及急性病毒感染的辅助治疗。偶有皮疹、瘙痒、痤疮及一过性发热。

六、左旋咪唑

左旋咪唑能使受抑制的巨噬细胞和 T 细胞功能恢复正常,可能与激活环核苷酸磷酸二酯酶,降低巨噬细胞和淋巴细胞内 cAMP 含量有关。它还能诱导白细胞介素-2 的产生,增强免疫应答反应。一般用于免疫功能低下者,可作为肿瘤的辅助治疗,还可改善自身免疫性疾病的免疫功能。

第三节　抗变态反应药

变态反应是机体对异物抗原产生的不正常免疫反应,常导致生理功能紊乱或组织损伤。一般的变态反应分为四型,即 Ⅰ 型(速发型)、Ⅱ 型(细胞毒型)、Ⅲ 型(免疫复合物型)和 Ⅳ 型(迟发型)。目前对各型变态反应性疾病尚缺乏专一有效的药物。抗变态反应治疗的主要目的,是纠正免疫失调和抑制变态反应性炎症反应。

目前,抗变态反应药通常包括三大类:抗组胺药、过敏活性物质阻释药和组胺脱敏剂。

一、抗组胺药

(一)苯海拉明(diphenhydramine)

1.剂型规格

片剂:12.5 mg,25 mg,50 mg。注射剂:1 mL∶20 mg。

2.适应证

用于皮肤黏膜的过敏,如荨麻疹、过敏性鼻炎、皮肤瘙痒症、药疹,对虫咬症和接触性皮炎也有效。急性变态反应,如输血或血浆所致的急性变态反应。预防和治疗晕动病。曾用于辅助治疗帕金森病和锥体外系症状。镇静作用,术前给药。牙科麻醉。

3.用法用量

可口服、肌内注射及局部外用。因本药有刺激性,不能皮下注射。①口服:每日 3～4 次,饭后服,每次25 mg。②肌内注射:每次 20 mg,每日 1～2 次,极量为 1 次 0.1 g,每日 0.3 g。

4.注意事项

(1)服药期间不得驾驶机、车、船,从事高空作业、机械作业及操作精密仪器。

(2)肾功能障碍患者,本品在其体内的半衰期延长,因此,应在医师指导下使用。

(3)如服用过量或出现严重的不良反应,应立即就医。

(4)本品性状发生改变时禁止使用。

(5)请将本品放在儿童不能接触的地方。

(6)如正在使用其他药品,使用本品前请咨询医师或药师。

(7)老年人、孕妇及哺乳期妇女慎用。

(8)过敏体质者慎用。

5.不良反应

(1)常见头晕、头昏、恶心、呕吐、食欲缺乏以及嗜睡。

(2)偶见皮疹、粒细胞减少。

6.禁忌证

对本品及其他酒精胺类药物高度过敏者禁用。新生儿、早产儿禁用。重症肌无力者、闭角型青光眼、前列腺肥大患者禁用。幽门十二指肠梗阻、消化性溃疡所致的幽门狭窄、膀胱颈狭窄、甲状腺功能亢进、心血管病、高血压、下呼吸道感染(如支气管炎、气管炎、肺炎)及哮喘患者不宜使用。

7.药物相互作用

(1)本品可短暂影响巴比妥类药的吸收。

(2)本品与对氨基水杨酸钠同用,可降低后者的血药浓度。

(3)本品可增强中枢抑制药的作用,应避免合用。

(4)单胺氧化酶抑制剂能增强本品的抗胆碱作用,使不良反应增加。

(5)大剂量使用可降低肝素的抗凝作用。

(6)可拮抗肾上腺素能神经阻滞药的作用。

(二)茶苯海明(dimenhydrinate)

1.剂型规格

片剂:25 mg,50 mg。

2.适应证

用于防治晕动病,如晕车、晕船、晕机所致的恶心、呕吐。对妊娠、梅尼埃病、放射线治疗等引起的恶心、呕吐、眩晕也有一定效果。

3.用法用量

口服。预防晕动病:一次 50 mg,于乘机、车、船前 0.5～1 小时服,必要时可重复服用一次。抗过敏:成年人一次 50 mg,每日 2～3 次;小儿 1～6 岁患儿,一次 12.5～25 mg,每日 2～3 次;7～12 岁,一次 25～50 mg,每日2～3次。

4.注意事项

(1)可与食物、果汁或牛奶同服,以减少对胃的刺激。服药期间不得驾驶机、车、船,从事高空作业、机械作业及操作精密仪器。

(2)服用本品期间不得饮酒或饮用含有酒精的饮料。不得与其他中枢神经抑制药(如一些镇静安眠药)及三环类抗抑郁药同服。

(3)如服用过量或出现严重不良反应,应立即就医。

(4)本品性状发生改变时禁止使用。

(5)请将本品放在儿童不能接触的地方。

(6)儿童必须在成人监护下使用。

(7)如正在使用其他药品,使用本品前请咨询医师或药师。

(8)老年人慎用。

(9)过敏体质者慎用。

5.不良反应

(1)大剂量服用本品可产生嗜睡、头晕,偶有药疹发生。

(2)长期使用本品可能引起造血系统的疾病。

6.禁忌证

新生儿、早产儿禁用。对本品及辅料、苯海拉明、茶碱过敏者禁用。

7.药物相互作用

(1)本品对酒精、中枢抑制药、三环类抗抑郁药的药效有促进作用。

(2)本品能短暂地影响巴比妥类和磺胺醋酰钠等的吸收。

(3)本品与对氨基水杨酸钠同用时,后者的血药浓度降低。

(三)马来酸氯苯那敏(chlorphenamine maleate)

1.剂型规格

片剂:4 mg。注射剂:1 mL：10 mg;2 mL：20 mg。

2.适应证

本品适用于皮肤过敏症:荨麻疹、湿疹、皮炎、药疹、皮肤瘙痒症、神经性皮炎、虫咬症、日光性皮炎。也可用于过敏性鼻炎、血管舒缩性鼻炎、药物及食物过敏。

3.用法用量

成年人:①口服,一次 4～8 mg,每日 3 次;②肌内注射,一次 5～20 mg。

4.注意事项

(1)老年患者酌情减量。

(2)可与食物、水或牛奶同服,以减少对胃的刺激。

(3)婴幼儿、孕妇、闭角型青光眼、膀胱颈部或幽门十二指肠梗阻、消化性溃疡致幽门狭窄者、心血管疾病患者及肝功能不良者慎用。

(4)孕妇及哺乳期妇女慎用。

5.不良反应

(1)有嗜睡、疲劳、口干、咽干、咽痛,少见有皮肤淤斑及出血倾向、胸闷、心悸。

(2)少数患者出现药疹。

(3)个别患者有烦躁、失眠等中枢兴奋症状,甚至可能诱发癫痫。

6.禁忌证

新生儿、早产儿、癫痫患者、接受单胺氧化酶抑制剂治疗者禁用。

7.药物相互作用

(1)与中枢神经抑制药并用,可加强本品的中枢抑制作用。

(2)可增强金刚烷胺、氟哌啶醇、抗胆碱药、三环类抗抑郁药、吩噻嗪类以及拟交感神经药的药效。

(3)与奎尼丁合用,可增强本品的抗胆碱作用。

(4)本品能增加氯喹的吸收和药效。

(5)本品可抑制代谢苯妥英的肝微粒体酶,合用可引起苯妥英的蓄积中毒。

(6)本品不宜与阿托品、哌替啶等药合用,亦不宜与氨茶碱混合注射。

(7)可拮抗普萘洛尔的作用。

(四)盐酸异丙嗪(promethazine hydrochloride)

1.剂型规格

片剂:12.5 mg,25 mg。注射剂:2 mL：50 mg。

2.适应证

(1)皮肤黏膜的过敏:适用于长期的、季节性的过敏性鼻炎,血管运动性鼻炎,过敏性结膜炎,荨麻疹,血管神经性水肿,对血液或血浆制品的变态反应,皮肤划痕症。

(2)晕动病:防治晕车、晕船、晕飞机。

(3)用于麻醉和手术前后的辅助治疗,包括镇静、催眠、镇痛、止吐。

(4)用于防治放射病性或药源性恶心、呕吐。

3.用法用量

口服:抗过敏,一次 6.25～12.5 mg,每日 1～3 次;防运动病,旅行前 1 小时服 12.5 mg,必要时每日内可加服 1～2 次,儿童剂量减半;用于恶心、呕吐,一次 12.5 mg,必要时每 4～6 小时 1 次;用于镇静、安眠,一次 12.5 mg,睡前服用,1～5 岁儿童,一次 6.25 mg;6～10 岁儿童,一次 6.25～12.5 mg。肌内注射:一次 25～50 mg,必要时2～4小时重复。

4.注意事项

(1)孕妇在临产前 1～2 周应停用此药。

(2)老年人慎用。

(3)闭角型青光眼及前列腺肥大者慎用。

5.不良反应

异丙嗪属吩噻嗪类衍生物,小剂量使用时无明显不良反应,但大剂量和长时间应用时可出现吩噻嗪类常见的不良反应。

(1)较常见的有嗜睡,较少见的有视力模糊或色盲(轻度)、头晕目眩、口鼻咽干燥、耳鸣、皮疹、胃痛或胃部不适感、反应迟钝(儿童多见)、晕倒感(低血压)、恶心或呕吐[进行外科手术和(或)并用其他药物时],甚至出现黄疸。

(2)增加皮肤对光的敏感性,多噩梦,易兴奋,易激动,幻觉,中毒性谵妄,儿童易发生锥体外系反应,上述反应发生率不高。

(3)心血管的不良反应很少见,可见血压增高,偶见血压轻度降低。白细胞减少、粒细胞减少症及再生不良性贫血则属少见。

6.禁忌证

新生儿、早产儿禁用。对本品及辅料、吩噻嗪过敏者禁用。

7.药物相互作用

(1)对诊断的干扰:葡萄糖耐量试验中可显示葡萄糖耐量增加。可干扰尿妊娠免疫试验,使结果呈假阳性或假阴性。

(2)酒精或其他中枢神经抑制剂,特别是麻醉药、巴比妥类、单胺氧化酶抑制剂或三环类抗抑郁药与本品同用时,可增加异丙嗪或(和)这些药物的效应,用量要另行调整。

(3)抗胆碱类药物,尤其是阿托品类和异丙嗪同用时,后者的抗毒蕈碱样效应增加。

(4)溴苄铵、胍乙啶等降压药与异丙嗪同用时,前者的降压效应增强。肾上腺素与异丙嗪同用时肾上腺素的 α 作用可被阻断,使 β 作用占优势。

(5)顺铂、巴龙霉素及其他氨基糖苷类抗生素、水杨酸制剂和万古霉素等耳毒性药与异丙嗪同用时,其耳毒性症状可被掩盖。

(6)不宜与氨茶碱混合注射。

8.药物过量

药物过量时表现:手脚动作笨拙或行动古怪,严重时困倦或面色潮红、发热,气急或呼吸困难,心率加快(抗毒蕈碱 M 受体效应),肌肉痉挛,尤其好发于颈部和背部的肌肉。坐卧不宁,步履艰难,头面部肌肉痉挛性抽动或双手震颤(后者属锥体外系的效应)。防治措施:解救时可对症注射地西泮(安定)和毒扁豆碱;必要时给予吸氧和静脉输液。

(五)氯雷他定(Loratadine)

1.剂型规格

片剂:10 mg。糖浆剂:10 mL:10 mg。

2.适应证

用于缓解过敏性鼻炎有关的症状,如喷嚏、流涕、鼻痒、鼻塞以及眼部痒及烧灼感。口服药物后,鼻和眼部症状及体征得以迅速缓解。亦适用于缓解慢性荨麻疹、瘙痒性皮肤病及其他过敏性皮肤病的症状及体征。

3.用法用量

口服。①成年人及 12 岁以上儿童:一次 10 mg,每日 1 次。②2~12 岁儿童:体重>30 kg,一次 10 mg,每日 1 次。体重≤30 kg,一次 5 mg,每日 1 次。

4.注意事项

(1)肝功能不全的患者应减低剂量。

(2)老年患者不减量。

(3)妊娠期及哺乳期妇女慎用。

(4)2 岁以下儿童服用的安全性及疗效尚未确定,故使用应谨慎。

5.不良反应

在每天 10 mg 的推荐剂量下,本品未见明显的镇静作用。常见不良反应有乏力、头痛、嗜睡、口干、胃肠道不适包括恶心、胃炎以及皮疹等。罕见不良反应有脱发、变态反应、肝功能异常、心动过速及心悸等。

6.禁忌证

对本品及辅料过敏者禁用。

7.药物相互作用

(1)同时服用酮康唑、大环内酯类抗生素、西咪替丁、茶碱等药物,会提高氯雷他定在血浆中的浓度,应慎用。其他已知能抑制肝脏代谢的药物,在未明确与氯雷他定相互作用前应谨慎合用。

(2)如与其他药物同时使用可能会发生药物相互作用,详情请咨询医师或药师。

8.药物过量

药物过量时表现:成年人过量服用本品(40~180 mg)可发生嗜睡、心律失常、头痛。防治措施如下。①一旦发生以上症状,立即给予对症和支持疗法。②治疗措施包括催吐,随后给予药用炭吸附胃内未被吸收的药物,如果催吐不成功,则用生理盐水洗胃,进行导泻以稀释肠道内的药物浓度。③血透不能清除氯雷他定,还未确定腹膜透析能否清除本品。

(六)特非那定(Terfenadine)

1.剂型规格

片剂:60 mg。

2.适应证

(1)过敏性鼻炎。

(2)荨麻疹。

(3)各种过敏性瘙痒性皮肤疾患。

3.用法用量

(1)成年人及12岁以上儿童：口服，一次30～60 mg，每日2次。

(2)6～12岁儿童，一次30 mg，每日2次，或遵医嘱用药。

4.注意事项

(1)本品必须在医师处方下方可使用，与其他药物合用时需征得医师同意。

(2)因本品有潜在的心脏不良反应，不可盲目加大剂量。

(3)有心脏病及电解质异常（如低钙、低钾、低镁）及甲状腺功能低下的患者慎用。

(4)服用某些抗心律失常药及精神类药物的患者慎用。

(5)司机及机器操作者慎用。

(6)孕妇及哺乳期妇女慎用。

5.不良反应

(1)心血管系统：根据国外文献报道罕见有下列不良反应发生。如：QT间期延长、尖端扭转性室性心动过速、心室颤动及其他室性心律失常、心脏停搏、低血压、心房扑动、昏厥、眩晕等，以上反应多数由于超剂量服用及药物相互作用引起。

(2)胃肠系统：如胃部不适，恶心、呕吐、食欲增加、大便习惯改变。

(3)其他：如口干、鼻干、咽干、咽痛、咳嗽、皮肤潮红、瘙痒、皮疹、头痛、头晕、疲乏等。

6.禁忌证

对本品及辅料过敏者禁用。

7.药物相互作用

(1)本品不能与各种抗心律失常药物同用，以免引起心律失常。

(2)酮康唑和伊曲康唑可抑制本品代谢，使药物在体内蓄积而引起尖端扭转型心律失常。其他咪唑类药物如咪康唑、氟康唑以及甲硝唑、克拉霉素和竹桃霉素等也有类似作用，严重时可致死亡。

8.药物过量

(1)药物过量时表现：一般症状轻微，如头痛、恶心、精神错乱等，严重者曾见室性心律失常。

(2)防治措施：①心脏监测至少24小时；②采取常规措施消除吸收的药物；③血透不能有效清除血液中的酸性代谢产物；④急性期后对症和支持治疗。

（七）盐酸非索非那定（fexofenadine）

1.剂型规格

片（胶囊）剂：60 mg。

2.适应证

(1)用于过敏性鼻炎、过敏性结膜炎。

（2）慢性特发性荨麻疹。

3.用法用量

一次 60 mg,每日 2 次,或一次 120 mg,每日 1 次。

4.注意事项

肝功能不全者不需减量,肾功能不全者剂量需减半。

5.不良反应

主要不良反应是头痛、消化不良、疲乏、恶心以及咽部刺激感等。

6.禁忌证

对本品及辅料、特非那定过敏者禁用。

7.药物相互作用

本品与红霉素或酮康唑合并使用时,会使非索非那定的血药浓度增加 2～3 倍,但对红霉素和酮康唑的药动学没有影响。

8.药物过量

药物过量时的表现:有报道在超剂量使用本品时患者出现头昏眼花、困倦和口干。防治措施:①当发生药物过量时,应考虑采取标准治疗措施去除未吸收的活性物质;②建议进行对症及支持治疗;③血液透析不能有效地清除血液中的非索非那定。

二、过敏活性物质阻释药

赛庚啶(Cyproheptadine)。

(一)剂型规格

片剂:2 mg。

(二)适应证

（1）用于荨麻疹、血管性水肿、过敏性鼻炎、过敏性结膜炎、其他过敏性瘙痒性皮肤病。

（2）曾用于库欣综合征、肢端肥大症等的辅助治疗,目前已较少应用。

（3）国外有报道可作为食欲刺激剂,用于神经性厌食。

(三)用法用量

口服。①成年人:一次 2～4 mg,每日 2～3 次。②儿童:6 岁以下儿童每次剂量不超过 1 mg,6 岁以上儿童剂量同成人。

(四)注意事项

（1）服药期间,患者不得驾驶机、车、船,从事高空作业、机械作业及操作精密仪器。

（2）服用本品期间,患者不得饮酒或食用含有酒精的饮料。

（3）儿童用量请咨询医师或药师。

（4）如服用本品过量或出现严重不良反应,应立即就医。

（5）本品性状发生改变时禁止使用。

（6）请将本品放在儿童不能接触的地方。

（7）儿童必须在成人监护下使用。

（8）如正在使用其他药品,使用本品前请咨询医师或药师。

（9）过敏体质者慎用。

(10)老年人及 2 岁以下小儿慎用。

(五)不良反应

嗜睡、口干、乏力、头晕、恶心等。

(六)禁忌证

(1)孕妇、哺乳期妇女禁用。

(2)青光眼、尿潴留和幽门梗阻患者禁用。

(3)对本品过敏者禁用。

(七)药物相互作用

(1)本品不宜与酒精合用,可增加其镇静作用。

(2)本品不宜与中枢神经系统抑制药合用。

(3)本品与吩噻嗪药物(如氯丙嗪等)合用可增加室性心律失常的危险性,严重者可致尖端扭转型心律失常。

(4)如与其他药物同时使用可能会发生药物相互作用,详情请咨询医师或药师。

三、组胺脱敏剂

磷酸组胺(Histamine Phosphate)。

(一)剂型规格

注射剂:1 mL∶1 mg;1 mL∶0.5 mg;5 mL∶0.2 mg。

(二)适应证

(1)本品主要用于胃液分泌功能的检查,以鉴别恶性贫血的绝对胃酸缺乏和胃癌的相对缺乏。

(2)本品用于麻风病的辅助诊断。

(3)本品可用于组胺脱敏。

(三)用法用量

(1)空腹时皮内注射,一次 0.25～0.5 mg。每隔 10 分钟抽 1 次胃液化验。

(2)用 1∶1 000 的磷酸组胺做皮内注射,一次 0.25～0.5 mg,观察有无完整的三联反应,用于麻风病的辅助诊断。

(3)组胺脱敏维持量:皮下注射,每周两次,每次 0.5 mL。

(四)注意事项

本品注射可能发生变态反应,发生后可用肾上腺素解救。

(五)不良反应

过量注射后可能出现面色潮红、心率加快、血压下降、支气管收缩、呼吸困难、头痛、视觉障碍、呕吐和腹泻等不良反应,还可能出现过敏性休克。

(六)禁忌证

禁用于孕妇、支气管哮喘及有过敏史的患者。

第四节　抗毒血清及免疫球蛋白

将生物毒素（包括微生物、疫苗、类毒素、其他生物毒素）接种于动物体，使之免疫，产生抗体或特异的免疫球蛋白，分离而用于被动免疫，防治各种疾病。健康人血浆分离的丙种球蛋白也用于增强免疫目的，也在此一并介绍。

一、精制白喉抗毒素

本品系用白喉类毒素免疫马血浆所制得的抗毒素球蛋白制剂。用于治疗和预防白喉。

（一）应用

（1）出现症状者，及早注射抗毒素治疗。未经类毒素免疫或免疫史不清者，如系密切接触，可注射抗毒素药物紧急预防。也应同时注射类毒素，以获得永久免疫。

（2）皮下注射上臂三角肌处，同时注射类毒素时部位应分开。肌内注射应在三角肌中部或臀大肌外上。经皮下注射无异常者方可静脉注射。静脉注射应缓慢，开始每分钟不超过 1 mL，以后每分钟不超过 4 mL，1 次静脉注射不超过 40 mL，儿童不超过 0.8 mL/kg。亦可稀释后静脉滴注，静脉滴注前液体宜与体温相近。

（3）用量：预防，皮下或肌内注射 1 000～2 000 U/次。

（二）注意

（1）本品有液体及冻干两种。

（2）注射前必须详细记录。

（3）注射用具及部位必须严密消毒。

（4）注射前必须先做过敏试验（皮试液为 0.1 mL 抗毒素加生理盐水 0.9 mL），试验阳性者可做脱敏注射（将本品稀释 10 倍后，小量分数次皮下注射）。

二、精制破伤风抗毒素

本品系用破伤风类毒素免疫马血浆所制得的抗毒素球蛋白制剂。用于治疗及预防破伤风。

（一）应用

皮下注射在上臂三角肌处，同时注射类毒素时，注射部位需分开。肌内注射应在上臂三角肌或臀大肌外上。皮下、肌内注射无异常者方可静脉注射。静脉注射应缓慢，开始不超过 1 mL/min。以后不超过 4 mL/min，静脉注射 1 次不超过 40 mL，儿童不超过 0.8 mL/kg，亦可稀释后静脉滴注。

1.用量

预防：皮下或肌内注射 1 500～3 000 U/次，儿童与成年人相同。伤势重者加 1～2 倍。经 5～6 日还可重复。

2.治疗

第 1 次肌内或静脉注射 5 万～20 万 U，儿童与成年人同，以后视病情而定，伤口周围可注射抗毒素。初生儿 24 小时内肌内或静脉注射 2 万～10 万 U。

（二）注意

均参见精制白喉抗毒素。

三、精制肉毒抗毒素

本品系用含 A、B、E 三型肉毒杆菌抗毒素的免疫马血浆所制得的球蛋白制剂，用于治疗及预防肉毒杆菌中毒。

（一）应用

凡已出现肉毒杆菌中毒症状者，应尽快使用本品治疗。对可疑中毒者亦应尽快用本品预防。本品分为 A、B、E 三型，中毒型未确定前可同时使用三型。

1.用量

预防：皮下或肌内注射 1 000～2 000 U（1 个型）/次，情况紧急时可酌情静脉注射。

2.治疗

肌内注射或静脉滴注，第 1 次注射 1 万～2 万 U（1 个型），以后视病情可每 12 小时注射 1 次，病情好转后减量或延长间隔时间。其他参见精制白喉抗毒素。

（二）注意

参见精制白喉抗毒素。

四、精制气性坏疽抗毒素

本品系气性坏疽免疫马血浆并按一定的抗毒素单位比例混合而成的球蛋白制剂。用于预防及治疗气性坏疽。

（一）应用

严重外伤有发病危险时用本品预防，一旦病症出现，应及时用大量本品治疗。

1.用量

预防：皮下或肌内注射 1 万 U/次（混合品），紧急时可酌情增加用量，亦可静脉注射，感染危险未消除时，可每隔5～6 天反复注射。

2.治疗

第 1 天静脉注射 3 万～5 万 U（混合品），同时注射适量于伤口周围健康组织，以后视病情间隔4～6 小时、6～12 小时反复注射。好转后酌情减量或延长间隔时间。其他参见精制白喉抗毒素。

（二）注意

参见精制白喉抗毒素。

五、精制抗蛇毒血清

本品系用蛇毒免疫马血浆所制成的球蛋白制剂。供治疗蛇咬伤之用。其中蝮蛇抗血清对竹叶青和烙铁头蛇咬伤亦有效。

（一）应用

（1）常用静脉注射，也可肌内或皮下注射。

（2）用量：一般抗蝮蛇血清用 6 000 U/次；抗五步蛇血清用8 000 U/次；银环蛇用 1 万 U/次；眼镜蛇用 2 000 U/次，上述用量可中和一条蛇毒，视病情可酌增减。

（3）儿童与成年人同，不得减少。

（4）注射前先做过敏试验，阴性者方可注射全量。

过敏试验法：取 0.1 mL 本品加 1.9 mL 生理盐水（稀释 20 倍），前臂掌侧皮内注射 0.1 mL，经 20～30 分钟判定。可疑阳性者，可预先注射氯苯那敏 10 mg（儿童酌减），15 分钟再注本品。阳性者则采用脱敏注射法。

脱敏注射法：用生理盐水将抗血清稀释 20 倍，分次皮下注射，每次观察 20～30 分钟，第 1 次注 0.4 mL，如无反应，酌情增量，3 次以上无反应，即可静脉、肌内或皮下注射。注射前使制品接近体温，注射应慢，开始不超过 1 mL/min，以后不超过 4 mL/min。注射时反应异常，应立即停止。

（二）注意

（1）遇有血清反应，立即肌内注射氯苯那敏。必要时，应用地塞米松 5 mg（或氢化可的松 100 mg 或氢化可的松琥珀酸钠 135 mg）加入 25％～50％葡萄糖液 20～40 mL 中静脉注射。亦可稀释后静脉滴注。

（2）不管是否毒蛇咬伤，伤口有污染者，应同时注射破伤风抗毒素 1 500～3 000 U。

六、精制抗炭疽血清

本品系由炭疽杆菌抗原免疫的马血浆制成的球蛋白制剂。用于炭疽病的治疗和预防。

（一）应用

（1）使用对象为炭疽病或有炭疽感染危险者。

（2）预防可皮下或肌内注射。治疗可根据病情肌内注射或静脉滴注。

（3）用量：预防用 1 次 20 mL。治疗应早期给予大剂量，第 1 天可注射 20～30 mL，以后医师可根据病情给予维持量。

（二）注意

（1）每次注射均应有患者及药品的详细记录。

（2）用药前应先做过敏试验（用生理盐水 0.9 mL 加本品 0.1 mL 稀释 10 倍做皮试液）。皮内注射 0.05 mL，观察 30 分钟。阳性者行脱敏注射法。将 10 倍稀释液，按 0.2 mL、0.4 mL、0.8 mL 三次注入，每次间隔 30 分钟，如无反应，再注射其余量。

七、精制抗狂犬病血清

本品系由狂犬病固定毒免疫的马血浆所制成。仅用于配合狂犬病疫苗对被疯动物严重咬伤如头、脸、颈部或多部位咬伤者进行的预防注射。

（一）应用

（1）使用对象为被疯动物咬伤者，应于 48 小时内及早注射，可减少发病率。已有狂犬病者注射本品无效。

（2）先将伤口冲洗干净，在受伤部位浸润注射，余下血清可肌内注射（头部咬伤可肌内注射于颈背部）。

（3）按 40 U/kg 注入，严重者可按 80～100 U/kg，在 1～2 日内分别注射，注完后（或同时）注射狂犬疫苗。

（二）注意

（1）本品有液体及冻干两种。

（2）其他参见精制抗炭疽血清项下。本品的脱敏注射法为：10 倍稀释液按 1 mL、2 mL、4 mL 注射后观察 3 次，每次间隔 20～30 分钟，无反应再注射其余全量。

八、人血丙种球蛋白

本品系由经健康人血浆中分离提取的免疫球蛋白制剂（主要为 IgG）。

（一）用法

本品只限肌内注射，不得用于静脉输注。冻干制剂可用灭菌注射用水溶解，一切操作均按消毒手续进行。预防麻疹：可在与麻疹患者接触 7 日内按每千克体重注射 0.05～0.15 mL，或 5 岁以内儿童一次性注射 1.5～3 mL，6 岁以上儿童最大量不得超过 6 mL。1 次注射，预防效果通常为 2～4 周。预防传染性肝炎：按每千克体重注射 0.05～0.1 mL，或儿童每次注射 1.5～3 mL，成年人每次注射 3 mL。1 次注射，预防效果通常为 1 个月左右。

（二）注意

（1）本品应为透明或微带乳光液体，有时有微量沉淀，但可摇散。如有摇不散之沉淀、异物、安瓿裂纹、过期均不可使用。

（2）安瓿启开后，应 1 次注射完毕，不得分次使用。

（3）人胎盘丙种球蛋白与本品相同。

九、乙型肝炎免疫球蛋白

本品系用经乙型肝炎疫苗免疫健康人后，采集的高效价血浆或血清分离提取制备的免疫球蛋白制剂。主要用于乙型肝炎的预防。

（一）应用

（1）只限于肌内注射，不得用于静脉输注。

（2）冻干制剂用灭菌注射用水溶解，根据标示单位数加入溶剂，使成 100 U/mL 液。

（3）乙型肝炎预防：1 次肌内注射 100 U，儿童与成人同量，必要时可间隔 3～4 周再注射 1 次。

（4）母婴阻断：婴儿出生 24 小时注射 100 U，隔 1 个月、2 个月及 6 个月分别注射乙型肝炎疫苗 30 μg 或按医嘱给药。

（二）注意

液体制剂久贮后可能有微量沉淀，但可摇散。如有摇不散的沉淀或异物则不可用于患者。

十、破伤风免疫球蛋白

本品系由乙型肝炎疫苗免疫后再经破伤风类毒素免疫的健康献血员中采集效价高的血浆或血清制成。主要是预防和治疗破伤风，尤其适用于对 TAT 有变态反应者。

（一）应用

（1）只限臀部肌内注射，不需皮试，不得做静脉注射。

（2）冻干制剂用灭菌注射用水溶解。

（3）预防：儿童、成年人 1 次用量均为 250 U。创面污染严重者可加倍。

（4）治疗：3 000～6 000 U。同时可使用破伤风类毒素进行自动免疫，但注射部位和用具应分开。

(二)注意

有摇不散的沉淀或异物时,不可用于患者。

十一、冻干铜绿假单胞菌免疫人血浆

本品系由乙型肝炎疫苗免疫后再经多价铜绿假单胞菌免疫献血员采集的,用枸橼酸钠抗凝的、2～3 份不同血型血浆混合后冻干制成,含有高效价特异抗体。主要用于绿脓杆菌易感者的预防和绿脓杆菌感染的治疗,如烧伤、创伤、手术后以及呼吸道、尿路等绿脓杆菌感染的预防及治疗,亦可做冻干健康人血浆使用。

(一)应用

按瓶签规定的容量以 30～37 ℃的 0.1％枸橼酸溶液溶解,并以带滤网的无菌、无热原的输液器静脉输注,用量由医师酌定,一般成年人每次 200 mL;儿童减半,间隔 1～3 天,输注 6 次为 1 个疗程。

(二)注意

(1)本品有破损或异常时不可用。

(2)本品溶解温度为 10～30 ℃,温度不可过低。

(3)本品应在 3 小时内输注完毕,剩余不得再用。

(4)特殊情况下本品也可用注射用水或 5％葡萄糖液溶解,但其 pH 在 9 左右,故大量输注易引起碱中毒,必须慎重。

(5)本品不得用含钙盐的溶液溶解。

第五节 痛风与高尿酸血症用药

痛风属于代谢性疾病,其临床进程可分为三个阶段:无症状高尿酸血症,急性和间歇性痛风发作,慢性痛风性关节炎。痛风的治疗主要分为两个方面,急性痛风性关节炎的治疗和预防,高尿酸血症的控制。对于急性痛风性关节炎的治疗和预防,目前主要推荐 3 类药物:秋水仙碱、非甾体抗炎药和糖皮质激素。对于高尿酸血症的控制,目前推荐的药物主要分为 3 种:抑制尿酸生成药,即次黄嘌呤氧化酶抑制剂,如别嘌呤醇、非布索坦;促尿酸排泄药物,如丙磺舒、磺吡酮和苯溴马隆;尿酸氧化酶类药物,Pegloticase,能将尿酸氧化为水溶性的尿囊素从肾脏排出,从而起到降低血清尿酸的作用,该药在国内尚未上市。

一、秋水仙碱(Colchicine)

(一)作用特点

该药可通过与微管蛋白结合,阻断微管蛋白构成微管,从而阻止中性粒细胞的趋化运动。

(二)剂型规格

片剂:0.5 mg×100 片,0.6 mg×100 片,1 mg×100 片。

(三)适应证

急性痛风发作的预防和治疗;家族性地中海热。

(四)禁忌证

骨髓增生低下及明显肝肾功能不全者禁用。

(五)不良反应

胃肠道反应;白细胞减少、骨髓抑制;肝功能异常。

(六)用法

对于痛风急性期患者,推荐首剂口服秋水仙碱 1.0～1.2 mg,若症状未缓解,可于 1 小时之后再次口服 0.5～0.6 mg。对于痛风急性发作患者,建议在急性发作 12 小时之内给药。当使用秋水仙碱预防痛风急性发作时,建议使用剂量为 0.5～0.6 mg/次,每日 1～2 次。

(七)点评

老年人和肾功能不全患者注意减量。

二、丙磺舒(probenecid)

(一)作用特点

该药可抑制近端肾小管对尿酸的重吸收,促进其排泄,从而起到降低血清尿酸水平的作用。

(二)剂型规格

片剂:0.25 g×100 片。

(三)适应证

包括:①高尿酸血症伴痛风或痛风性关节炎;②延长 β 内酰胺类抗生素的排泄时间,从而提高其血浆浓度。

(四)禁忌证

包括:①对本品及磺胺类药过敏者;②血液系统异常患者;③尿酸性肾结石患者;④痛风急性发作时。

(五)不良反应

包括:①胃肠道反应;②过敏、皮疹;③促进肾结石形成;④偶见白细胞减少、骨髓抑制等。

(六)用法

从小剂量开始,逐渐增加剂量,建议维持治疗剂量为每天 0.5～3 g,分 2～3 次口服。

(七)点评

阿司匹林能减弱丙磺舒的作用,从而导致尿酸排泄减少,血清尿酸水平升高。

三、磺吡酮(sulfinpyrazone)

(一)作用特点

同丙磺舒。

(二)剂型规格

片剂:200 mg×100 片。

(三)适应证

高尿酸血症伴痛风或痛风性关节炎。

(四)禁忌证

严重肝肾功能不全者禁用。

（五）不良反应

同丙磺舒。

（六）用法

从小剂量开始,逐渐增加剂量,建议维持治疗剂量为每天 300～400 mg,分 3～4 次口服。

（七）点评

同丙磺舒。

四、苯溴马隆(benzbromarone)

（一）作用特点

可抑制近端肾小管对尿酸的重吸收,促进尿酸排泄。

（二）剂型规格

片剂:50 mg×10 片。

（三）适应证

单纯原发性高尿酸血症及痛风性关节炎非急性期。

（四）禁忌证

中、重度肾功能损害者及患有肾结石的患者禁用。

（五）不良反应

同丙磺舒。

（六）用法

建议起始剂量为 25 mg/d,可逐渐增加至 50～100 mg/d。

（七）点评

服药期间应多饮水。

五、别嘌呤醇(allopurinol)

（一）作用特点

别嘌呤醇及其代谢产物氧嘌呤醇均能抑制黄嘌呤氧化酶,阻止次黄嘌呤和黄嘌呤代谢为尿酸,减少尿酸生成。别嘌呤醇亦通过对次黄嘌呤－鸟嘌呤磷酸核酸转换酶的作用抑制体内新的嘌呤合成。

（二）剂型规格

片剂:100 mg×60 片。

（三）适应证

可用于痛风及高尿酸血症的控制。

（四）禁忌证

孕妇、哺乳期妇女慎用;对本品有过敏史或目前正在急性痛风期的患者慎用或忌用。

（五）不良反应

包括:①胃肠道反应;②皮疹;③罕见有白细胞减少,血小板减少,贫血,骨髓抑制;④其他有脱发、发热、淋巴结肿大、肝毒性、间质性肾炎及过敏性血管炎等。

（六）用法

建议初始剂量为 50 mg/次,每日 1～2 次,口服,根据血清尿酸水平逐渐增加剂量,通常剂量为300 mg/d,分2～3次口服。

(七)点评

本品与硫唑嘌呤合用时,可使后者分解代谢减慢而增加毒性,硫唑嘌呤应减至常用量的1/4左右。

六、非布索坦(febuxostat)

(一)作用特点

该药属于非嘌呤类黄嘌呤氧化酶选择性抑制剂,与别嘌呤醇相比,非布索坦对氧化型和还原型的黄嘌呤氧化酶均有显著的抑制作用,因此其降低尿酸的作用更加强大。由于该药属于非嘌呤类药物,因此相比别嘌呤醇具有更高的安全性。

(二)剂型规格

片剂:40 mg/片,80 mg/片。

(三)适应证

适用于高尿酸血症痛风患者的慢性处理,不推荐用于对无症状高尿酸血症患者治疗。

(四)禁忌证

服用硫唑嘌呤、巯基嘌呤、胆茶碱等的患者禁用本品。

(五)不良反应

包括:①皮疹;②恶心、腹泻;③肝功能不全;④关节痛。

(六)用法

起始剂量可为 40 mg/d 和 80 mg/d,其中 80 mg 剂量对于重症患者更为有效。40 mg/d 服用 2 周后血清尿酸水平仍高于 357 μmol/L(6 mg/dL)者可服用 80 mg/d。

(七)点评

非布索坦及其他降尿酸药物在刚开始使用时,由于尿酸迅速降低,可能会诱发痛风急性发作,此时不需要停止降尿酸药物。在开始治疗时联合应用非甾体抗炎药或秋水仙碱有益于预防痛风发作,需持续应用 6 个月。

第六节 抗风湿药物

抗风湿药物为一组具有不同作用机制的药物,其共同特点是不具有即刻的抗炎和缓解疼痛作用,但长期使用后可改善病情和延缓疾病进展,主要用于类风湿关节炎和脊柱关节炎的治疗。根据 2012 年美国风湿病学会(ACR)的推荐意见,目前类风湿关节炎治疗中推荐的 DMARDs 包括甲氨蝶呤(MTX)、来氟米特(LEF)、柳氮磺吡啶(SSZ)、米诺环素和羟氯喹(HCQ)。此外,在国内患者中雷公藤多苷亦有较多应用。在某些情况下常需联合 DMARDs 治疗。

一、甲氨蝶呤(methotrexate,MTX)

(一)作用特点

本药为二氢叶酸还原酶抑制剂,通过阻断二氢叶酸向四氢叶酸转化,从而使 DNA 和

RNA 的合成受阻,发挥抗细胞增殖作用。该药为治疗自身免疫病特别是类风湿关节炎和特发性炎性肌病的重要药物。

(二)剂型规格

片剂:2.5 mg×100 片。

(三)适应证

在非肿瘤相关疾病中,该药可用于银屑病、类风湿关节炎、急性多关节型幼年特发性关节炎、特发性炎性肌病的治疗。

(四)禁忌证

包括:①对该药过敏者禁用;②孕妇及哺乳期妇女禁用;③肝功能明显不全、血细胞减少患者禁用。

(五)不良反应

包括:①胃肠道症状如恶心、呕吐、食欲下降;②肝功能损害;③骨髓抑制;④口腔黏膜溃疡;⑤对胎儿有致畸作用;⑥罕见情况下会导致肺间质纤维化。

(六)用法

7.5～25 mg(每周 0.3 mg/kg),每周 1 次口服,建议在服用 MTX 24 小时后给予叶酸口服(2.5～5 mg/周),以减少 MTX 相关不良反应。

(七)点评

本药在治疗关节炎或炎性肌病时,多采用每周 1 次给药,每日应用可导致明显的骨髓抑制和毒性作用。

二、来氟米特(leflunomide,LEF)

(一)作用特点

本药为异噁唑类衍生物,抑制二氢乳清酸脱氢酶的活性,从而影响活化淋巴细胞的嘧啶合成,并发挥其抗炎作用。

(二)剂型规格

片剂:10 mg×16 片;10 mg×10 片。

(三)适应证

主要用于类风湿关节炎及其他自身免疫病的治疗。

(四)禁忌证

(1)对本品及其代谢产物过敏者及严重肝脏损害患者禁用。

(2)孕妇、哺乳期妇女禁用。

(五)不良反应

包括:①腹泻、肝功能损害;②高血压;③皮疹;④对胎儿有致畸作用。

(六)用法

类风湿关节炎等关节炎 10～20 mg,每日 1 次,口服。狼疮肾炎、系统性血管炎等每日 30～50 mg,分 1～2 次口服。

(七)点评

由于来氟米特的代谢产物(A77 1726)在体内通过肝肠循环能存在数年,因此对于口服来氟米特的育龄期女性,在妊娠前应口服考来烯胺(8 g tid×11 天)清除其代谢产物。

三、柳氮磺胺吡啶(sulfasalazine,SSZ)

(一)作用特点

本药为 5-氨基水杨酸与磺胺吡啶的偶氮化合物。该药可通过抑制花生四烯酸级联反应,抑制中性粒细胞移动和活化,抑制 T 细胞增殖、NK 细胞活性和 B 细胞活化,并阻断多种细胞因子如 IL-1、IL-6、TNF 等起到抗炎作用。

(二)剂型规格

片剂:0.25 g×60 片。

(三)适应证

主要用于类风湿关节炎、脊柱关节炎、幼年特发性关节炎以及炎症性肠病(主要为溃疡性结肠炎)的治疗。

(四)禁忌证

对磺胺及水杨酸盐过敏患者;肠梗阻或泌尿系梗阻患者;急性间歇性卟啉症患者。

(五)不良反应

包括:①胃肠道症状如恶心、上腹不适;②肝功能损害;③头晕、头痛;④血白细胞减少;⑤皮疹。

(六)用法

建议起始剂量为 0.5 g/d,口服,可逐周增加 0.5 g/d,在关节炎中最大剂量为 3 g/d,在炎症性肠病患者中最大可用至 6 g/d。

(七)点评

服用本品期间应多饮水,以防结晶尿的发生,必要时服用碱化尿液药物。

四、羟氯喹(hydroxychloroquine,HCQ)

(一)作用特点

本药最早属于抗疟类药物,通过改变细胞内酸性微环境,抑制促炎因子如 IL-1、IL-6 和 IFN-7 的生成,减少淋巴细胞增殖,干扰 NK 细胞的功能,抑制花生四烯酸级联反应等方面来起到抗炎和免疫调节作用。

(二)剂型规格

片剂:0.1 g×14 片;0.2 g×10 片。

(三)适应证

主要用于类风湿关节炎的联合治疗,盘状红斑狼疮和系统性红斑狼疮的治疗。

(四)禁忌证

对该药以及任何 4-氨基喹啉化合物过敏患者禁用;对任何 4-氨基喹啉化合物治疗可引起的视网膜或视野改变的患者禁用;儿童患者禁止长期使用。

(五)不良反应

包括:①视网膜病变;②皮疹;③头痛、失眠、耳鸣、耳聋。

(六)用法

建议剂量为 0.2 g/次,每天 2 次口服。

（七）点评

为避免眼毒性，建议羟氯喹的剂量≤6.5 mg/(kg·d)。该药可用于系统性红斑狼疮患者妊娠期的维持治疗。

五、雷公藤多苷(tripterygium glycosides)

（一）作用特点

该药为雷公藤的水－三氯甲烷提取物，去除某些毒性后，保留了较强的抗炎和免疫抑制作用，对细胞免疫具有较明显的抑制作用，能作用于免疫应答感应阶段的 T 细胞、巨噬细胞和自然杀伤细胞，抑制它们的功能，对体液免疫也有一定的抑制作用。

（二）剂型规格

片剂：10 mg×100 片。

（三）适应证

主要用于类风湿关节炎及其他自身免疫病的治疗。

（四）禁忌证

严重肝功能不全及血细胞减少患者禁用；孕妇及哺乳期妇女禁用。

（五）不良反应

包括：①胃肠道反应，肝功能受损；②血白细胞减少；③月经失调，精子数量减少及活力下降。

（六）用法

每日 1.0～1.5 mg/(kg·d)，分 3 次，餐后服用。常用剂量 20 mg，tid。

（七）点评

雷公藤多苷由于性腺抑制不良反应明显，通常不作为首选药物，有生育要求的男女患者应避免长期应用（通常不超过 3 个月）。

鉴于药物制剂和纯化工艺不同，不同厂家的雷公藤多苷的疗效和不良反应存在差别。

第十章 抗肿瘤临床用药

第一节 肿瘤的生物治疗药

肿瘤的生物治疗发展非常迅速,自 20 世纪 80 年代以来,肿瘤生物治疗已成为继手术、化疗和放疗之后的第四种治疗肿瘤的方法,它已被广泛研究和应用于临床,并取得一定的疗效。肿瘤生物治疗主要包括免疫治疗、基因治疗以及抗血管生成三方面。免疫治疗的种类较多,但是大体的分类上主要有细胞免疫治疗和体液免疫治疗两种。免疫治疗还包括抗癌效应细胞的激活,细胞因子的诱发,抗癌抗体的筛选、新型疫苗的研制,这些都与免疫学理论的发展和分子生物技术的进步密切相关。基因治疗是指将细胞的遗传物质——核苷酸通过某种手段转移到靶细胞中(机体的免疫细胞、瘤细胞和其他一些能起到治疗作用的细胞中)以纠正或扰乱某些病理生理过程,基因治疗虽然难度很大,但它是生物治疗的方向,让这些细胞自然增长,分泌有效因子,以调节各种抗癌免疫活性细胞或直接作用于癌细胞,这应是治疗微小转移灶和防止复发最理想的手段。对此已在多方面进行深入、细致的研究。根据肿瘤生长与转移有赖于血管生成这一基本现象,针对肿瘤血管形成的分子机制来设计的抗血管生成治疗策略,已成为目前肿瘤治疗的热点研究领域,许多抗血管生成剂已进入临床研究阶段。肿瘤生物治疗合理方案的制订,基础和临床研究的密切配合以及基因治疗等都有待进一步深入研究。

目前常用的一些生物反应调节剂(biological response modifiers,BRM)的抗肿瘤作用大致如下。①激活巨噬细胞或中性粒细胞。②激活自然杀伤细胞。③促使 T 淋巴细胞分裂、增生、成熟、分化,调整抑制性 T 细胞与辅助性 T 细胞的比值。④增强体液免疫功能。⑤诱生干扰素、白细胞介素、肿瘤坏死因子等细胞因子。⑥通过产生某些细胞因子再进一步激活有关免疫细胞而起作用。由免疫效应细胞和相关细胞产生的、具有重要生物活性的细胞调节蛋白,统称为细胞因子。这些细胞因子在介导机体多种免疫反应过程中发挥重要的作用,他们除了单独地具有多种生物学活性外,彼此之间在诱生、受体调节和生物效应的发挥等水平上相互作用。

第二节 抗代谢药

抗代谢药是一类化学结构与机体中核酸、蛋白质代谢物极其相似的化合物,所以在体内与内源性代谢物产生特异性、竞争性拮抗:①两者在同一生化反应体系中竞争同一酶系统,影响其正常反应速度,降低或取消代谢产物的生成,影响大分子(DNA、RNA 及蛋白质)的生物合成,并抑制核分裂;②以伪代谢物的身份参与生化反应,经酶的作用所生成的产物是无生理功能的,从而阻断某一生化反应而抑制细胞的分裂。此类药物属细胞周期特异性药物,临床上常用的有甲氨蝶呤(MTX)、巯嘌呤、氟尿嘧啶(5－氟尿嘧啶)、阿糖胞苷、盐酸吉西他滨等。

一、药物作用及机制

(一)药理作用

1.甲氨蝶呤

甲氨蝶呤为叶酸类抗代谢药,其化学结构与叶酸相似,对二氢叶酸还原酶有强大的抑制作用,可与二氢叶酸还原酶形成假性不可逆的、强大而持久的结合,从而使四氢叶酸的生成障碍,干扰体内一碳基团的代谢,致使核苷酸的合成受阻,最终抑制 DNA 的合成。该药选择性地作用于细胞增生周期中的 S 期,故对增生比率较高的肿瘤作用较强。但由于其可抑制 DNA 及蛋白质合成,故可延缓 G_1－S 转换期。

2.巯嘌呤

巯嘌呤为嘌呤类抗代谢药,能阻止嘌呤核苷酸类的生物合成,从而抑制 DNA 的合成,属作用于 S 期的药物,亦可抑制 RNA 的合成。还具有免疫抑制作用。

3.氟尿嘧啶

氟尿嘧啶为嘧啶类抗代谢药。在体内外均有较强的细胞毒副作用,且抗瘤谱广。进入体内经转化后形成氟尿嘧啶脱氧核苷(5－FUdRP),5－FUdRP 可抑制胸腺嘧啶核肾酸合成酶(thymidylate synthetase,TS)活力,阻断尿嘧啶脱氧核苷酸(dUMP)甲基化形成胸腺嘧啶脱氧核苷酸(dTMP),从而阻止 DNA 的合成,抑制肿瘤细胞分裂繁殖。另外,在体内可转化为氟尿嘧啶核苷掺入 RNA,从而干扰蛋白质合成。该药对 S 期敏感。

4.阿糖胞苷

阿糖胞苷属于脱氧核糖核苷酸多聚酶抑制剂,抗肿瘤作用强大,另外还具有促分化、免疫抑制及抗病毒作用。Ara－C 抗肿瘤作用的机制是经主动转运进入细胞后,转化为阿糖胞苷三磷酸(Ara－CTP)而产生如下作用。①Am－CTP 可抑制 DNA 聚合酶而抑制 DNA 合成。②Ara－CTP 也可掺入 DNA,干扰 DNA 的生理功能。③Ara－CTP 可抑制核苷酸还原酶活性,影响 DNA 合成。④Ara－C 还可抑制膜糖脂及膜糖蛋白的合成,影响膜功能。⑤Am－CTP 亦可掺入 RNA,干扰其功能。

(二)抗药性作用

(1)癌细胞与 6－MP 长期接触,可产生抗药性,主要是由于癌细胞内缺乏 6－MP 转化为 6－巯基嘌呤核苷酸的转换酶,另外也与膜结合型碱性磷酸酶活力升高导致癌细胞中硫代嘌呤核苷酸减少有关。

(2)肿瘤细胞与氟尿嘧啶长期接触可出现抗药性,其抗药机制如下:①肿瘤细胞合成大量的 TS;②细胞内缺乏足够的氟尿嘧啶转化酶;③胸苷激酶量增加,可促进肿瘤细胞直接利用胸苷。

(3)肿瘤细胞与 Ara－C 长期接触可产生抗药性,可能与下列原因有关:细胞膜转运 Ara－C 能力下降;瘤细胞中活化 Ara－C 的酶活性提高,使之代谢失活;脱氧三磷酸腺苷(dCTP)增高,阻断其他脱氧核苷酸合成;细胞内 Ara－CTP 与 DNA 聚合酶的亲和力下降;Ara－CTP 从 DNA 解离。

二、药动学特点

(一)甲氨蝶呤

口服小剂量(0.1 mg/kg)吸收较好,大剂量(10 mg/kg)吸收较不完全,食物可影响其吸收。进入体内后可全身分布,肝、肾等组织中含量最高,不易透过血—脑屏障,但可进入胸腔积水及腹腔积水中。血药浓度呈三房室模型衰减:$t_{1/2\alpha}$ 为 2~8 分钟;$t_{1/2\beta}$ 为 0.9~2 小时;$t_{1/2\gamma}$ 为 0.4 小时,清除率每分钟大于9 mL/m²。在体内基本不代谢,主要以原形通过肾小球滤过及肾小管主动分泌,经尿中排出,排除速度与尿 pH 有关,碱化尿液可加速排出。MTX 血药浓度与其骨髓毒性密切相关,可根据血药浓度监测毒性。

(二)巯嘌呤

口服吸收不完全,生物利用度个体差异较大,为 5%~37%,可能与首关效应有关。静脉注射后,半衰期较短,$t_{1/2}$ 约为 50 分钟,脑脊液中分布较少。体内代谢有两种途径。①巯基甲基化后再被氧化失活,甲基化由硫嘌呤甲基转移酶(TPMP)催化;当 TPMP 活性低时,6—MP代谢减慢,作用增强,易引起毒性反应。该酶活性在白种人为多态分布(约 15% 的人酶活性较低),而在中国人为均态分布。②被黄嘌呤氧化酶(XO)催化氧化为 6—硫代鸟酸。该药主要经肾排泄。

(三)氟尿嘧啶

口服吸收不规则且不完全,生物利用度可随剂量而增加,临床一般采用静脉注射给药。血中药物清除为一房室模型,$t_{1/2}$ 为 10~20 分钟。吸收后分布于肿瘤组织、肝和肠黏膜细胞内的浓度高,可透过血—脑屏障及胸、腹腔癌性积液中。80% 在肝内代谢。在 8~12 小时内由呼吸道排出其代谢产物 CO_2,15% 左右以原形经尿排出。

(四)阿糖胞苷

口服无效,需静脉滴注。易透过血—脑屏障,在体内经胞嘧啶核苷脱氨酶作用,形成无活性的阿拉伯糖苷(ara—U)。该酶在肝、脾、肠、肾、血细胞及血浆中含量较高。药物的消除为二房室模型,$t_{1/2\alpha}$ 为10~15 分钟,$t_{1/2\beta}$ 为 2~3 小时,24 小时内约有 80% 的药物以阿糖尿苷的形式排泄。

三、临床应用和疗效评价

(一)适应证及疗效评价

1.甲氨蝶呤

(1)急性白血病,对于急性淋巴性白血病和急性粒细胞性白血病均有良好疗效,对儿童急性淋巴性白血病的疗效尤佳,对于成年人白血病疗效有限,但可用于白血病脑膜炎的预防。

(2)绒毛膜上皮癌、恶性葡萄胎:疗效较为突出,大部分患者可得到缓解,对于早期诊断的患者疗效可达 90%。

(3)骨肉瘤、软组织肉瘤、肺癌、乳腺癌、卵巢癌:使用大剂量有一定疗效。

(4)头颈部肿瘤:以口腔、口咽癌疗效最好,其次是喉癌,鼻咽癌疗效较差,常以动脉插管滴注给药。

(5)其他:鞘内注射给药对于缓解症状较好,亦可用于预防给药和防止肿瘤转移。对肢体、盆腔、肝、头颈部肿瘤可于肿瘤区域动脉注射或输注,加用醛氢叶酸(CF),疗效较好。对自身免疫系统疾病如全身系统性红斑狼疮、类风湿关节炎等有一定疗效。另外,对牛皮癣有较好的疗效。

2.巯嘌呤

(1)急性白血病,常用于急性淋巴性白血病,对儿童患者的疗效较成年人好;对急性粒细胞、慢性粒细胞或单核细胞白血病亦有效。

(2)绒毛膜上皮癌和恶性葡萄胎:我国使用大剂量 6－MP 治疗绒毛膜上皮癌收到一定疗效,但不如 MTX。

(3)对恶性淋巴瘤、多发性骨髓瘤也有一定疗效。

(4)近年已利用其免疫抑制作用,用于原发性血小板减少性紫癜、自身免疫性溶血性贫血、红斑狼疮、器官移植、肾病综合征的治疗。

3.氟尿嘧啶

(1)消化道癌:为胃癌、结肠癌、直肠癌的最常用药物,常与丝裂霉素、阿糖胞苷、阿霉素、卡莫司汀、长春新碱、甲氮咪胺等合用;亦可做晚期消化道癌手术后的辅助化疗;亦可采用动脉插管注药或持久输注法治疗原发性肝癌。

(2)绒毛膜上皮癌:我国采用大剂量氟尿嘧啶与放线菌素 D 合用,治愈率较高。

(3)头颈部肿瘤:以全身用药或动脉插管注射、滴注,用于包括鼻咽癌等的头颈部肿瘤治疗。

(4)皮肤癌:局部用药对多发性基膜细胞癌、浅表鳞状上皮癌等有效,对广泛的皮肤光化性角化病及角化棘皮瘤等亦有效。

(5)对乳腺癌、卵巢癌,以及肺癌、甲状腺癌、肾癌、膀胱癌、胰腺癌有效,对宫颈癌除联合化疗外,还可并用局部注射。

4.阿糖胞苷

(1)急性白血病,对急性粒细胞白血病疗效最好,对急性单核细胞白血病及急性淋巴细胞白血病也有效。但单独使用缓解率差,常与 6－MP、长春新碱、环磷酰胺等合用。

(2)对恶性淋巴肉瘤、消化道癌也有一定疗效,对多数实体瘤无效。

(3)还可用于病毒感染性疾病,如单纯疱疹病毒所致疱疹;牛痘病毒、单纯疱疹及带状疱疹病毒所致眼部感染。

(二)治疗方案

1.甲氨蝶呤

(1)急性白血病:口服每日 0.1 mg/kg,也可肌内注射或静脉注射给药。一般有效疗程的安全剂量为50～100 mg,此总剂量视骨髓情况和血常规而定。

(2)脑膜白血病或中枢神经系统肿瘤:鞘内注射5～10 mg/d,每周1～2 次。

(3)绒毛膜上皮癌及恶性葡萄胎:成年人一般 10～30 mg/d,每日 1 次,口服或肌内给药,5 日为一个疗程,视患者反应可重复上述疗程,亦可以 10～20 mg/d静脉滴注(加于 5％葡萄糖溶液500 mL中于4 小时滴完),5～10 日为 1 个疗程。

(4)骨肉瘤、恶性淋巴瘤、头颈部肿瘤等:常采用大剂量(3～15 g/m²)静脉注射,并加用亚叶酸(6～12 mg)肌内注射或口服,每 6 小时一次,共 3 日,这称为救援疗法。因为大剂量的

MTX可提高饱和血药浓度,由此可升高肿瘤细胞内的药物浓度并便于扩散至血流较差的实体瘤中,但因血药浓度的提高,其毒性也相应增加,故加用CF,后者转化四氢叶酸不受MTX所阻断的代谢途径的限制,故起解救作用,提高化疗指数。为了充分发挥解救作用,应补充电解质、水分及碳酸氢钠以保持尿液为碱性,尿量维持在每日3 000 mL以上,并对肝功能、肾功能、血常规以及血浆MTX的浓度逐日检查,以保证用药的安全有效。对有远处转移的高危患者,则需和放线菌素D等联合应用,缓解率为70%以上。

2.巯嘌呤

(1)白血病,2.5～3 mg/(kg·d),分2～3次口服,根据患者血常规调整剂量,由于其作用比较缓慢,用药后3～4周才发生疗效,2～4个月为1个疗程。

(2)绒毛膜上皮癌:6 mg/(kg·d),1个疗程为10日,间隔3～4周后重复疗程。

(3)用于免疫抑制:1.2～2 mg/(kg·d)。

3.氟尿嘧啶

(1)静脉注射,10～12 mg/(kg·d),每日给药量约为500 mg,隔日1次;国外常用"饱和"剂量法,即12～15 mg/(kg·d),连用4～5天后,改为隔日1次,出现毒性反应后剂量减半;亦有以500～600 mg/m²,每周给药1次;成年人的疗程总量为5～8 g。

(2)静脉滴注:毒性较静脉注射低,一般为10～20 mg/(kg·d),把药物溶于生理盐水或5%葡萄糖注射液中,2～8小时滴完,每日1次,连续用药5日,以后减半剂量,隔日1次,直至出现毒性反应。治疗绒毛膜上皮癌时,可加大剂量至25～30 mg/(kg·d),药物溶于5%葡萄糖液500～1000 mL中静脉滴注6～8小时,10日为1个疗程,但此量不宜用作静脉注射,否则,将产生严重的毒性反应。

(3)动脉插管滴注:以5～20 mg/kg溶于5%葡萄糖液中(500～1 000 mL)静脉滴注6～8小时,每日1次,总量为5～8 g。

(4)胸腹腔内注射:一般每次1 g,5～7天1次,共3～5次。

(5)瘤内注射:如宫颈癌250～500 mg/次。

(6)局部应用:治疗皮肤基底癌及癌性溃疡,可用5%～10%的软膏或20%霜剂外敷,每日1～2次。

(7)口服:一般5 mg/(kg·d),总量为10～15 g或连续服用至出现毒性反应,即停药。

4.阿糖胞苷

(1)静脉注射,1～3 mg/(kg·d),连续8～15天。

(2)静脉滴注:1～3 mg/(kg·d),溶于葡萄糖液中缓慢静脉滴注,14～20天为1个疗程。

(3)皮下注射:做维持治疗,每次1～3 mg/kg,每周1～2次。

(4)鞘内注射:25～75 mg/次,每日或隔日注射一次,连用3次。

四、不良反应及注意事项

(一)不良反应

(1)胃肠道反应:均有不同程度的胃肠道反应,为常见的早期毒性症状。MTX较严重,可引起广泛性溃疡及出血,有生命危险。巯嘌呤大剂量可致口腔炎、胃肠黏膜损害、胆汁淤积及黄疸,停药后可消退。5-Fu可致假膜性肠炎,此时需停药,并给予乳酶生等药治疗。

（2）骨髓抑制均有不同程度的骨髓抑制。MTX 严重者引起全血抑制,当白细胞低于 $3 \times 10^9/L$ 、血小板低于 $(0.5 \sim 0.7) \times 10^9/L$ 或有消化道黏膜溃疡时,应停用或用亚叶酸钙救援及对症治疗。6－MP 严重者也可发生全血抑制,高度分叶核中性白细胞的出现,常是毒性的早期征兆。

（3）皮肤及毛发损害常见于阿糖胞苷和盐酸吉西他滨。

（4）特殊不良反应。①MTX 有肝、肾功能损害,长期应用可能引起药物性肝炎、肝硬化和门脉高压;大剂量 MTX 应用,其原形及代谢产物从肾排泄,易形成结晶尿及尿路阻塞,形成肾损害,要多饮水及碱化尿液。②6－MP 可致部分患者出现高尿酸血症、尿酸结晶及肾功能障碍。③5－Fu 毒性较大,治疗量与中毒量相近,可致神经系统损害:颈动脉插管注药时,部分患者可发生小脑变性、共济失调和瘫痪;还可引起心脏毒性:出现胸痛、心率加快,心电图表现为 ST 段抬高,T 波升高或倒置,同时可见血中乳酸脱氢酶升高。④阿糖胞苷可致肝损害,可见转氨酶升高、轻度黄疸,停药后可恢复。大剂量可致阻塞性黄疸。⑤盐酸吉西他滨可致泌尿生殖系统毒性:轻度蛋白尿及血尿常见,偶尔见类似溶血尿毒症综合性的临床表现,若有微血管病性溶血性贫血的表现,如血红蛋白及血小板迅速下降,血清胆红素、肌酐、尿素氮、乳酸脱氢酶上升,应立即停药。有时停药后,肾功能仍不能好转,则应给予透析治疗;呼吸系统:气喘常见,静脉滴注过程中可见支气管痉挛;心血管系统:可有水肿,少数有低血压。

（5）其他。①MTX 鞘内注射,可引起蛛网膜炎,出现脑膜刺激症状;长期大量用药可产生坏死性脱髓性白质炎。可引起间质性肺炎,出现咳嗽、发热、气急等症,部分患者可致肺纤维化;少数患者有生殖功能减退、月经不调,妊娠前 3 个月可致畸胎、流产或死胎。②氟尿嘧啶有时引起注射部位动脉炎,动脉滴注可引起局部皮肤红斑、水肿、破溃、色素沉着,一般于停药后可恢复。③阿糖胞苷有时可致小脑或大脑功能失调及异常抗利尿激素分泌综合征。

（二）禁忌证

过敏者、感染患者、孕妇、哺乳妇女禁用,肝、肾功能障碍患者慎用。

（三）药物相互作用

（1）MTX 蛋白结合率高,与磺胺类、水杨酸盐、巴比妥类、苯妥英钠合用,可竞争与血浆蛋白结合,使其浓度升高。糖皮质激素、先锋霉素、青霉素、卡那霉素可抑制细胞摄取 MTX,减弱其作用。氨胺蝶呤可增加白血病细胞中的二氢叶酸还原酶浓度,减弱 MTX 的作用。该药与氟尿嘧啶序贯应用,可使 MTX 作用增加,反之产生阻断作用。长春新碱于 MTX 用前 30 分钟给予,可加速细胞对 MTX 的摄取,并阻止其逸出,加强 MTX 的抗肿瘤作用。天门冬酰胺酶(L－asparaginase)可减轻 MTX 的毒性反应。在给 MTX 24 小时后加用天门冬酰胺酶,可提高 MTX 对急性淋巴细胞白血病的疗效。

（2）与别嘌呤醇合用,可使 6－MP 抗肿瘤作用加强,还可减少 6－硫代尿酸的生成。

（3）甲酰四氢叶酸、胸腺嘧啶核苷、甲氨蝶呤、顺铂、尿嘧啶、双嘧达莫、乙酰天门冬氨酸可增强氟尿嘧啶的抗肿瘤作用。别嘌呤醇可降低氟尿嘧啶的毒性,但不影响抗肿瘤作用。

（4）阿糖胞苷与硫鸟嘌呤合用可提高对急性粒细胞性白血病的疗效;与四氢尿嘧啶核苷合用,使其 $t_{1/2}$ 延长,增强骨髓抑制。大剂量胸腺嘧啶核苷酸、羟基脲可增强其抗肿瘤作用,阿糖胞苷亦可增强其他抗肿瘤药物的作用。

(四)注意事项

应对患者的血小板、白细胞、中性粒细胞数进行监测,应根据骨髓毒性的程度相应调整剂量;静脉滴注药物时间延长和增加用药频率可增加药物的毒性;静脉滴注时,如患者发生严重呼吸困难(如出现肺水肿、间质性肺炎或成人呼吸窘迫症),应停止药物治疗。早期给予支持疗法,有助于纠正患者的不良反应;应定期检查肝、肾功能;盐酸吉西他滨可引起轻度困倦,患者在用药期间应禁止驾驶和操纵机器。

第三节 植物类抗肿瘤药

从植物中寻找有效的抗肿瘤药物已成为国内外重要研究课题,目前用于治疗肿瘤的植物药已筛选出 20 多种。它们分别通过抑制微管蛋白活性、干扰核蛋白体功能、抑制 DNA 拓扑异构酶活性等发挥抗肿瘤作用。临床常用的有长春碱类、喜树碱类、鬼臼毒素类、紫杉醇和三尖杉酯碱等。

一、药物作用及机制

(一)药理作用

(1)长春碱类抗肿瘤药主要有长春碱(vinblastine,VLB)、长春新碱(vincristine,VCR)及人工半合成的长春地辛(vindesine,VDS),皆有广谱抗肿瘤作用,均属细胞周期特异性抗肿瘤药。VCR 抗肿瘤作用强度与 VDS 相似,强于 VLB。VDS 还具有增强皮肤迟发性变态反应及淋巴细胞转化率的作用。长春碱类抗肿瘤作用机制:主要抑制微管蛋白聚合,妨碍纺锤体的形成,使纺锤体主动收缩功能受到抑制,使核分裂停止于中期,可致核崩解,呈空泡状或固缩成团,主要作用于细胞增生的 M 期。VCR 还可干扰蛋白质代谢,抑制细胞膜类脂质的合成,抑制氨基酸在细胞膜上的转运,还可抑制 RNA 聚合酶的活力,从而抑制 RNA 的合成。

(2)喜树碱类包括喜树碱(camptothecin,CPT)及羟喜树碱(10−chydmxycamptothecin),其中羟喜树碱亦可人工合成。抗肿瘤作用强,具有广谱抗肿瘤作用,为周期特异性抗肿瘤药。10−OHCPT 抗肿瘤作用较 CPT 明显,毒性较小。两者抗肿瘤原理相似,直接破坏 DNA 并抑制其合成,对 S 期细胞的作用比对 G_1 期和 G_2 期细胞的作用明显,较高浓度抑制核分裂,阻止细胞进入分裂期。

(3)依托泊苷(鬼臼乙叉苷,etoposide,VP−16)及替尼泊苷(teniposide,VM−26)是从小檗科鬼臼属植物鬼臼中提取的鬼臼毒素的衍生物,在体外有广谱的抗肿瘤作用,属细胞周期非特异性药物。体外 VM−26 的细胞毒作用较 VP−16 强 10 倍。VP−16 还具有抗转移作用。此类化合物主要作用于 S 及 G_2 期细胞,使 S 及 G_2 期延缓,从而杀伤肿瘤细胞。作用靶点为拓扑异构酶Ⅱ(TOPO−Ⅱ),干扰拓扑异构酶Ⅱ修复 DNA 断裂链作用,导致 DNA 链断裂。VM−26 对 TOPO−Ⅱ的作用较 VP−16 强 1.4 倍。

(4)紫杉醇(paclitaxel)具有独特的抗肿瘤机制,作用靶点为微管,促使微管蛋白组装成微管,形成稳定的微管束,且不易拆散,破坏组装−扩散之间的平衡,使微管功能受到破坏,从而影响纺锤体功能,抑制肿瘤细胞的有丝分裂,使细胞周期停止于 G_2 及 M 期,属周期特异性药物。

（5）三尖杉酯碱（harringtonine）属细胞周期非特异性药物。抑制蛋白质生物合成，抑制 DNA 合成，还可促进细胞分化，促进细胞凋亡。

（二）抗药性作用

（1）VLB、VCR 之间存在交叉抗药性，与其他抗肿瘤药间亦有交叉抗药性，呈多药抗药性。但 VDS 与 VCR 间交叉抗药性不明显。抗药性产生机制与肿瘤细胞膜上 P 蛋白扩增，微管蛋白结构的改变从而影响药物与微管蛋白结合有关。

（2）肿瘤细胞与 VP—16 长期接触可产生抗药性，与其他抗肿瘤药物出现交叉抗药性，呈现典型性多药抗药性。主要与细胞膜上 P 糖蛋白的扩增，导致药物从胞内泵出，胞内药物浓度明显降低有关。还可出现非典型性多药抗药性，其原因往往与 TOPO—Ⅱ 的低表达及出现功能异常有关。VP—16 的抗药性主要为典型性多药抗药性，VM—26 的抗药性主要为非典型性多药抗药性。

（3）肿瘤细胞与紫杉醇长期接触可产生抗药性，抗药性产生的机制是 α 及 β 微管蛋白变性，使之不能聚合组装成微管；另一机制是抗药细胞膜上存在 mdr 基因，P 糖蛋白过度表达，使紫杉醇在细胞内聚集减少，并呈多药抗药性。

二、药动学特点

（一）长春碱类

口服不吸收，静脉给药，VCR 体内半衰期约为 24 小时，末端相半衰期长达 85 小时。主要集中于肝、血小板、血细胞中，经肝代谢，其代谢产物从胆汁排出，肝功能不全应减量应用。

（二）喜树碱类

CPT 静脉注射后，很快分布于肝、肾及胃肠道，在胃肠道停留时间长，浓度高，胆囊中浓度较血中高出 300 倍，肝中药物浓度较血中高出 2 倍，$t_{1/2}$ 为 1.5～2.0 小时，主要从尿中排泄。10—OHCPT 静脉注射后，分布于各组织，肿瘤组织中含量较高，维持时间较长，主要通过粪便排出。

（三）鬼臼毒素类

（1）静脉注射 VP—16 后，蛋白结合率为 74%～90%，主要分布于肝、肾、小肠，不易透过血脑屏障，血药浓度的衰减呈二房室开放模型，$t_{1/2\alpha}$ 为（1.4±0.4）小时，$t_{1/2\beta}$ 为 5.7±1.8 小时；VP—16 亦可口服，口服后生物利用度有个体差异，吸收不规则，且口服吸收后有效血浓度仅为静脉注射的 28%～52%，口服后 0.5～4 小时血药浓度达峰值，$t_{1/2}$ 为 4～8 小时；原形及代谢产物主要经尿排泄。

（2）静脉注射 VM—26，血中蛋白结合率达 99%，脑脊液中浓度低，血浆中药物浓度的衰减呈三房室开放模型，末相 $t_{1/2}$ 为 11～38 小时，主要经尿排泄，原形占 35%。

（四）紫杉醇

静脉注射后，蛋白结合率为 95%～98%。体内分布广，V_d 为 55～182 L/m²。血药浓度的衰减呈二室开放模型：$t_{1/2\alpha}$ 为 16.2 分钟；$t_{1/2\beta}$ 为 6.4 小时，清除率为每分钟 253 mL/m²。主要由尿排泄，大部分为其代谢产物。

(五)三尖杉酯碱

口服吸收迅速,但不完全。静脉注射血中药物浓度呈二房室模型衰减,$t_{1/2\alpha}$ 为 3.5 分钟, $t_{1/2\beta}$ 为 50 分钟。注射后 15 分钟,分布于全身各组织中,肾中分布最高,其次为肝、骨髓、肺、心、胃肠、脾、肌肉、睾丸,血及脑中最低。给药 2 小时后,各组织中药物浓度迅速降低,但骨髓中浓度下降慢。主要通过肾及胆汁排泄。

三、临床应用和疗效评价

(一)适应证及疗效评价

1.长春碱类

VLB 主要用于恶性淋巴瘤、睾丸癌、泌尿系统肿瘤。对乳腺癌、Kaposi 肉瘤亦有一定疗效。VCR 可用于急性淋巴细胞白血病、恶性淋巴瘤、儿童肿瘤及治疗晚期肺鳞癌作为同步化药物使用。VDS 可用于白血病,如急性淋巴细胞性白血病、急性非淋巴细胞性白血病及慢性粒细胞白血病急性病变,还可用于肺癌、乳腺癌、食管癌、恶性黑色素瘤。

2.喜树碱类

CPT 对胃癌、绒毛膜上皮癌、恶性葡萄胎、急性及慢性粒细胞白血病、膀胱癌、大肠癌及肝癌均有一定的疗效。10-OHCPT 用于原发性肝癌、头颈部恶性肿瘤、胃癌、膀胱癌及急性白血病。

3.鬼臼毒素类

(1)VP-16 临床上对肺癌、睾丸癌、恶性淋巴瘤、急性粒细胞性白血病有较好疗效,对食管癌、胃癌、儿科肿瘤、Kaposi 肉瘤、原发性肝癌亦有一定疗效。

(2)VM-26 主要用于急性淋巴细胞白血病、恶性淋巴瘤、肺癌、儿童肿瘤、脑癌、卵巢癌、宫颈癌、子宫内膜癌及膀胱癌,与顺铂合用治疗伴有肺、淋巴结、肝、盆腔转移的膀胱癌。

4.紫杉醇

紫杉醇主要用于晚期卵巢癌、乳腺癌、肺癌、食管癌、头颈部肿瘤、恶性淋巴瘤及膀胱癌的治疗。

5.三尖杉酯碱

三尖杉酯碱主要用于急性粒细胞性白血病。对真性红细胞增多症及恶性淋巴瘤有一定疗效。

(二)治疗方案

1.长春碱类

(1)VCR:静脉注射成人 25 μ/kg,儿童 75 μ/kg,每周 1 次,总量为 10~20 mg,亦可用同一剂量静脉滴注;胸腹腔内注射每次 1~3 mg,用 20~30 mL 生理盐水稀释后注入。

(2)VLB:一般用量为0.1~0.2 mg/kg,每周 1 次。

(3)VDS:一般用量为每次 3 mg/m²,每周 1 次,快速静脉注射,连用 4~6 次。

2.喜树碱类

临床常静脉给药,CPT 每次 5~10 mg,每日 1 次,或 15~20 mg,隔日 1 次,总剂量 140~200 mg 为 1 个疗程。10-OHCPT 每次 4~8 mg,每日或隔日 1 次,总剂量 60~120 mg 为 1 疗程;动脉内注射:1 次5~10 mg,每日或隔日 1 次,总剂量 100~140 mg 为 1 个疗程;膀

胱内注射:每次 20 mg,每月 2 次,总量为 200 mg。

3.鬼臼毒素类

(1)VP-16:静脉注射每天 60 mg/m²,每日 1 次,连续 5 天,每 3~4 周重复 1 次;胶囊每天口服 120 mg/m²,连服 5 天,隔 10~15 日重复 1 个疗程。

(2)VM-26:静脉注射,每次 1~3 mg/kg,每周 2 次,可连用 2~3 个月。

4.紫杉醇

每 3 周给药 1 次,每次 135 mg/m² 或 175 mg/m²,用生理盐水或葡萄糖水稀释后静脉滴注,持续 3 小时、6 小时或 24 小时。

5.三尖杉酯碱

成年人每日为 0.1~0.15 mg/kg;儿童每日为 0.15 mg/kg,溶于 250~500 mL 葡萄糖液中静脉滴注,4~6 天为 1 个疗程,间歇 2 周重复 1 个疗程。

四、不良反应及注意事项

(一)不良反应

(1)胃肠道反应:均有不同程度的胃肠道反应。VLB 可致口腔炎、口腔溃疡等,严重可产生胃肠溃疡,甚至危及生命的血性腹泻。VDS 很少引起胃肠道反应。

(2)骨髓抑制均有不同程度的骨髓抑制,多为剂量限制性毒性。三尖杉酯碱可致全血减少。

(3)皮肤及毛发损害均有不同程度的皮肤损害及脱发。

(4)特殊不良反应。①长春碱类可致神经系统毒性,多在用药 6~8 周出现,可引起腹泻、便秘、四肢麻木及感觉异常、跟腱反射消失、颅神经麻痹、麻痹性肠梗阻、眼睑下垂及声带麻痹等;总量超过 25 mg 以上应警惕出现永久性神经系统损害;神经系统毒性 VCR 较重,VDS 较轻。②鬼臼毒素类可引起变态反应,少数患者于静脉注射给药后出现发热、寒战、皮疹、支气管痉挛、血压下降,抗组胺药可缓解,减慢静脉滴注速度可减轻低血压症状。③紫杉醇引起的变态反应,与赋形剂聚乙基蓖麻油促使肥大细胞释放组胺等血管活性物质有关,主要表现为 I 型变态反应;还可引起心脏毒性,表现为不同类型的心律失常,常见为心动过缓,个别病例心率可降低至 40 次/分;可致神经毒性,以感觉神经毒性最常见,表现为手套-袜状分布的感觉麻木、刺痛及灼痛,还可出现口周围麻木感,常于用药后 24~72 小时出现,呈对称性和蓄积性。④三尖杉酯碱可引起心脏毒性,表现为心动过速、胸闷、传导阻滞、心肌梗死、心力衰竭。

(5)其他。①长春碱类还可引起精神抑郁、眩晕、精子减少及静脉炎,外漏可造成局部坏死、溃疡,VCR 还可致复发性低钠血症;VDS 还可引起肌痛及咽痛、碱性磷酸酶升高及药热。②喜树碱类中 CVT 毒副作用较大,主要为骨髓抑制,尿路刺激症状,胃肠道反应,另有肝毒性;10-OHCPT 泌尿系统损伤少见,少数可见心律失常,一般不需处理可自然恢复。③鬼臼毒素类可引起少数人轻度视神经炎、中毒性肝炎,出现黄疸及碱性磷酸酶升高,还可诱发急性淋巴细胞性白血病及急性非淋巴细胞白血病。④紫杉醇可致肝肾轻度损伤,局部刺激性大,可致静脉炎,外漏可致局部组织红肿、坏死。⑤三尖杉酯碱还可导致肝功能损伤、蛋白尿。

(二)禁忌证

禁用于白细胞减少患者、细菌感染患者及孕妇、哺乳妇女,另外,肝、肾功能障碍,有痛风史的患者,恶液质,大面积皮肤溃疡患者慎用。

(三)药物相互作用

(1)甘草酸单胺盐可降低 CPT 的毒性。

(2)鬼臼毒素类与长春碱类生物碱合用可加重神经炎,抗组胺药可减轻变态反应。

(3)肿瘤组织对紫杉醇的抗药性可被维拉帕米等钙阻断剂、他莫西芬、环孢素等逆转。与顺铂、长春碱类药物合用,可加重紫杉醇的神经毒性,与顺铂合用还可加重紫杉醇的心脏毒性。

(四)注意事项

长春碱类仅供静脉应用,不能肌内、皮下、鞘内注射,鞘内应用可致死。

第四节　烷化剂

目前临床上常用的烷化剂主要有氮芥(HN_2)、环磷酰胺(CPA)、噻替哌(TSPA)、白消安(马利兰)、福莫司汀等。此类药物分子中均含有 $1\sim2$ 个烷基,所含烷基是活性基团,可使 DNA、RNA 及蛋白质中的亲核基团烷化,该类药物对 DNA 分子作用强,在一定条件下,DNA 碱基上的所有 N 和 O 原子都可以不同程度地被烷化,DNA 结构受到破坏,影响细胞分裂。属细胞周期非特异性药物。

一、药物作用及机制

此类药物对细胞增生周期各时相均有细胞毒作用,而且对静止细胞 G_0 期亦有明显的杀伤作用。

(一)氮芥

最早应用于临床的烷化剂,是注射液,其盐酸盐易溶于水,水溶液极不稳定。此药是一高度活化的化合物,可与多种有机亲核基团结合,其重要的反应是与鸟嘌呤第 7 位氮呈共价键结合,产生 DNA 的双链内的交叉联结或链内不同碱基的交叉联结,从而阻碍 DNA 的复制或引起 DNA 链断裂。对 G_1 期及 M 期细胞作用最强,对其他各期以及非增生细胞均有杀灭作用。

(二)环磷酰胺

较其他烷化剂的选择性高,体外无细胞毒作用,在体内活化后才能产生抗肿瘤作用,口服及注射均有效。抗肿瘤作用机制为无活性的 CPA,在体内经肝药酶作用转化为 4-羟环磷酰胺,进一步在肿瘤组织中分解成环磷酰胺氮芥,其分子中的 β-氯乙基与 DNA 双螺旋链起交叉联结作用,破坏 DNA 结构,抑制肿瘤细胞分裂。

(三)塞替哌

有三个乙烯亚胺基,能与细胞内 DNA 的碱基结合,从而改变 DNA 功能。对多种移植性肿瘤有抑制作用。虽属周期非特异性药物,但选择性高,除可抑制人体细胞及肿瘤细胞的核分裂、使卵巢滤泡萎缩外,还可影响睾丸的功能。

(四)白消安

属磺酸酯类化合物,在体内解离而起烷化作用。

二、药动学特点

(一)氮芥

注射给药后,在体内停留时间极短(0.5～1分钟),起效迅速,作用剧烈且无选择性。有90%以上很快从血中消除,迅速分布于肺、小肠、脾脏、肾脏、肝脏及肌肉等组织中,脑中含量最少。给药后6小时与24小时血中及组织中含量很低,20%的药物以二氧化碳的形式经呼吸道排出,有多种代谢产物从尿中排除。

(二)环磷酰胺

口服吸收良好,生物利用度为75%～90%,经肝转化成磷酰胺氮芥,产生细胞毒作用。静脉注射后,血中药物浓度呈双指数曲线下降,为二房室开放模型,$t_{1/2\alpha}$ 为0.97小时,$t_{1/2\beta}$ 为6.5小时,V_d 为21.6 L/kg,清除率为(10.7±3.3)mL/min。主要经肾排泄,48小时内尿中排出用药量的70%左右,其中2/3为其代谢产物。肾功能不良时,清除率下降,$t_{1/2\beta}$ 可延长到10小时以上。

(三)塞替哌

口服易被胃酸破坏,胃肠道吸收差,静脉注射后1～4小时血中药物浓度下降90%,$t_{1/2}$ 约为2小时,能透过血-脑屏障。主要以代谢物形式经尿中排泄,排泄量达60%～85%。

(四)白消安

口服易吸收,口服后1～2小时可达血药高峰,$t_{1/2}$ 以约为2.5小时。易通过血-脑屏障,脑脊液中浓度可达血浓度的95%。绝大部分以甲基磺酸形式从尿中排出。

三、临床应用和疗效评价

(一)适应证及疗效评价

1.氮芥

氮芥是第一个用于恶性肿瘤治疗的药物,在临床上主要用于恶性淋巴瘤,如霍奇金淋巴瘤及非霍奇金淋巴瘤等。尤其适用于纵隔压迫症状明显的恶性淋巴瘤患者。亦可用于肺癌,对未分化肺癌的疗效较好。

2.环磷酰胺

具有广谱的抗肿瘤作用,可用以治疗多种恶性肿瘤。

(1)恶性淋巴瘤:单独应用对霍奇金病的有效率为60%左右,与长春新碱、甲基苄肼及波尼松合用对晚期霍奇金病的完全缓解率达65%。

(2)急性白血病和慢性淋巴细胞白血病:有一定疗效,且与其他抗代谢药物无交叉抗药性,联合用药可增加疗效。

(3)其他肿瘤:对多发性骨髓瘤、乳腺癌、肺癌、卵巢癌、尤文神经母细胞瘤、软组织肉瘤、精原细胞瘤、胸腺瘤等均有一定疗效。

(4)自身免疫性疾病:类风湿关节炎、肾病综合征、系统性红斑狼疮、特发性血小板减少性紫癜及自身免疫性溶血性贫血等。

3.塞替哌

对卵巢癌的有效率为40%;对乳腺癌的有效率为20%～30%,和睾丸酮合用可提高疗效;

对膀胱癌可采用膀胱内灌注法进行治疗,每次 50～100 mg 溶于 50～100 mL 生理盐水中灌入,保留 2 小时,每周给药1 次,10 次为 1 个疗程;对癌性腹腔积液、胃癌、食管癌、宫颈癌、恶性黑色素瘤、淋巴瘤等亦有一定疗效。

4.白消安

低剂量即对粒细胞的生成有明显选择性抑制作用,仅在大剂量下才对红细胞和淋巴细胞有抑制作用,由于它对粒细胞的选择性作用,对慢性粒细胞白血病有明显的疗效,缓解率为80%～90%,但对慢性粒细胞白血病急性病变和急性白血病无效,对其他肿瘤的疗效也不明显。

5.福莫司汀

主要用于治疗已扩散的恶性黑色素瘤(包括脑内部位)和原发性脑内肿瘤,也用于淋巴瘤、非小细胞肺癌、肾癌等。

(二)治疗方案

1.氮芥

静脉注射,每次 4～6 mg/m²(或 0.1 mg/kg),每周 1 次,连用 2 次,休息 1～2 周重复。腔内给药:每次 5～10 mg,加生理盐水 20～40 mL 稀释,在抽液后即时注入,每周 1 次,可根据需要重复。局部皮肤涂抹:新配制每次 5 mg,加生理盐水 50 mL,每日 1～2 次,主要用于皮肤蕈样霉菌病。

2.环磷酰胺

口服,每次 50～100 mg,每天 3 次。注射剂用其粉针剂,每瓶 100～200 mg,于冰箱保存,临用前溶解,于 3 小时内用完。静脉注射每次 200 mg,每天或隔天注射 1 次,一疗程为8～10 g。冲击疗法可用每次 800 mg,每周 1 次,以生理盐水溶解后缓慢静脉注射,一疗程为8 g。儿童用量为每次3～4 mg/kg,每天或隔天静脉注射 1 次。

3.塞替哌

常静脉给药,亦可行肌内及皮下注射,常用剂量为 0.2 mg/kg,成年人每次 10 mg,每日 1次,连用 5 日,以后改为每周 2～3 次,200～300 mg 为 1 个疗程。腔内注射为 1 次 20～40 mg,5～7 日 1 次,3～5 次为1 个疗程。瘤体注射为 1 次 5～15 mg,加用 2%普鲁卡因,以减轻疼痛。

4.白消安

常用量为口服 6～8 mg/d,儿童 0.05 mg/kg,当白细胞下降至 1 万～2 万后停药或改为1～3 mg/d,或每周用 2 次的维持量。

四、不良反应及注意事项

(一)不良反应

1.胃肠道反

均有不同程度的胃肠道反应,预先应用氯丙嗪类药物可防止胃肠道反应,其中噻替派的胃肠道反应较轻。福莫司汀可有肝氨基转移酶、碱性磷酸酶和血胆红素中度、暂时性增高。

2.骨髓抑制

均有不同程度的骨髓抑制。抑制骨髓功能的程度与剂量有关,停药后多可恢复。

3.皮肤及毛发损害

以氮芥、环磷酰胺等多见。

4.特殊不良反应

(1)环磷酰胺可致化学性膀胱炎,出现血尿,血尿出现之前,可产生尿频和排尿困难,发生率及严重程度与剂量有关,主要是因为环磷酰胺代谢产物经肾排泄,可在膀胱中浓集引起膀胱炎,故用药期间应多饮水和碱化尿液以减轻症状;大剂量可引起心肌病变,可致心内膜、心肌损伤,起病急骤,可因急性心力衰竭而死亡,与放射治疗或阿霉素类抗生素并用时,也能促进心脏毒性的发生。

(2)白消安久用可致闭经或睾丸萎缩,偶见出血、再障及肺纤维化等严重反应。

5.其他

(1)环磷酰胺。有时可引起肝损害,出现黄疸,肝功能不良者慎用。少数患者有头昏、不安、幻视、脱发、皮疹、色素沉着、月经失调及精子减少等。

(2)氮芥。有时可引起轻度休克、血栓性静脉炎、月经失调及男性不育。

(3)福莫司汀。少见发热、注射部位静脉炎、腹泻、腹痛、尿素暂时性增加、瘙痒、暂时性神经功能障碍(意识障碍、感觉异常、失味症)。

(二)禁忌证

烷化剂类抗恶性肿瘤药毒性较大,因此,凡有骨髓抑制、感染、肝肾功能损害者禁用或慎用。过敏者禁用。妊娠及哺乳期妇女禁用。

(三)药物相互作用

1.氮芥

氮芥与长春新碱、甲基苄肼、泼尼松合用(MOPP疗法)可提高对霍奇金淋巴瘤的疗效。

2.环磷酰胺

环磷酰胺可使血清中假胆碱酯酶减少,使血清尿酸水平增高,因此,与抗痛风药如别嘌呤醇、秋水仙碱、丙磺舒等同用时,应调整抗痛风药物的剂量。此外也加强了琥珀胆碱的神经肌肉阻滞作用,可使呼吸暂停延长。环磷酰胺可抑制胆碱酯酶活性,因而延长可卡因的作用并增加毒性。大剂量巴比妥类、皮质激素类药物可影响环磷酰胺的代谢,同时应用可增加环磷酰胺的急性毒性。

3.噻替派

可增加血尿酸水平,为了控制高尿酸血症可给予别嘌呤醇;与放疗同时应用时,应适当调整剂量;与琥珀胆碱同时应用可使呼吸暂停延长,在接受噻替派治疗的患者,应用琥珀胆碱前必须测定血中假胆碱酯酶水平;与尿激酶同时应用可增加噻替派治疗膀胱癌的疗效,尿激酶为纤维蛋白溶酶原的活化剂,可增加药物在肿瘤组织中的浓度。

4.白消安

可增加血及尿中尿酸水平,故对有痛风病史的患者或服用本品后尿酸增高的患者可用抗痛风药物。

(四)注意事项

1.氮芥

本品剂量限制性毒性为骨髓抑制,故应密切观察血常规变化,每周查血常规1～2次。氮芥对局部组织刺激性强,若漏出血管外,可导致局部组织坏死,故严禁口服、皮下及肌内注射,药物一旦溢出,应立即用硫代硫酸钠注射液或1‰普鲁卡因注射液局部注射,用冰袋冷敷局部6～12小时。氮芥水溶液极易分解,故药物开封后应在10分钟内注入体内。

2.环磷酰胺

其代谢产物对尿路有刺激性,应用时应多饮水,大剂量应用时应水化、利尿,同时给予尿路保护剂美司钠。当大剂量用药时,除应密切观察骨髓功能外,尤其要注意非血液学毒性如心肌炎、中毒性肝炎及肺纤维化等。当肝肾功能损害、骨髓转移或既往曾接受多程化放疗时,环磷酰胺的剂量应减少至治疗量的1/3～1/2。腔内给药无直接作用。环磷酰胺水溶液不稳定,最好现配现用。

3.噻替哌

用药期间每周都要定期检查外周血常规,白细胞与血小板及肝、肾功能。停药后3周内应继续进行相应检查,以防止出现持续的严重骨髓抑制;尽量减少与其他烷化剂联合使用,或同时接受放射治疗。

4.白消安

治疗前及治疗中应严密观察血常规及肝肾功能的变化,及时调整剂量,特别注意检查血尿素氮、内生肌酐清除率、胆红素、丙氨酸转移酶(ALT)及血清尿酸。用药期间应多饮水并碱化尿液或服用别嘌呤醇以防止高尿酸血症及尿酸性肾病的产生。发现粒细胞或血小板迅速大幅度下降时,应立即停药或减量以防止出现严重骨髓抑制。

第五节　其他类抗肿瘤药

一、铂类配合物

临床常用的有顺铂及卡铂。两者具有相似的抗肿瘤作用,卡铂的某些抗肿瘤作用强于顺铂,其毒性作用亦小于顺铂。该类化合物能抑制多种肿瘤细胞的生长繁殖,在体内先将氯解离,然后与DNA上的碱基共价结合。形成双链间的交叉联结成单链内两点的联结而破坏DNA的结构和功能,属周期非特异性药物。为目前联合化疗中常用的药物之一。

主要对睾丸癌、恶性淋巴瘤、头颈部肿瘤、卵巢癌、肺癌及膀胱癌有较好疗效,对食管癌、乳腺癌等亦有一定的疗效。

常用静脉滴注给药,顺铂:每日25 mg/m²,连用5日为1个疗程,休息3～4周重复1个疗程,亦可1次50～120 mg/m²,每3～4周1次;卡铂:100 mg/m²,每日1次,连用5日,每3～4周重复1个疗程,亦可1次300～400 mg/m²,每4周重复1次。

不良反应主要表现为消化道反应,如恶心、呕吐、骨髓抑制、耳毒性及肾毒性,卡铂的上述不良反应均较顺铂轻。

二、激素类抗肿瘤药

激素与肿瘤的关系早已为人们所注意,用激素可诱发肿瘤,当应用一些激素或抗激素后,体内激素平衡受到影响,使肿瘤生长所依赖的条件发生变化,肿瘤的生长可因之受到抑制。常用的有糖皮质激素、雌激素等。

临床常用的雌激素制剂己烯雌酚,实验证明,对大白鼠乳腺癌有抑制作用。另外,可激活巨噬细胞的吞噬功能及刺激体内网状内皮系统功能。临床主要用于前列腺癌和乳腺癌的治疗。治疗前列腺癌:3～5 mg/d,3 次/天。治疗乳腺癌 5 mg,3 次/天。

临床上常用的孕激素一般为其衍生物,如甲地孕酮、双甲脱氢孕酮。主要用于子宫内膜癌、乳腺癌及肾癌的治疗。甲地孕酮口服,由 4 mg/d 渐增至 30 mg/d,连服 6～8 周,或 4 次/天,每次 4 mg,连用 2 周;双甲脱氢孕酮口服,开始 0.1 g/d,每周递增 1 倍,3 周后大剂量可达 0.8 g/d。

第十一章　女性生殖系统临床用药

第一节　促进子宫颈成熟药

本节药物有松弛子宫颈管、促进宫颈成熟、使宫口开大、缩短分娩时间、提高引产成功率等作用,主要药物为普拉睾酮。

一、其他名称

去氧异雄甾酮,麦力斯。

二、性状

本品为晶体。其硫酸钠盐为白色结晶性粉末,无臭,味苦,溶于温水,但水溶液不稳定,水溶液的 pH 为 5.5～8。

三、作用

本品直接作用于子宫颈管部,以促进妊娠晚期的子宫成熟,减少迁延分娩,缩短产期。注射本品后,其在体内逐步代谢为雌二醇等,促进子宫颈管组织细胞增生,细胞基质酸性黏多糖增加,子宫颈管组织血管扩张,通透性增强,间质水量增加。同时使组织胶原蛋白酶活性增强,促进胶原纤维分解,使纤维间隙扩大,组织纤维断裂。导致子宫颈管组织软化,宫颈张力下降,松弛,促进其宫颈管成熟,这些都有助于宫口开大,缩短产程,而有利于产妇顺利分娩。

四、体内过程

妊娠晚期的产妇静脉注射本品后 5 分钟,血药浓度可上升到体内正常值的 50 倍,60 分钟后降至 20 倍,$t_{1/2}$ 为 2 小时。本品主要从胎盘代谢,可转化为去氢表雄酮(DHA)、雌二醇、17-酮甾体等,24 小时内随尿排出。

五、应用

本品为内源性甾体激素,是促进子宫颈成熟剂,常用于晚期产妇子宫颈成熟不全的晚期妊娠引产。如颈管消退不全,颈管软化不全等子宫颈管成熟不全,有促分娩作用,可缩短分娩时间,减少过期产,减轻产妇分娩时的痛苦。

静脉注射:每日 1 次,每次用量为 100～200 mg,溶于 10 mL,注射用水或 5%葡萄糖液 20 mL 中缓慢静脉注射,连用 2～3 天。

六、注意

(1)胎儿发育迟缓、分娩体力不足,以及心、肝、肾功能不全者慎用。

(2)本品宜在应用缩宫素、麦角新碱、前列腺素 E_2 等子宫兴奋剂之前使用。

(3)本品不能用生理盐水或 5%葡萄糖盐水溶液作为溶媒,因可使溶液产生沉淀。

(4)溶解本品时宜将溶媒加温至 30～40 ℃充分振荡,若溶媒低于 20 ℃难溶。溶液不稳定,故宜在临用前配制,溶解后立即使用。

（5）动物实验发现，本品对器官形成期的胎儿有致死情况，故临床上在妊娠初期不宜使用。

七、不良反应

本品主要的不良反应有恶心、呕吐、腹泻、皮疹、眩晕、耳鸣、乏力、手及手指水肿或麻木和注射部位血管痛等，但一般反应都较轻，多为一过性。

八、相互作用

本品不宜与含有氯化钠的注射液联合应用，因易产生沉淀。

九、制剂与规格

注射剂 100 毫克/支。

第二节　子宫兴奋药

子宫兴奋药（Oxytocics）是一类能选择性地兴奋子宫平滑肌，引起子宫收缩的药物，故也称本类药物为子宫收缩药。由于子宫在某些生理病理情况不同及用药剂量的差异，用本类药物后可使子宫平滑肌产生节律收缩或强直性收缩。加强子宫平滑肌节律性收缩能促使子宫口开全和胎儿娩出，可用于催产或引产；引起子宫平滑肌强直性收缩可用于产后子宫止血或子宫复原不全。

本类药物中曾用的天花粉蛋白和芫花萜，虽有疗效，但因毒性大而趋向少用。

一、垂体后叶素（pituitrin）

本品是从牛、猪或羊等动物脑垂体后叶中提取制成的水溶性成分，其中含有缩宫素和加压素两种活性成分。

（一）其他名称

脑垂体后叶素，posterior pituitary，hypophysine。

（二）性状

本品为近白色粉末，微有肉臭，能溶于水。

（三）作用

本品中因含缩宫素和加压素，故兼有两者的作用。缩宫素的主要作用是直接兴奋子宫平滑肌，小剂量使用时可加强子宫节律性收缩，大剂量使用能引起高频率和持续性强直收缩，这既妨碍胎儿血液循环，又对母体不利。而加压素小剂量应用时呈现抗利尿作用，能增强肾远曲小管和集合管对水分的重吸收，减少尿量，主治尿崩症；大剂量应用时能使小动脉和毛细血管收缩，升高血压，对胃肠道、肺小动脉和毛细血管的收缩更为明显，从而减少门静脉血流量，降低门脉压，可用于上消化道出血和肺咯血；加压素对子宫也有较弱的兴奋作用，但对子宫颈有较强的收缩作用。

（四）体内过程

本品口服后易被胰蛋白酶破坏而失效，故口服无效。肌内注射吸收良好，3～5 分钟开始生效，维持时间为 20～30 分钟。静脉注射或静脉滴注起效更快，但维持时间很短。粉剂经鼻腔吸入可维持6～12 小时。

本品大部分经肝和肾代谢,少量以结合形式从尿中排出。$t_{1/2}$为 1～15 分钟。

(五)应用

主要用于产后出血,消化道出血、肺咯血、尿崩症等。

(1)产后出血:在胎儿和胎盘均已娩出后才可应用。成人,肌内注射,10 U。

(2)消化道出血、肺咯血:成人,静脉滴注:5～10 U 加生理盐水或 5％葡萄糖液 500 mL 中,缓慢滴注。静脉注射:5～10 U 加生理盐水或 5％葡萄糖液 20 mL 稀释后缓慢推注,必须严密观察患者反应。

(3)尿崩症:成人,肌内注射,每次 5 U,每日 2 次。

本品常用剂量为肌内注射,每次 5～10 U。极量为每次 20 U。

(六)注意

(1)本品剂量要严格控制,大剂量时,有血压升高、尿少、恶心、呕吐等不良反应,严重的可引起冠状动脉收缩,导致心肌缺血、心肌收缩无力及心绞痛。故对高血压、动脉硬化、冠心病、妊娠中毒症等患者禁用。

(2)从动物脑垂体后叶中提取的垂体后叶素含有微量的异性蛋白,故有变态反应史的患者禁用。

(3)因本品对子宫颈有较强的兴奋作用,故不宜用于引产或催产。

(4)过去垂体后叶素普遍用作子宫兴奋药,但由于本品有升压作用,现产科已很少使用,而被对子宫平滑肌选择性更高的缩宫素所取代。目前本品主要由呼吸科用作止血药。

(七)不良反应

剂量掌握适当时,不良反应不大。个别患者有变态反应,如偶见心悸、胸闷、出血症状、荨麻疹、支气管哮喘等,罕见过敏性休克,若发生休克时,应立即停药抢救。

(八)相互作用

本品与麦角制剂、麦角新碱合用时,有增强子宫收缩作用;缩宫素与肾上腺素、硫喷妥钠、乙醚、氟烷、吗啡等同用时会减弱子宫收缩作用。

(九)评价

垂体后叶素由于含缩宫素和加压素,故对子宫平滑肌的选择性不高,在作为子宫兴奋药的应用上,已逐渐被缩宫素所代替。它所含的加压素能与肾脏集合管的受体相结合,增加集合管对水分的再吸收,使尿量明显减少;可用于治疗尿崩症。加压素对未孕子宫有兴奋作用,但对妊娠子宫反而作用不强。加压素还能收缩血管(特别是毛细血管和小动脉),在肺出血时可用来收缩小动脉而止血。它也能收缩冠状血管,故冠心病患者禁用。此外,加压素尚有升高血压和兴奋胃肠道平滑肌的作用。

(十)制剂与规格

注射剂,5 U/mL,10 U/mL。

二、缩宫素(oxytocin)

(一)其他名称

催产素,Pitocin。

（二）性状

本品为白色无定形或结晶性粉末，能溶于水。水溶液呈酸性。

（三）作用

本品生理活性主要是对子宫和乳腺两个方面的作用。

（1）对子宫的作用：缩宫素有选择性地直接兴奋子宫平滑肌，加强子宫收缩使用，但子宫对缩宫素的敏感性受剂量、子宫成熟程度、妊娠阶段和体内孕激素、雌激素水平的影响。小剂量应用能激发并加强子宫底部平滑肌间歇地、节律性收缩，使子宫收缩力增强，收缩频率加快，子宫颈平滑肌松弛，以促进胎儿娩出，其收缩性质与正常分娩类似；大剂量应用可引起子宫高频率强直性收缩，这时对胎儿和母体不利。

子宫成熟程度、妊娠阶段的差异对缩宫素的敏感性不同。缩宫素对未成熟的子宫基本上无作用，妊娠早期或中期子宫对缩宫素的反应性较低，随着妊娠期的增加，对缩宫素的敏感性也逐渐增高，至临产时达到高峰，此时只需小剂量缩宫素就可引起分娩性子宫收缩。这种作用的变化是与体内雌雄素和孕激素水平的变化有关，雌激素能提高子宫对缩宫素的敏感性，而孕激素则可降低子宫对缩宫素的敏感性。在妊娠早期孕妇体内孕激素水平高，雌激素水平则较低，子宫对缩宫素反应小，以确保胎儿的安全发育；随着妊娠期的延长，体内雌激素的水平逐渐提高，子宫对缩宫素的敏感性也逐渐加强，临产时达到高峰。

缩宫素对子宫的作用机制可能是通过受体实现的。实验证明，子宫平滑肌细胞膜上均存在缩宫素受体，且在妊娠后期阵痛开始前这种受体数量急剧增加，这种变化可能与体内雌激素和孕激素水平有关，雌激素可促进平滑肌中缩宫素受体的增加，孕激素则抑制其增加。实验还提示前列腺素释放与缩宫素对子宫的作用有关。

（2）促进排乳：缩宫素能刺激兴奋乳腺平滑肌，使乳腺导管收缩，促使乳汁从乳房排出，但不能增加乳腺乳汁的分泌量。

（四）体内过程

本品为多肽类激素，口服易被胰蛋白酶破坏而失效，故宜采用胃肠外给药途径。肌内注射吸收良好，3～5分钟起效，可维持20～30分钟。静脉注射生效快，但维持时间很短，必要时可采用静脉滴注给药。鼻腔或口腔黏膜也能很好吸收该药，但维持时间较长。吸收后主要经肝、肾破坏，$t_{1/2}$受各种因素影响，差异较大，一般为3～10分钟。

（五）应用

主要应用于催产、引产和产后止血。

（1）催产和引产：对胎位正常和无产道障碍的产妇，在临产或分娩过程中出现宫缩无力时，可给予小剂量缩宫素以增强子宫的收缩力，促进分娩，起到催产作用。对死胎、过期妊娠，有较重妊娠中毒症或患有严重心脏病、肺结核等疾病要终止妊娠提前分娩时，可用缩宫素进行人工引产，使子宫引起节律性收缩导致分娩。

用于催产或引产：静脉滴注，一般每次用量为2～5 U，加至5％葡萄糖液500 mL中，开始滴速以8～10 gtt/min为宜，严密观察宫缩、血压和胎儿等情况，视其变化状况调整滴速。阵痛过度或胎心不好，应立即停用缩宫素，而只用5％葡萄糖液静脉滴注；若宫缩很弱，可在监视下缓慢增加滴速，至出现正常节律性收缩为止，但最高滴速不得超过40 gtt/min。

（2）产后止血或促进子宫复原：产后子宫继续出血时，若胎盘已排出，应立即皮下或肌内注射较大剂量缩宫素，其一般用量为 5～10 U，使子宫迅速引起强直性收缩，压迫子宫肌层的血管而达到止血目的。但其作用持续时间短，宜与麦角制剂配伍应用，以延长作用时间。静脉滴注每次 5～10 U，加入 5% 葡萄糖液中，缓慢滴入。

（3）催乳：在喂奶前 2～3 分钟，用滴鼻液，每次 3 滴或少量喷于一侧或两侧鼻孔内。

（六）注意

（1）用于催产或引产时，大剂量缩宫素可导致子宫强直性收缩，而压迫子宫肌层血管阻断胎盘的血流量，可使胎儿窒息而死和子宫破裂。所以在应用缩宫素时，一要严格掌握用量和静脉滴注的速度，避免子宫强直性收缩的发生；二要严格掌握禁忌证，凡产道异常、头盆不称、骨盆狭窄、胎儿过大、前置胎盘、胎位异常、羊水过多或双胎子宫壁过度膨胀者、有剖宫产或子宫手术史者以及有 3 次以上妊娠经历的产妇等均禁用本品。

（2）合成缩宫素无血管收缩作用，而且能增加冠状动脉血流量，故对心血管疾病，包括冠状动脉功能不全者，仍可应用。

（七）不良反应

（1）人工合成的缩宫素不良反应较少，很少发生变态反应。

（2）偶见恶心、呕吐、血压下降等。

（八）相互作用

本品与麦角制剂、麦角新碱合用时，有增强子宫收缩作用；缩宫素与肾上腺素、硫喷妥钠、乙醚、氟烷、吗啡等同用时会减弱子宫收缩作用。

（九）评价

缩宫素的主要作用是直接兴奋子宫平滑肌，加强其收缩，既可迫使胎盘迅速自子宫壁整体剥离及完整娩出，也同时压迫子宫肌层内血管，使子宫血窦及时闭合，从而达到缩短第三产程和止血的目的，减少产后出血量。在应用过程中除部分人有一过性潮热外，未见其他不良反应。对血压的影响明显小于麦角注射。也未发现对胎儿有明显的毒副作用、不良反应。其主要的用药途径是静脉注射和臀部肌内注射。

（十）制剂与规格

注射剂，5 U/mL，10 U/mL。

三、麦角新碱（ergometrine）

本品系麦角（ergot）中所含多种生物碱之一。麦角是寄生在黑麦或其他禾本科植物子房中的一种麦角菌的干燥菌核。因其形状像牛角，故称为麦角。麦角已可人工培植。

麦角中含有许多生理作用很强的化学成分，其中以麦角生物碱为主。麦角的衍生物，在不同旋光性的异构体中只有左旋体具有药理作用。

麦角生物碱可分为两类：一类为氨基酸麦角生物碱，其中主要有麦角胺（ergotarnine）和麦角毒（ergotoxine），这类生物碱水解后析出氨基酸；另一类为氨基麦角生物碱，其中主要有麦角新碱（ergometrine，即 ergonovine）和甲基麦角新碱（methylergometrine），这类生物碱因分子量较小，故易溶于水。

(一)其他名称

马来麦角新碱,Ergonovine。

(二)性状

本品为白色或类白色晶状粉末,无臭,有吸潮性,遇光易分解变质,略溶于水。其水溶液呈淡蓝色荧光。

(三)作用

本品对子宫平滑肌有高选择性,作用快,有直接兴奋作用,促使子宫强直性收缩。其收缩作用:成熟子宫比未成熟子宫敏感,妊娠子宫比未妊娠子宫敏感,对临产前或新分娩后的子宫最为敏感。与缩宫素作用的不同点主要是麦角新碱不仅对于宫底,而且对于宫颈部也有很强的收缩作用,剂量稍大即产生强直性收缩,故不适用催产或引产。

(四)体内过程

本品口服、肌内注射或静脉滴注均易被吸收,且迅速生效。口服后约 10 分钟生效,60～90 分钟血药浓度达到高峰,可维持 3～6 小时;静脉注射后立即生效,作用持续约 45 分钟,节律性的收缩可持续达 3 小时。本品在肝内代谢,经肾脏从尿排出。

(五)应用

(1)产后子宫出血:包括刮宫出血,月经过多或其他原因引起的子宫出血。本品可引起子宫长时间强直性收缩,从而压迫肌纤维间的血管而止血,并能促进破裂血管内血栓的形成。

(2)产后子宫复原:产后子宫若复原缓慢易发生出血或感染,应用本品可使子宫加强收缩,加速复原。口服,每次0.2～0.5 mg,每日 2～3 次;肌内注射,每次 0.2～0.5 mg,必要时半小时后可重复 1 次;静脉滴注,每次0.2 mg,加至 5％葡萄糖液 500 mL 中,缓慢滴入。极量:每次 0.5 mg,1 日 1 mg。

(六)注意

(1)本品剂量不易掌握,稍大时易引起子宫强直性收缩,且对子宫底和子宫颈部有很强的作用,致使胎儿娩出困难,引起胎儿窒息或使子宫破裂,故严禁用于催产、引产和胎儿未娩出前。

(2)下列情况应慎用。①冠心病,血管痉挛时可造成心绞痛或心肌梗死。②肝功能损害。③严重的高血压,包括妊娠高血压综合征。④低血钙。⑤可能加重闭塞性周围血管病。⑥肾功能损害。⑦脓毒症。

(3)为防止交叉变态反应,对其他麦角制剂有变态反应者,不宜应用本品。

(4)本品应用后少量能经乳汁中排出,婴儿服乳汁后会出现麦角样毒性反应,且本品能抑制泌乳,故哺乳期不宜应用本品或必须应用时宜暂停喂奶。

(5)宫腔有感染存在时,宜与抗菌药物合用,因单用本品可使感染扩散。

(6)用药期间不得吸烟,若有感染存在用药应慎重,因感染可增强本品的敏感性。

(7)低血钙症可使麦角新碱的效应减弱,可谨慎静脉注射钙盐,以恢复宫缩。

(七)不良反应

(1)不良反应很少见,但也有可能突然发生严重高血压,在妊娠高血压综合征时或用过其他血管收缩药时均应注意;应用氯丙嗪,上述升压反应可有所改善甚至消失。

（2）下列反应虽少见，但应注意，如由于冠状动脉痉挛所致的胸痛，血压突然升高引起的严重头痛，皮肤瘙痒，四肢痛或腰痛，手足苍白发冷，两腿无力，呼吸短促（可能是变态反应）。

（八）药物过量

（1）用量不得过大，时间不得延长，超量或长期使用时可发生麦角样中毒及麦角性坏疽。

（2）大剂量可产生急性中毒，引起呕吐、腹泻，甚至昏迷。

（九）相互作用

（1）本品与缩宫素和其他麦角制剂有协同作用，故不宜联用。

（2）本品不宜与升压药合用，否则会使血压升高，引起剧烈头痛，有出现严重高血压甚至脑血管破裂的危险。

（3）本品与麻醉药乙醚、硫喷妥钠、氟烷以及吗啡等同用时可减弱子宫收缩作用。本品不得与血管收缩药（包括局麻药液中的肾上腺素）同用。

（4）禁止吸烟过多，以致引起血管收缩或挛缩。

（十）评价

麦角新碱与缩宫素作用相似，对子宫平滑肌有选择性兴奋作用，可增强宫缩。但缩宫素有以下不同。

（1）麦角新碱作用强而持久，可维持数小时。

（2）可引起子宫强直性收缩。

（3）对宫颈和宫体均有兴奋作用，强度无明显差异。

（十一）制剂与规格

片剂：0.2 mg/片，0.5 mg/片；注射剂：0.2 mg/mL，0.5 mg/mL。

口服有效，10 分钟即起作用，维持 3～6 小时，静脉注射则立即生效。

四、甲麦角新碱（methylergometrine）

（一）其他名称

马来酸甲基麦角新碱，methylergonovine。

（二）性状

本品为晶体，几乎不溶于水。其马来酸盐为晶体，味苦，微溶于水。

（三）作用

本品对子宫平滑肌有高选择性，作用快，有直接兴奋作用，促使子宫强直性收缩。其收缩作用：成熟子宫比未成熟子宫敏感，妊娠子宫比未妊娠子宫敏感，对临产前或新分娩后是子宫最为敏感时期。与缩宫素作用的不同点主要是麦角新碱不仅对子宫底，而且对子宫颈部也有很强的收缩作用，剂量稍大即产生强直性收缩，故不适用于催产或引产。

（四）体内过程

本品为催产药。主要作用于子宫；可从胃肠道不完全吸收。口服或肌内注射后吸收快而完全。口服后6～15 分钟起效，作用持续约 3 小时；肌内注射后 2～5 分钟起效，持续约 3 小时；静脉注射几乎立即起效，持续45 分钟。节律性收缩可持续达 3 小时。$t_{1/2}$ 为 0.5～2 小时。本品经肝脏代谢失效，仅少量（低于 5%）经肾排出。

（五）应用

用于治疗产后或流产后由于子宫收缩无力或恢复不佳引起的子宫出血，产后恢复不全和产后康复。

口服：治疗产后出血，1 次 0.2～0.4 mg，每日 2～4 次，直到纠正宫缩无力和流血停止。一般 48 小时为 1 个疗程。治疗复旧不全和产后康复口服每日 3～4 次，125～250 μg/次，至少 7 天以上。

肌内或静脉注射：治疗产后出血，1 次 0.2 mg，每 2～4 小时可按需重复注射 5 次。静脉给药用于急症或子宫大出血时，静脉注射时需稀释后缓慢注入，至少超过 1 分钟。

（六）注意

（1）本品剂量不易掌握，稍大时易引起子宫强直性收缩，且对子宫底和子宫颈部有很强作用，致使胎儿娩出困难，引起胎儿窒息或使子宫破裂，故严禁用于催产、引产和胎儿未娩出前。

（2）下列情况应慎用。①冠心病，血管痉挛时可造成心绞痛或心肌梗死。②肝功能损害。③严重的高血压，包括妊娠高血压综合征。④低血钙。⑤可能加重闭塞性周围血管病。⑥肾功能损害。⑦脓毒症。

（3）为了防止交叉变态反应，对其他麦角制剂有变态反应者，不宜应用本品。

（4）本品应用后少量能经乳汁排出，婴儿服乳汁后会出现麦角样毒性反应，且本品能抑制泌乳，故哺乳期不宜应用本品或必须应用时宜暂停喂奶。

（5）宫腔有感染存在时，宜与抗菌药物合用，因单用本品可使感染扩散。

（6）用药期间不得吸烟，因烟碱（尼可丁）可使本品的血管收缩加剧；若有感染存在用药应慎重，因感染可增强本品的敏感性。

（7）低血钙症可使麦角新碱的效应减弱，应谨慎静脉注射钙盐，以恢复宫缩。

（七）不良反应

（1）不良反应很少见，但也有可能突然发生严重高血压，在妊娠高血压综合征时或用过其他血管收缩药时均应注意；应用氯丙嗪，上述升压反应可有所改善甚至消失。

（2）下列反应虽少见，但应注意，如由于冠状动脉痉挛所致的胸痛，血压突然升高引起的严重头痛，皮肤瘙痒，四肢痛或腰痛，手足苍白发冷，两腿无力，呼吸短促（可能是变态反应）。

（八）药物过量

（1）用量不得过大和时间延长；超量时可发生麦角样中毒及麦角性坏疽。

（2）大剂量可产生急性中毒，引起呕吐、腹泻，甚至昏迷。

（九）相互作用

（1）本品与缩宫素和其他麦角制剂有协同作用，故不宜联用。

（2）本品不宜与升压药合用，否则会使血压升高，引起剧烈头痛，有出现严重高血压甚至脑血管破裂的危险。

（3）本品与麻醉药乙醚、硫喷妥钠、氟烷以及吗啡等同用时可减弱子宫收缩作用。本品不得与血管收缩药（包括局麻药液中含有的肾上腺素）同用。

（4）禁止吸烟过多，以致引起血管收缩或挛缩。

（十）制剂与规格

注射剂 0.2 mg/mL；片剂，0.2 mg/片。

五、米非司酮（Mifepristone）

（一）其他名称

含珠停

（二）作用

本品是一种抗孕激素药。与孕激素受体具有强的亲和力，但无雌激素、雄激素活性，为一单纯的孕激素受体拮抗剂，对子宫内膜孕酮的亲和力比天然黄体酮强 5 倍，因它取代了天然孕激素受体部位，竞争性拮抗黄体酮活性，故可产生强的抗孕酮作用。其单独给药完全流产率为76%，与前列腺素合并使用则可达 94%。与孕酮受体结合，超过孕酮本身，与雄激素、雌激素及盐皮质激素受体亲和力弱。本品有终止早孕、抗着床、诱导月经及促进宫颈成熟的作用。还能增加子宫对前列腺素的敏感性，两者合用，既可减少两者剂量和不良反应。

（三）应用

该药适用于抗早孕、催经止孕、宫内死胎引产、扩宫颈。

（1）抗早孕：口服主要用于停经<7 周者。每次 25 mg，每日 2～4 次，连用 3 天或 4 天。于最近 1 次服药后 1 小时，加服米索前列醇 600 μg 或于阴道后穹隆内放置卡前列甲酯 1 mg。卧床休息 2 小时，门诊观察 6 小时，应见流产。

（2）催经止孕：口服于月经周期第 23～26 日，每日 1 次 100～200 mg，连服 4 天。

（3）宫内死胎引产：口服每次 200 mg，每日 2 次，或每日 1 次 600 mg，连用 2 天。

（4）扩宫颈：口服，1 次 100～200 mg。

（四）注意

（1）心、肝、肾疾病患者及肾上腺皮质功能不全者，带宫内节育器妊娠和怀疑宫外孕者禁用。有使用前列腺素类药物禁忌证者，如青光眼、哮喘、过敏体质者等，也应禁用。

（2）确诊为早孕，停经天数不应超过 49 天，妊娠期越短，效果越好。

（3）本品必须在具备急救、刮宫手术和输液输血条件下，才可使用。本品不得在药房自行出售。

（4）服药前，必须向服药者详细说明治疗效果及可能出现的不良反应。治疗或随诊过程中，如出现大量出血或其他异常情况，应及时就医。

（5）服药后，一般会较早出现少量阴道出血，部分妇女流产后出血时间较长。少数早孕妇女服用本品后，即可自然流产，约 80% 的孕妇在使用前列腺素类药物后，6 小时内排出绒毛胎囊，约 10% 的孕妇在服药后 1 周内排出妊娠物。

（6）服药后 8～15 天，应去负责治疗单位复诊，以确定流产效果。必要时，做 B 超检查或测定血 HCG。如确诊为流产不全或继续妊娠，应及时处理。

（7）使用本品终止早孕失败者，必须做人工流产终止妊娠。

（五）不良反应

（1）部分早孕妇女服药后，有轻度恶心、呕吐、眩晕、乏力和下腹痛。

（2）个别妇女可出现皮疹。

（3）使用前列腺素后，可有腹痛，部分孕妇可发生呕吐、腹泻，少数有潮红和发麻现象。

（4）有时会致不全流产，子宫大出血。

（六）相互作用

并用前列腺素后，可见腹痛、腹泻、潮红和发麻现象。

（七）制剂与规格

片剂，25 mg/片；米非司酮，片剂 25 mg/片。

六、米索前列醇（misoprostol）

（一）其他名称

米索普特，喜克馈，miso，cytotec。

（二）性状

本品为 PGE 类似物，在室温中很不稳定，对 pH 和温度极为敏感，在酸性或碱性条件下能脱去 C−11 羟基变成 A 型前列腺素，继而异构化为 B 型前列腺素。在热条件下发生差向异构化。本品在羟丙基甲基纤维素（为片剂辅料）分散体系中，比纯品稳定得多，可在常温下保存。

（三）作用

本品对消化道黏膜有保护作用。对妊娠子宫底具有明显收缩作用，而对子宫颈却表现为松弛、软化作用，与米非司酮合用，抗早孕效果良好。

（四）应用

适用于抗早孕。

抗早孕：口服先口服米非司酮 1 次 600 mg，36～48 小时后，给本品 1 次 400 μg。

（五）注意

（1）对前列腺素类过敏者禁用。

（2）本品对妊娠子宫有收缩作用，因此孕妇禁用。

（3）脑血管或冠状动脉病变的患者应慎用，因 PGE 有使外周血管扩张产生低血压的可能。

（六）不良反应

可见恶心、呕吐、轻度腹痛、腹泻（5.9%）、头痛、头晕和消化不良。可引起流产、子宫出血。

（七）相互作用

与米非司酮合用治疗抗早孕效果更好。

（八）制剂与规格

片剂 200 μg/片。

七、地诺前列酮（dinoprostone）

（一）其他名称

前列腺素 E_2，prostaglandin E_2，prostinE_2，PGE_2。

（二）性状

本品为五色结晶，熔点 60～68 ℃。

（三）作用

本品为天然前列腺素，对不同时期妊娠均有终止作用。在临床上，各期妊娠子宫对地诺前列酮的敏感性不一致，足月子宫最敏感。地诺前列酮所致强烈子宫收缩，影响胎盘血液供应和胎盘功能,而发生流产。收缩子宫平滑肌的机制,可能与前列腺素使子宫平滑肌细胞内游离钙释放增加有关。不同于催产素,它对各期妊娠子宫均有兴奋作用,且比较温和。其缩宫作用较地诺前列酮强 10～40 倍。本品对宫颈有软化及扩张作用,可用于人流手术前扩张宫颈。这可能是由于 PG 刺激宫颈纤维细胞,使胶原酶及弹性蛋白酶对宫颈胶原加速裂解。此外,也可能是宫颈基质变异,使胶原纤维排列改变所致。本品可使支气管平滑肌舒张,对下丘脑体温调节中枢有升温作用,用药后体温可升高 1～2 ℃。

(四)体内过程

本品被吸收后,即迅速在肺、肝和其他组织中代谢,$t_{1/2}$ 仅几分钟。一次经过肺脏,可使 90% 的地诺前列酮失活;一次通过肝、肾,可被代谢 80%。PG 在体内,先被 15－羟基脱氢酶代谢失活,再经一系列代谢过程最后主要经尿液排泄。

(五)应用

对各期妊娠子宫都有收缩作用,以妊娠晚期子宫最为敏感。给予足月或接近足月妊娠的孕妇静脉滴注所引起的子宫收缩,类似正常分娩时所见。静脉滴注应用尚能使早期或中期妊娠子宫产生足以导致流产的高频率和大幅度收缩。阴道内或羊膜腔内给药,也均能兴奋早、中期妊娠子宫并导致流产,可用于中期妊娠引产、足月妊娠引产和治疗性流产,对妊娠毒血症(先兆子痫、高血压)、妊娠合并肾病综合征患者、过期妊娠、死胎不下、水泡状胎块、羊膜早破、高龄初产妇等均可应用。

将地诺前列酮和碳酸钠溶液各 1 支加入 10 mL 生理盐水中,摇匀使成稀释液,供宫腔给药或静脉滴注给药。静脉滴注:将上述含 2 mg 地诺前列酮的稀释液加入 5% 葡萄糖液 500 mL 中滴注。一般滴速:中期妊娠引产 4～8 μg/min(15～30 gtt/min);足月妊娠引产 1 μg/min。

宫腔内羊膜腔外给药:每 2 次给药 100 μg,2 小时给药 1 次,给药 3 小时后,亦可酌情加用适量催产素,以加速产程进展。

(六)注意

参见缩宫素。用药过程中必须严密观察宫缩情况,随时调整给药剂量,以防宫缩强而发生子宫破裂。既往有癫痫史者慎用。

(七)不良反应

少数病例可有寒战、呕吐、轻度腹泻,一般短时间内可自行缓解。静脉滴注时有类似静脉炎症状,停药后即消失。

(八)制剂与规格

注射液,2 mg/支,为地诺前列酮的无水酒精灭菌溶液,另附每支 1 mg 碳酸钠溶液及 10 mL 的生理盐水。

八、地诺前列素(dinoprost)

(一)其他名称

前列腺素 $F_{2\alpha}$,prostaglandin $F_{2\alpha}$,$PGF_{2\alpha}$。

(二)性状

子宫对前列腺素的反应随着妊娠时间而逐渐增加,并可使子宫颈变软而易于扩张。本品对整个妊娠期子宫平滑肌均有兴奋作用,并且有缩血管和兴奋支气管平滑肌、膀胱平滑肌的作用。在体内迅速代谢失活。

(三)体内过程

羊腔膜内给药后吸收缓慢进入体循环,出现流产平均需时 20～24 小时,$t_{1/2}$ 在羊水中为 3～6 小时,静脉注射时 $t_{1/2}$ 短于 1 分钟。在肺与肝内通过酶降解而活性消失,代谢物主要从肾脏排泄,约 5％的随粪便排出。

(四)应用

中期妊娠引产、足月妊娠催产、宫颈扩张、葡萄胎、体内胎儿死亡、堕胎。静脉滴注:1 次 2 mg,与 1 mg 碳酸钠和 10 mL 生理盐水混合后加入 5％葡萄糖液 500 mL 中,滴速:中期妊娠为每分钟4～8 μg,足月妊娠为每分钟 1 μg。

宫腔内羊膜腔外注射:每次 0.2 mg,每 2 小时给药 1 次。给药 3 小时后,可视子宫收缩情况加用缩宫素,以加速产程进展。

(五)注意

参见地诺前列酮。禁忌证同缩宫素。青光眼或眼压高者、哮喘史、癫痫及心血管病患者慎用。

(六)不良反应

常见有恶心、呕吐、腹泻、潮红、颤抖、头痛、头晕、低血压、注射部位红斑、一过性白细胞增高及诱发哮喘等。

(七)药物过量

过大剂量可引起子宫强直收缩、胎儿死亡或子宫破裂。

(八)制剂与规格

注射液 2 mg/支(附碳酸钠 1 mg 和生理盐水 10 mL)。

九、甲烯前列素(meteneprost)

(一)作用

为人工合成的地诺前列酮衍生物,作用同地诺前列酮。

(二)体内过程

参见地诺前列酮。

(三)应用

抗早孕、扩宫颈。

(1)抗早孕:阴道给药于阴道后穹隆处放置栓剂 1 枚(60 mg),6 小时后重复给药 1 次。效果与真空吸收法相近。

(2)抗宫颈:阴道给药于术前 3 小时在阴道后穹隆处放置栓剂 1 枚(30 mg)。

(四)注意

参见地诺前列酮。

(五)不良反应

恶心、呕吐、腹痛、腹泻、出血时间延长等。

(六)制剂与规格

栓剂 30 mg/粒;60 mg/粒;75 mg/粒。

十、硫前列酮(Sulprostone)

(一)其他名称

磺前列酮。

(二)性状

本品微溶于水。

(三)作用

本品为地诺前列酮类似物,作用与地诺前列酮相似,效应强而持久。还有扩张和软化子宫颈管作用。

(四)体内过程

参见地诺前列酮。

(五)应用

抗早孕、扩宫颈、中期妊娠引产、堕死胎、产后出血。

(1)抗早孕:肌内注射,每8小时1次1 mg或每4小时1次0.5 mg,共2次。也可与米非司酮合用,效果更佳。先口服米非司酮每次25 mg,每日2次,连续4天;然后肌内注射本品1次0.25 mg。

(2)扩宫颈:肌内注射每次0.25 mg或0.5 mg,于人流术前3小时给予。

(3)中期引产或堕死胎:肌内注射每次0.5 mg或1 mg,每3～6小时1次,共3～4次。静脉滴注,每次0.5～1 mg,溶于250 mL生理盐水,缓滴(滴速<0.5 mg/h)。

(4)产后出血:静脉滴注每次0.5 mg,溶于250 mL生理盐水,缓滴。肌内注射或子宫肌内注射,每次0.5 mg。

(六)注意

青光眼、重度高血压、严重肝肾疾病、曾做过子宫手术者、支气管哮喘、痉挛性支气管炎及对本品过敏者禁用。

(七)不良反应

常见子宫痛、恶心、呕吐、腹泻等。偶见心动过缓。

(八)评价

临床用于抗早孕、扩宫颈及中期引产,还用于胎死宫内、异常妊娠的引产,单独使用时,抗早孕成功率为90%以上,如与米非司酮合用,可提高早孕完全流产率。

(九)制剂与规格

粉针剂0.25 mg/支;0.5 mg/支;1 mg/支。

十一、吉美前列素(gemeprost)

(一)其他名称

前列甲酯。

(二)作用

为前列腺素E_1衍生物,比较稳定,选择性较高,不良反应少。能强烈收缩子宫平滑肌,对消化道平滑肌、血压等影响小。并有软化和扩张子宫颈管作用,其效力大于地诺前列酮,阴道给药后,1小时血药浓度达到峰值,水平为6 $\mu g/mL$,$t_{1/2}$为3小时。经代谢后由尿液和粪便排泄。

（三）应用

抗早孕、扩宫颈、中期妊娠引产、堕死胎或子宫内容物。

(1)抗早孕:阴道给药,每小时 1 次 1 mg 放置于阴道后穹隆处,每日最多可放 5 mg。如与米非司酮合用,效果提高。先口服米非司酮每日 1 次,每次 150 mg,连服 4 天,然后,每 3 小时给本品 1 次,每次 1 mg,共 2 次。

(2)扩宫颈:阴道给药,于人流术前 3 小时给 1 mg。

(3)中期引产或堕死胎:阴道给药于阴道后穹隆处放置栓剂 1 枚,每 3～6 小时放置 1 次,直至胎儿或子宫内容物排出。如 30 小时后仍无效,可重复上述疗程。注意,每个疗程放置栓剂枚数不应超过 5 枚。

（四）注意

前置胎盘、宫外孕、盆腔炎、过敏、有子宫手术史者禁用。青光眼、宫颈炎、阴道炎、哮喘、心血管病者慎用。不能用于催产,也不能与缩宫素、非甾体抗炎药合用。

（五）不良反应

主要有恶心、呕吐、腹痛、腹泻、头痛、潮红和发热。

（六）评价

临床用于抗早孕、扩宫颈及中期引产等。如与米非司酮合用,可使抗早孕完全流产率明显提高。

（七）制剂与规格

栓剂 1 mg/粒。

十二、卡前列素(carboprost)

（一）其他名称

15－甲基前列素 $F_{2\alpha}$,15－甲基 PGF_2。

（二）作用

本品为地诺前列腺素($PGF_{2\alpha}$)的 15－甲基衍生物,作用同 $PGF_{2\alpha}$,但由于带有甲基,延缓了脱氢酶的灭活作用,故其兴奋子宫平滑肌的作用比 $PGF_{2\alpha}$ 强 20～100 倍,且作用较 $PGF_{2\alpha}$ 持久。

（三）体内过程

本品明胶海绵块放入阴道后穹隆能使药物缓慢扩散到分泌液中,并经阴道壁黏膜吸收而引起子宫收缩。释放药物高峰在 1～3 小时内达到,一般可维持 8～10 小时以上,平均引产时间为 13.5 小时。阴道内给药对有引产指征、但宫缩条件差或其他方法引产失败的过期妊娠者效果满意,经 1～3 小时生效,持效 8～10 小时。

（四）应用

适用于抗早孕,扩宫颈,中期妊娠或过期妊娠引产,分娩后出血等症状。

(1)中期妊娠或过期妊娠引产。①肌内注射:每次 2 mg,每 8 小时 1 次,平均每人注射 6 次。对其他引产方法失败者加用本品是一种很好的补救办法,每 2～4 小时肌内注射 1 mg,平均用药量仅 4～5.9 mg。②阴道内给药:每次 1 块海绵块,置入阴道后穹隆,每 8 小时 1 次,平均每人约用 4～5 次。

(2)抗早孕：该药与其他药物合并用来抗早孕是一种较好的非手术性药物流产方法,抗早孕成功率比单用时大为提高,且能节省前列腺素用药量。此法最好用于停经 7 周以内者。①与丙酸睾酮合并应用：丙酸睾酮肌内注射,每次 100 mg,每日 1 次,共 3 天。第 4 天于阴道后穹隆放含卡前列素 3 mg 的海绵块,4 小时后重复 1 次,再 4 小时后肌内注射卡前列素 2 mg。前列腺素总量最多为 8 mg,总疗程为 8 小时。②与孕三烯酮合并应用：孕三烯酮(三烯高诺酮)口服,每次 3 mg,每日 3 次,连用 4 天。停药 2 天后开始用前列腺素,于子宫颈或后穹隆处贴含卡前列素 2 mg 的薄膜 1 张或放阴道栓剂 1 枚,每 2.5 小时 1 次,共 4 次。隔 2.5 小时后肌内注射卡前列素 2 mg,前列腺素总量最多为 10 mg,总疗程为 12.5 小时。

(五)注意

哮喘,高血压,肝肾病患者慎用。其他参见地诺前列素。

(六)不良反应

常见有恶心、呕吐、头晕、腹泻等胃肠道不良反应。预防性口服复方苯乙哌啶、复方樟脑酊、奋乃静或肌内注射甲氧氯普胺可减少不良反应并减轻症状,一般在停用前列腺素后症状迅速消失。有时会发生宫缩过强,如子宫颈扩张不好,为防止子宫、子宫颈或阴道后穹隆裂伤,可肌内注射阿托品或哌替啶,如遇强直性子宫收缩,可静脉注射 10％酒精(用葡萄糖液稀释)。

(七)相互作用

参见应用部分。

(八)评价

如果与丙酸睾丸素或孕三烯酮合用,可提高抗早孕成功率。单独使用时成功率为 42％～56％；合并使用时成功率为 96％以上。

(九)制剂与规格

注射剂：1 mg/mL,2 mg/mL；膜剂：栓剂 8 mg/粒；海绵块：6 mg/块。

十三、卡前列甲酯(carboprost methylate)

(一)其他名称

卡孕,15-甲基 $PGF_{2\alpha}$ 甲酯。

(二)作用

本品为卡前列素的甲酯化衍生物,作用与卡前列素相似,但更持久。

(三)体内过程

本品能通过阴道黏膜被迅速吸收,在早孕妇女阴道置入一释药速为 100 $\mu g/h$ 的缓释栓,1 小时后血药浓度可达峰值,峰值水平约为 2 ng/mL。然后血药浓度持续下降。本品在体内迅速代谢为其游离酸形式。阴道给药,有明显子宫收缩作用。

(四)应用

抗早孕、扩宫颈、中期妊娠引产。

(1)抗早孕：阴道给药先肌内注射丙酸睾酮每日 1 次,每次 100 mg,共 3 天；或先口服孕三烯酮每次 3 mg,每日 3 次,共 4 天。停药后 48 小时,于阴道后穹隆处放本品栓剂 5 mg。若经 12 小时后无流产,再肌内注射卡前列素 2 mg。另一方法为于 1 次口服米非司酮 600 mg 后 3

天或 4 天在阴道后穹隆处放本品栓剂1 mg;或先口服50 mg米非司酮,然后,每隔 12 小时 1 次 25mg,于第 3 天服米非司酮后 1 小时,于阴道后穹隆处放本品 1 mg。

(2)扩宫颈:于人工流产术前在阴道后穹隆处放本品栓剂 5 mg。

(3)中期妊娠引产:于阴道后穹隆内放置栓剂 5 mg。

(五)注意

哮喘、高血压、肝肾病患者慎用。

(六)不良反应

常见不良反应主要有恶心、呕吐、腹泻等。

(七)评价

临床用于抗早孕、扩宫颈及中期引产。如与丙酸睾酮或孕三烯酮合用,可使抗早孕有效率提高。

(八)制剂与规格

栓剂 1 mg/粒。

十四、环氧司坦(epostane)

(一)其他名称

爱波司坦。

(二)性状

本品为结晶。

(三)作用

本品为 3β-羟甾脱氢酶抑制剂,能阻断孕烯醇酮转化为孕酮,抑制卵巢和胎盘孕酮的合成,降低体内孕酮水平,导致流产。单用流产率为 73%,若与前列腺素合用,则完全流产率为 100%。

(四)应用

本品适用于抗早孕。口服,单用:每次 200 mg,每日 4 次,连服 7 天;或 1 次 400 mg,每日 2 次,连服4 天。与卡前列素合用:本品早 200 mg,晚 400 mg,连服 5 天。在第 4 天将卡前列素8 mg栓剂放入阴道后穹隆处,每 2 小时 1 次,共 3 次。

(五)注意

无特殊。

(六)不良反应

多见恶心、呕吐。发生率为 70%,腹痛及头痛发生率各 12%。

(七)制剂与规格

片剂 200 mg/片。

第三节　抗早产药

本节药物有镇静子宫，以有利于胎儿在宫内安全生长，防止早产的作用。本节化学药物主要有孕激素类和 β_2 受体激动药，其中孕激素类药物参见有关章节。

一、利托君（ritodrine）

（一）其他名称

羟苄羟麻黄碱，利妥特灵，雷托君。

（二）性状

本品盐酸盐为白色结晶性粉末。

（三）作用

本品为 β_2 肾上腺素受体激动剂，能兴奋子宫平滑肌中的 β_2 受体，起松弛子宫平滑肌，抑制其收缩，尤其是妊娠子宫平滑肌的不正常收缩，减弱宫缩强度和缩短宫缩时间，从而延长妊娠期。由于本品使腺苷酸环化酶（cAMP）活性增强，而产生保胎作用。

（四）应用

本品用于延长孕期，防止早产，胎儿宫内窘迫症。

静脉滴注：静脉滴注时应保持左侧姿势，以减少低血压危险。本品 15 mL（150 mg）加于 5％葡萄糖液 500 mL 中，开始时剂量为 0.05 mg/min，逐渐增加剂量至有效剂量（通常为滴速 0.15～0.35 mg/min），使宫缩停止，并维持滴速 12～18 小时。

口服：静脉滴注结束前 30 分钟，可以开始维持治疗，一般口服本品 10 mg（1 片）。头 24 小时内通常口服剂量为每 2 小时 10 mg，此后每 4～6 小时 10～20 mg，每日总剂量不超过 120 mg。为了抗早产的需要此种维持治疗，还可按此剂量继续口服。

（五）注意

（1）本品禁用于妊娠不足 20 周和分娩进行期（子宫颈扩展大于 4 cm 或开全 80％以上）的孕妇。

（2）本品对 β_2 受体的激动作用选择性不强，它同时也作用于 β_1 受体，故可发生心悸、胸闷、胸痛和心律失常等反应，反应严重者应中断治疗。有严重心血管疾病的患者禁用。

（3）本品可以升高血糖及降低血压，故糖尿病患者及使用排钾利尿剂的患者慎用。本品能通过胎盘屏障使新生儿心率改变和出现低血糖，应密切注意。

（4）静脉注射时还可以有震颤、恶心、呕吐、头痛和红斑以及神经过敏、心烦意乱、焦虑不适等反应。口服还可有心率增加、心悸和震颤、恶心和颤抖、皮疹和心律失常等反应。

（5）与糖皮质激素合用可出现肺水肿，极严重者可导致死亡。

（6）本品静脉滴注时间较长，故静脉滴注液宜分 2～3 次配制，以防药液分解变色或产生沉淀。

（六）不良反应

（1）本品也作用于 β_1 受体，故可发生心悸、心动过速、胸闷、胸痛、面红、发汗等反应。

(2)本品有恶心、呕吐、头痛、皮疹等不良反应。

(3)本品有升高血糖和降低血钾作用。

(七)相互作用

(1)本品与皮质激素合用,可引起肺水肿等严重反应,故不宜联用。

(2)本品不宜与排钾利尿剂合用,以防血钾降低过多。

(八)制剂与规格

片剂:100mg/片;注射剂:50mg/5 mL。

二、特布他林(terbutaline)

(一)其他名称

博利尼康,喘康速。

(二)性状

本品为白色或类白色的结晶性粉末,味苦,无臭或略带醋酸味,易溶于水(1∶4),1%水溶液的 pH 约为 4。

(三)作用

本品与利托君相似,为选择性的 β_2 受体激动剂,其支气管扩张作用比沙丁胺醇稍弱;对心脏的兴奋作用仅为异丙肾上腺素的 1/100,但在临床实际应用中,特别是大量给药时,仍有明显的心血管系统不良反应。能减少宫缩频率和强度,缩短宫缩时间,利于妊娠。临床疗效静脉给药时与利托君相当,而口服给药时较优。

(四)体内过程

本品口服后在吸收过程中大部分与硫酸结合为硫酸酯而失效,生物利用度只有 10% 左右。药物在体内不被 COMT 和 MAO 代谢失活,作用时间较久。口服后 30 分钟起效,2～4 小时血药浓度达峰值,持续时间为 5～8 小时。$t_{1/2}$ 为 3～4 小时。V_d 为 1.4 ± 0.4L/kg。血浆蛋白结合率为 20%。吸收药量的 65% 以原形由肾排出。本品皮下注射后 5～15 分钟生效,0.5～1 小时作用达高峰,持续 1.5～4 小时。

(五)应用

治疗中期早产、胎儿宫内窘迫症。

(1)静脉滴注:开始时滴速为 2.5 μg/min,以后每 20 分钟增加 2.5 μg/min 直至宫缩停止或达到滴速17.5 μg/min。以后,可每 20 分钟减 2.5 μg/min 直至最低有效滴速,维持 12 小时。若再出现宫缩,可再按上述方法增加滴速控制。

(2)口服:用于静脉滴注后维持治疗,在停止静脉滴注前 30 分钟给予 5 mg,以后每 4 小时 1 次,每日极量为 30 mg。

(六)注意

(1)本品禁用于妊娠不足 20 周和分娩进行期(子宫颈扩展大于 4 cm 或开全 80% 以上)的孕妇。

(2)本品对 β_2 受体的激动作用选择性不强,它同时也作用于 β_1 受体,故可发生心悸、胸闷、胸痛和心律失常等反应,反应严重者应中断治疗。有严重心血管疾病的患者禁用。

(3)本品可以升高血糖及降低血压,故糖尿病患者及使用排钾利尿剂的患者慎用、本品能通过胎盘屏障使新生儿心率改变和出现低血糖,应密切注意。

(4)静脉注射本品时还可以有震颤、恶心、呕吐、头痛和红斑以及神经过敏、心烦意乱、焦虑不适等反应。口服还可有心率增加、心悸和震颤、恶心和颤抖、皮疹和心律失常等反应。

(5)与糖皮质激素合用可出现肺水肿,极严重者可导致死亡。

本品静脉滴注时间较长,故静脉滴注液宜分2~3次配制,以防药液分解变色或产生沉淀。

(七)不良反应

少数患者可出现口干、鼻塞、轻度胸闷、嗜睡及手指震颤等,个别患者可有心悸、头痛。

(八)制剂与规格

片剂:2.5mg/片,5mg/片;注射剂:1mg/mL。

第十二章 骨科临床用药

第一节 风湿性关节炎药

风湿性关节炎属于变态反应性疾病，是风湿热的主要表现之一。多以急性发热及关节疼痛起病，典型表现是轻度或中度发热，游走性多关节炎，受累关节多为膝、踝、肩、肘、腕等大关节，常见由一个关节转移至另一个关节，病变局部呈现红、肿、灼热、剧痛，部分患者也有几个关节同时发病，不典型的患者仅有关节疼痛而无其他炎症表现，急性炎症一般于 2～4 周消退，不留后遗症，但常反复发作。若风湿活动影响心脏，则可发生心肌炎，甚至遗留心脏瓣膜病变。约 80％患者的发病年龄在 20～45 岁，以青壮年为多，女性多于男性。

一、临床特点

1.症状

（1）风湿性关节炎的局部典型症状：关节疼痛，多由一个关节转移至另一个关节，常对称发病。

（2）风湿病的全身多种症状：如风湿病处于急性期或慢性活动阶段，则可同时出现其他多种急性风湿病的临床表现，如上呼吸道感染史、发热、心肌炎、皮肤渗出型或增殖型病变、舞蹈病、胸膜炎、腹膜炎、脉管炎、肾炎等；如风湿病处于慢性阶段，则可见到各种风湿性心瓣膜病的改变。

2.体征

表现为游走性关节炎，多由一个关节转移至另一个关节，常对称累及膝、踝、肩、腕、肘、髋等大关节，局部呈红、肿、热、痛的炎症表现，但永不化脓，部分患者数个关节同时发病，亦可波及手足小关节或脊柱关节等。

急性游走性大关节炎，常伴有风湿热的其他表现如心肌炎、环形红斑、皮下结节等，血清中抗链球菌溶血素"O"凝集效价明显升高，咽拭子培养阳性和血白细胞增多等。

二、诊断要点

（一）病史

发病前 1～4 周可有溶血性链球菌感染史。

（二）实验室检查

白细胞计数轻度或中度增高，中性粒细胞稍增高，常有轻度贫血。尿中有少量蛋白、红细胞和白细胞。血清中抗链球菌溶血素"O"多在 500 U 以上。血沉多增快。

（三）X 线表现

风湿病伴关节受累时，不一定都有阳性 X 线征象。有的患者，其关节 X 线全无异常表现，有的患者则受累关节显示骨质疏松。有时风湿性心脏病患者的手部 X 线与类风湿关节炎的变化很相似,易出现掌骨头桡侧骨侵蚀面形成钩状畸形。

本病的诊断目前仍采用 1965 年修订的 Jones 标准,即以心肌炎、多发性关节炎、舞蹈病、环形红斑及皮下结节为主要诊断依据,以既往风湿热史或现在有风湿性心脏病、关节痛、发热、血沉增快、C 反应蛋白阳性或白细胞计数增多及心电图 P－R 间期延长作为次要依据。凡临床上有以上 2 项主要表现或 1 项主要表现加 2 项次要表现,并近期有乙型链球菌感染和其他证据等而做出诊断,如果抗"O"增高或咽拭子培养阳性者可以明确诊断。

三、治疗思路

现代医学对本病的治疗主要是针对急性风湿病,使用青霉素控制链球菌感染,水杨酸制剂解热消炎止痛改善症状,合并有心肌炎者考虑用肾上腺皮质激素。

(1)一般治疗:急性期应卧床休息,加强护理,加强营养。症状消失及实验室检查正常 2 周后方可逐渐增加活动。

(2)控制乙型链球菌感染:成年人青霉素肌内注射 80 万 U,每日 2 次,共 10～14 天。青霉素过敏者,可改用红霉素、螺旋霉素等治疗。

(3)控制症状药。①非甾体类抗炎药:可内服西乐葆(痛博士)、美洛昔康胶囊、尼美舒利、扶他林(双氯芬酸钠)缓释片等。复合制剂:科洛曲片等。②糖皮质激素:消炎作用强,用于有心肌炎或其他抗风湿药无效时。常用量:甲强龙 40 mg/d;地塞米松 5～10 mg/d;氢化可的松;200～300 mg/d。

第二节　类风湿关节炎药

类风湿关节炎是一种慢性系统性炎性关节疾病,伴全身性症状,病因和发病机制不明,主要特征是多关节、对称性受累,滑膜病变,如炎症持续,可导致关节破坏、畸形,终至功能障碍、致残。关节外表现有类风湿结节、动脉炎、神经病变、巩膜炎、心包炎、淋巴结肿大,肝脾大也常见。均属类风湿关节炎(RA)病变整体中不可分割的部分,强调其系统性,而为一独立的疾病。

一、发病情况

发病率 0.3％～1.5％,女性多发,是男性的 2～3 倍,任何年龄均可发病,有家族趋向。最初多关节发病约 70％、小关节 60％、大关节 30％,单关节则多侵及膝(50％),最终小关节发病居多。

二、病因

内分泌、代谢、营养、遗传及环境因素可能对病程有影响,但与病因无关。

类风湿因子(RF)是针对人类 IgG Fc 段 $C－r_2$ 及 $C－r_3$ 同源区抗原决定簇产生的特异性抗体,在 RA 血清中有更高的阳性率,但无诊断意义,仅作参考(表 12－1)。

三、病理

最早是微血管损伤改变,滑膜下组织水肿,滑膜细胞增生,小血管炎性变和血栓机化而闭塞,晚期滑膜水肿、增生、肥厚。

节段性血管改变是一固有特征,静脉扩张,毛细血管阻塞,血栓形成,血管周围出血,滑膜中淋巴细胞多是 T 细胞和抗体形成细胞、滑膜下层浆细胞主要含 IgG,具抗免疫球蛋白活性。

随病变进展,血管翳侵蚀,破坏软骨、终至关节融合(图 12—1、12—2)。

表 12—1　RF 在各种疾病的发生率

疾病	RF 检出率(%)
类风湿性关节炎	79.6
SLE	28.9
干燥综合征	95.0
PSS	50.0
冷球蛋白血症	90.0
MCTD	25.0
多发性肌炎	20.0
皮肌炎	10.0
巨球蛋白血症	28.0
青少年类风湿性关节炎	10.0
急性细菌性心内膜炎	40.0
慢性肺间质纤维化	35.0～60.0
矽肺	30.0～50.0
肝硬化	53.8
慢性肝炎	36.7
急性肝炎	28.9
肝癌	27.8
结核	10.0
>60 岁老年人	15.0～50.0

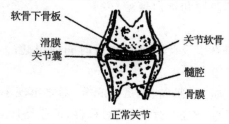

正常关节

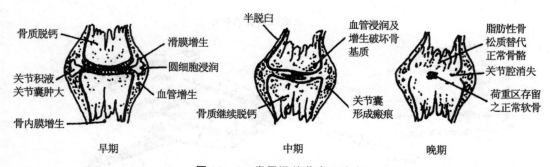

早期　　　　　中期　　　　　晚期

图 12—1　类风湿关节炎之病变

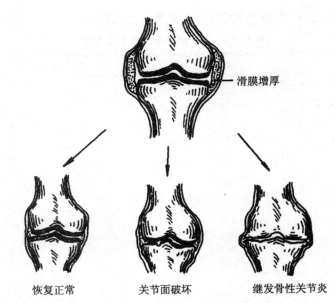

恢复正常　　　　　　关节面破坏　　　　　继发骨性关节炎

图 12－2　类风湿关节炎的结局

急性期：滑膜增厚，继之软骨面破坏。根据病变程度和治疗可有不同归宿

四、发病机制

（1）炎症和组织损伤，使免疫复合物的反应沉积，经趋化吸引作用，血管翳侵犯软骨。

（2）细胞免疫作用，T细胞处于激活状态。

（3）滑膜中有巨噬细胞和带刺样树突的细胞，有 DR(La)抗原，功能为递呈抗原，产生白介素－1，诱导抗体生成，刺激滑膜细胞，软骨细胞和破骨细胞形成破坏软组织、软骨和骨的化学物质。

（4）血管翳破坏性最大，溶解胶原和蛋白聚糖。

五、临床表现

一定时间内出现种种表现组合以及此组合在一段时间内引起的不同后果，本病多呈慢性发作，偶有急性，病程长，可持续 10 年。

开始时，有疲乏、衰弱、消瘦、贫血、肌痛、手足发麻等，随之出现小关节肿痛，常发生于小骨关节近端手指（趾），关节疼痛、压痛、红肿、强直，呈对称性，滑膜增厚，功能受限，终致畸形和肌萎缩（图 12－3）。

图 12－3　手部类风湿关节炎病变

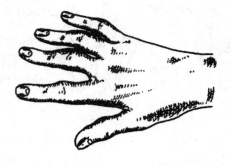

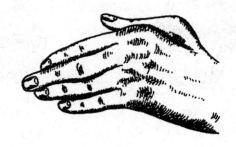

早期类风湿关节炎——近侧指间关节肿大　　　晚期类风湿关节炎——掌指关节肿大，手指尺侧偏斜

一般常有晨僵,轻度发热,淋巴结肿大,少数(约 1/5)可有急性发作,多为间歇性发作症状,随时间推移,转为持续性。缓解期的表现为晨僵＜15 分钟,无疲乏感,无关节痛,活动时无压痛或疼痛、软组织不肿、血沉＜30 mm/h。

慢性期依据功能情况予以评价。

1 级:正常。

2 级:功能受限中度,可正常活动。

3 级:功能受限明显,不能自理。

4 级:不能工作,坐轮椅或卧床。

可累及任何关节,手、腕、膝多见。关节外表现是多方面的,周围软组织,皮下结节(20％～25％)无症状性,肘、枕、骶部易发。皮肤的血管炎呈现色斑,多见于指腹。腱鞘炎(65％)见于手腕。滑囊炎、肌萎缩、韧带松弛均可发生。

心脏可出现急性心包炎。肺偶有胸膜炎积液,胸膜下结节和肺炎。如多发肺结节即称Caplan 综合征,多见于煤矿工人,眼有角膜炎和干燥综合征。神经则出现多神经炎。

被认为是血清阳性 RA 的并发症 Fehy 综合征,也称成年人的 Still 病,见于慢性 RA,有肝淋巴结肿大、贫血、血小板下降、中性粒细胞下降,发热、易疲乏,易感染革兰阳性菌。

实验室检查血沉快,抗"O"、RF 均阳性,滑液有改变(表 12－2),活检显示炎性病变。

表 12－2　关节液的改变

关节情况	白细胞总数(×10⁻⁶L)	多核白细胞数(×10⁻⁶L)	黏液蛋白凝块
正常	…～60	…～6	良好
类风湿关节炎	500～230 000	3～97	不佳
淋菌性关节炎	1 600～250 000	50～100	不佳
风湿性关节炎	1 000～50 000	2～98	良好
结核性关节炎	500～100 000	2～80	不佳
Reiter 综合征	1 000～35 000	25～90	不佳
创伤性关节炎	50～8 000	3～90	良好
痛风性关节炎	1 000～70 000	0～99	不佳

X 线早期显示关节周围软组织肿胀,随后出现脱钙、骨质疏松(近关节端而非骨干中部,随后加重乃至广泛脱钙),稍晚关节软骨破坏,关节间隙变窄、囊变、肌萎缩、可发生半脱位或脱位,晚期脱钙更重,关节间隙消失,强直。

六、诊断与鉴别诊断

本病晚期受累关节已严重破坏并畸形,结合发病情况、临床表现和 X 线显示,诊断并不困难,但在早期,单关节受累,则较困难,必须仔细鉴别。

美国风湿学会的诊断标准将 RA 分为四类即典型、肯定、大概和可能。标准共 11 条,典型RA 应有 7 条,1～5 关节症状和体征至少持续 6 周,若在"除外"项内有任何一条,也不能定为典型 RA。肯定 RA 应有 5 条,1～5 关节症状和体征至少持续 6 周,若在"除外"项内有任何一条,不能算是肯定 RA。大概 RA 应有 3 条,1～5 条中至少有一条持续 6 周,若在"除外"项内有任何一条,不能认为是大概 RA。可能 RA 应有两条,关节症状至少 3 周,若在"除外"项内有任何一条,即不算是可能 RA。

所制定 11 条标准(1958 年)如下。

(1)晨僵:持续 15 分钟。

(2)检查时至少一个关节在活动时疼痛或压痛。

(3)至少有一个关节肿胀,是软组织肥厚或积液,而非骨质增生,不少于 6 周。

(4)至少有另一个关节肿胀,无关节症状的缓解期,间隔时间不超过 3 个月。

(5)对称性关节肿胀,同时侵及机体两侧同一关节,近侧指间、掌指或跖趾关节受累时,不要求绝对对称,远侧指间关节受累不在此标准内。

(6)在骨隆突处,肢体伸侧或关节旁有皮下结节。

(7)典型 RA 的 X 线变化不仅是退行性变(骨质增生),而且有周围的骨质疏松(脱钙)。

(8)凝集试验阳性,或链状菌凝集试验阳性。前者要求在两个实验室内用任何方法能找出类风湿因子,而此实验室的水平表明对正常对照组阳性不大于 5%。

(9)滑液内的黏液素沉淀不良即黏蛋白凝结差,混浊液内呈碎片。

(10)滑膜有典型的组织学改变,表现有以下 2 或 3 个以上的变化,即:①显著绒毛肥厚、表层滑膜细胞增生,排列呈栅栏状;②慢性炎性细胞明显浸润,主要是淋巴细胞或浆细胞并有形成淋巴样结节的倾向;③在表面或组织间隙内有坚实纤维蛋白的沉积、细胞坏死灶。

(11)皮下结节内典型的组织学变化,表现为肉芽肿病灶,并有细胞坏死的中心区,中层呈栅栏状增生的巨噬细胞,外围是纤维化和炎性细胞浸润,主要位于血管周围。

本病常以多种形式出现,因而需要与其鉴别的疾病很多,包括强直性脊柱炎、感染性关节炎、关节结核、痛风、血清阴性关节炎等(表 12-3～表 12-5)。

表 12-3　类风湿关节炎的鉴别

项目	类风湿关节炎	风湿性关节炎	淋菌性关节炎
年龄	多在 15 岁以后生育期女性	第一次发作多在 15 岁以前,可见于任何年龄	常见于 20～40 岁,可见于任何年龄
性别	多在女性	男女无差别	男性多见
发作史	亚急性或慢性	急性	急性
上呼吸道感染	常见	80%～90%可见	10%
淋病史及症状	—	—	+
局部皮肤	无炎症、发凉	有炎症	有炎症
疼痛、高热	±	++	+
皮下结节	10%～20%	15%	—
腱鞘炎	+	—	++
游走性症状	+	+	—
侵及肺及胸膜	少	常见	无
浆液性结膜炎	无	极少	可见
关节永久性破坏	可见	无	常见且严重

项目	类风湿关节炎	风湿性关节炎	淋菌性关节炎
X线表现	晚期关节强直	软组织肿胀	骨质破坏
关节液化验	无菌(±)	无菌	淋菌(25%)
淋菌椎体固定试验	—	—	+(80%)
溶血性链球菌凝集试验	+	—	—
心动电流图	—	可有心脏病变	—
水杨酸钠疗效	暂时好转	良好,迅速有效	无效
磺胺类及抗生素疗效	稍有效	无	良好

表 12—4　类风湿关节炎与骨关节炎的鉴别

项目	类风湿关节炎	骨性关节炎
	无外伤史	每有外伤史
	多在 20~40(<35)岁发病	50~60(>35)岁发病
	患者多瘦长、体重不足	多肥胖、过重
	常有前驱症状	无
	无血管硬化	有
	急性发作,渐转为慢性	慢性
	可有全身感染症状	无
	多侵及近侧指间及掌指关节	多侵及远侧指间关节
	多数呈对称性	少数关节发病,不对称,多负重关节
	常有局部病灶	无
	有皮下结节(10%~20%)	无
	游走性关节痛	无游走性
	进行性病程	可停顿或轻度进行性
	关节周围软组织肿胀	无
	有关节积液	无
	肌萎缩明显	无或少
	关节畸形、强直	无强直
	血常规检查白细胞增高,贫血,血沉快	正常
	溶血性链球菌凝集试验阳性	阴性
	X线显示骨质疏松,关节间隙狭窄,骨性强直	骨质致密,骨赘形成

表 12—5　类风湿关节炎与痛风性关节炎的鉴别

项目	类风湿关节炎	痛风性关节炎
性别	女与男之比(2~3)∶1	多发于男性
年龄(岁)	20~45	>35
发作史	迟缓	急性

续表

项目	类风湿关节炎	痛风性关节炎
病程	长	有间歇期
家族病风史	—	+
前驱症状	++	—
侵及多个关节	+	最初常为单个关节
疼痛	轻,休息后好转	剧痛
对称性关节发病	+	
关节梭形肿大	+	肿大,不对称、不整齐
侵及踇趾	—	多数侵击
皮下结节	5%	—
伴发鹰嘴滑囊炎	—	+
肌萎缩	常见	少见
关节强直	+	—
痛风石	—	50%
血尿酸	正常	发作时增高
秋水仙碱疗效	无效	症状消退
链球菌凝集试验	±	—
X 线改变	骨质疏松	骨质破坏区

七、治疗

(一)一般原则

(1)认识其为全身性疾病,发病情况差异很大,治疗应个体化,并争取患者与其家属的配合,方易奏效而有成。

(2)治疗目的为缓解疼痛、控制炎症,减少药物不良反应和保护肌肉关节功能,使患者可以回归生活。

(3)"金字塔"治疗方案,基本内容包括环境、休息、营养、社会服务、理疗、职业疗法、骨科处理、药物控制等(图12—4)。

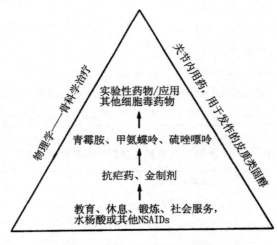

图 12—4 金字塔治疗方案

(二)药物治疗

1.药物及其分类

(1)一线药物:作为首选,主要有水杨酸类和其他非甾体抗炎药(NSAIDs)2类,药物可抑制环氧化酶(Cox),缓解炎症反应,减少前列腺素和缓激肽水平,达到缓解症状。

NSAIDs各人反应不同,因人而用。对病情进展无作用,不能阻止其恶化,但能缓解症状,有止痛、抗炎、解热即对症治疗作用。

NSAIDs的毒副作用主要是消化道溃疡,发生率15%～35%,故主张不同时用2种以上这类药物,避免加大不良反应,或应用其中的Cox2抑制剂,高危、低血容量、应用利尿剂者慎用。

常用药物有多种。①水杨酸类:常用阿司匹林(乙酰水杨酸),已有肠溶制剂可减少胃黏膜不良反应。非乙酰化水杨酸类有三硅酸胆碱镁、二氟苯水杨酸。②吲哚类:消炎痛,普通型25 mg;缓释型75 mg。偏头痛(50%)栓型50 mg。苏灵达对肾前列腺素抑制作用小。痛灭定对肠胃和CNS作用小,可用于幼年型RA。③丙酸衍生类:不良反应少,常用芬必得(布洛芬)、萘普生(半衰期长)、苯酮酸、酮基布洛芬。④灭酸类:甲氯灭酸钠。⑤喜康类:炎痛喜康半衰期长(30～86小时)。⑥吡唑酮类:保太松已少用。

(2)二线药物:为慢性作用药(SAARDs)。

改变病情药(DMARDs)。①金制剂:抑制炎症,改变RA病程,对血清阳性和早期效果好。如:硫代葡萄糖金,第1周10 mg肌内注射,第2周25 mg,以后每周50 mg,总量超过1 g时减为每隔1周1次,然后每3～4周1次。不良反应大,可有皮疹、剥脱性皮炎、口腔溃疡、粒细胞减少、血小板减少,再障患者、蛋白尿。金诺芬(瑞得)3 mg,2次/天口服持续3～5个月。②抗疟药:羟氯喹200 mg,2次/天。氯喹250 mg,2次/天。③青霉胺500～750 mg,1次/天,维持量250～500 mg,需监测血尿。④其他:布西拉明:为半胱氨酸的衍生物,类似青霉胺,毒性小,抑制淋巴细胞浸润,调节免疫功能,用量100 mg 1次/天,增至300 mg 3次/天,稳定后100 mg/天,持续1年。雷公藤:雷公藤多甙300 mg,3次/天。

细胞毒药物:①甲氨蝶呤(methotrexate,MTX)为叶酸类似物,有免疫抑制作用,抑制滑膜炎症,5～25 mg/周;②环磷酰胺50～100 mg 2次/d;③硫唑蝶呤1.5～3.0 mg/(kg·d),分次。

(3)三线药物:主要为糖皮质激素,有抗炎和免疫抑制作用,不能阻止关节破坏的进展。适应于控制活动性RA而一线药物无效、肝肾功能损害不宜一二线药物、合并关节外病变者。开始剂量应<15 mg/d,逐渐减至7.5 mg/d,可全身或关节内注射。

(4)四线药物:即免疫抑制剂。RA发病与免疫有关,免疫抑制剂可阻断不良反应并干扰炎症形成,从而改变RA进展,可口服Ⅱ型胶原,抗TNF-α单克隆抗体,抗IL-1单克隆抗体等。

2.联合治疗

联合治疗发挥各类药物作用以提高疗效,药物选用要求合理,现已不提倡,但联合2种以上一线药物,以免加重不良反应,一般多用一线、二线药物或二、三线药物联用,二线药作用慢,一、三线药控制炎症,联合是有效合理的。

3.治疗方案

(1)先确定 RA 活动情况,再进行治疗(图 12－5)。①缓进性 RA:开始用 NSAIDs、小剂量糖皮质激素或羟氯喹。②侵袭性 RA:早用 DMARDs,一般用 MTX。

(2)综合治疗:早期 RA 重在药物治疗,联合用药,进入慢性期则需采用综合治疗,可行滑膜切除以阻止病情进展,术后结合 DMARDs 和功能锻炼,配合理疗。

(三)物理措施

包括理疗、体疗和支具(夹板、手杖)。

(四)特殊并发症的治疗

(1)类风湿性血管炎:发病率＜1％,主要皮肤表现,对症处理。

(2)Felty 综合征:有肝脾大,粒细胞减少(＜2 000/mol),治疗用药 MTX,金制剂,可考虑脾切除。

(3)寰枢椎半脱位:牵引或支具。

(五)手术治疗

可采用非介入性药物滑膜切除,用药^{32}P、^{198}Au 或 qY、^{165}Dy 关节内注射,以杀死滑膜细病胞,软骨已有破坏者不宜使用。Ⅰ、Ⅱ期 RA 可行滑膜切除,减轻负荷,但滑膜 1～3 年可再生。关节内注射激素也可消炎。

根据具体情况和病变可采用多种手术,如髋人工关节置换、腕关节的尺骨小头切除,膝部截骨或融合术,以重建功能、纠正畸形、获得稳定。

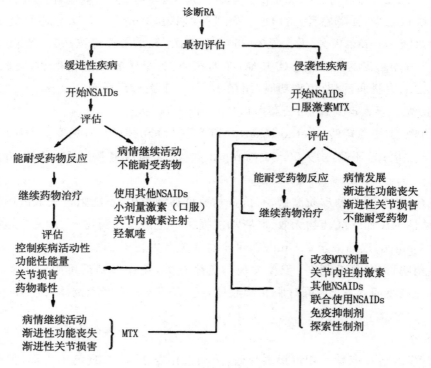

图 12－5　RA 的治疗

第三节 Felty 综合征

1924 年 Felty 首先报道成人慢性类风湿关节炎合并粒细胞减少及脾大,此后将具备上述三大主征的疾患称为 Felty 综合征,即费尔蒂综合征。Felty 综合征是指除有典型的类风湿关节炎临床表现外,还伴有脾脏肿大和白细胞计数减少的一种严重型类风湿关节炎,因此又称为关节炎－粒细胞减少－脾大综合征、类风湿关节炎－脾大综合征、感染性关节炎。白细胞计数减少的原因与脾功能亢进、存在针对中性粒细胞的特异性抗体或存在骨髓抑制因子等有关。

一、病因

目前认为 Felty 综合征可能为自身免疫性疾病,其病因不明,发病机制可能与免疫复合物介导小静脉损伤引起的继发性肝损伤有关。Felty 综合征的病因学说和类风湿关节炎相似。但本病脾大的原因至今尚未明确。有人认为本病的白细胞减少是由脾功能亢进所致,但脾切除后,有些患者的白细胞减少症状并不能被纠正。对于白细胞减少有以下学说。

(一)血液学研究方面

1.粒细胞寿命缩短

目前认为粒细胞半衰期缩短是本病粒细胞减少的主要因素。

2.粒细胞产生下降

白细胞减少可能是骨髓功能抑制的结果,Felty 综合征患者的粒细胞前体细胞的增殖能力下降,血清和尿中粒细胞增殖促进因子(如集落刺激因子)减少。

(二)免疫学研究

1.存在引起粒细胞下降的血清物质

将本病患者的血清给正常人静脉注射,结果出现一过性粒细胞下降,因此认为患者的血清中可能存在某种物质会引起粒细胞下降。

2.粒细胞特异性抗体

本病患者血清抗核抗体阳性率为 75% 以上,但患者血清中该抗体无补体结合能力,故称为非器官特异性抗核抗体。后来又证明本病血清中除存在抗核抗体外,80%~90% 的患者尚有粒细胞特异性抗体,该抗体具有补体结合能力,可能引起粒细胞减少。这种粒细胞特异性抗体是中等大小循环免疫复合物的构成成分,可见于类风湿关节炎关节液中。在脾切除后,本病患者恶化期血清中出现周边型粒细胞特异性抗核抗体,而在缓解期消失。根据该病 IgG－RF 及粒细胞特异性抗核抗体几乎同时出现及消失的规律,考虑可能有 IgG－IgG－RF 中间复合物形成。

3.抗粒细胞抗体

用间接抗人球蛋白消耗试验测定本病患者血清,发现有抗粒细胞抗体,该种抗体属于 IgG 类免疫球蛋白。

4.与粒细胞密切相关的 IgG 和血清粒细胞结合 IgG

用定量抗人球蛋白消耗试验、葡萄球菌蛋白结合试验测定,结果发现:对照组相比,本病患者的粒细胞表面或血清中的 IgG 明显增加,脾切除后其值下降,这不仅反映了有抗粒细胞抗体的存在,而且也证明这类 IgG 是可溶性免疫复合物的构成成分。

5.粒细胞吞噬免疫复合物的能力下降

检测本病患者的血清,发现有阳性率高、补体结合能力强的免疫复合物存在,此种免疫复合物可被正常人的粒细胞所吞噬,而患者的粒细胞内却含有由 IgG 和补体组成的包涵体,这说明白细胞的吞噬能力下降。

6.抑制性 T 细胞介导机制

把正常人的骨髓细胞与本病患者的外周血、骨髓细胞或脾细胞一起培养,其集落形成单位数比对照组少,这种抑制作用表明抑制性 T 细胞形成受抑制可能与本病白细胞下降有关。

二、病理

关节表现为类风湿关节炎的各个不同阶段的典型表现。脾大的非特异性改变为具有大的生发中心的脾淋巴滤泡过度增生,内有网状细胞和浆细胞。肝脏病变为间质淋巴细胞浸润与纤维化。

三、临床表现

(一)典型表现

本病患者少数病例脾肿大和粒细胞减少可早于类风湿关节炎症状。关节病变常较一般类风湿关节炎严重,多有骨侵袭和畸形,但亦有轻型者。约 1/3 的病例有非活动性滑膜炎,脾脏可从刚可触及至巨脾,大小不等。1/3 的患者可有中性粒细胞减少和类风湿关节炎的典型 Felty 综合征特点,但无脾脏肿大。

(二)继发感染

本病中约 60% 的患者有继发感染。感染部位以皮肤和呼吸道多见。致病菌多为常见的葡萄球菌、链球菌以及革兰阴性杆菌。感染可能与粒细胞减少有关。

(三)肝脏病变

患者可伴有肝结节性再生性增殖,这种特征性的肝脏病变在红斑狼疮和其他结缔组织病中很少见到。组织学上肝脏受累见于 60% 的 Felty 综合征患者,可有肝功能异常,部分患者组织学上呈现异常,但肝功能正常。

(四)关节及其他表现

关节表现与典型的类风湿关节炎无明显区别。常于关节症状出现数月到数年后才出现典型症状,因而患者年龄多在 40 岁以上。暴露部位皮肤色素沉着、皮肤-黏膜-小腿溃疡、紫斑,也可发生干燥综合征、心包炎、胸膜炎、周围神经病变、肝轻度肿大、淋巴结肿大、体重减轻等。

四、辅助检查

Felty 综合征实验室检查异常主要为血液系统各细胞系均有变化。除类风湿关节炎常见的由血清铁结合力降低所致的轻度贫血外,红细胞寿命缩短亦为其特征。血小板轻度下降、粒细胞减少极为突出,严重者可低至 0.1×10^9/L 以下。

(一)血象

呈中度低色素性贫血、血小板轻度减少,中性粒细胞显著减少。

（二）免疫学检查

类风湿因子及抗核抗体常为阳性。

（三）骨髓象

骨髓中红细胞系中度增生、粒细胞成熟障碍。

五、诊断

Felty 综合征为类风湿关节炎的特殊类型，具有类风湿关节炎、脾大及粒细胞减少三个主要特征，再结合其他免疫学检查即可确定诊断。

Felty 综合征的关节炎和关节痛可累及膝、腕、踝、肘和肩关节痛是常见症状。单关节性关节侵犯在起始时是缓慢和轻微的，但仍可导致临床上更为严重的关节炎。关节炎数月甚至数年后出现以下典型症状，包括：①全身不适、疲倦、厌食、消瘦、发热，发热的特点为体温通常大于 39 ℃，常出现在午后或傍晚，每天或每 2 天出现一次高峰，间隔期体温正常，形成规律性循环；②皮肤暴露处出现棕色色素沉着，甚至呈黑色；③皮肤或黏膜溃疡，尤其小腿溃疡；④脾肿大，个别呈巨脾；⑤部分患者全身淋巴结肿大、紫癜和反复感染。

六、治疗

（一）药物治疗

激素通常列为首选药物，但疗效仅为一过性，很少完全缓解。用激素冲击疗法可获显效。抗类风湿治疗，如非甾体抗炎药、青霉胺、雷公藤等均可使用。

（二）脾切除

对激素治疗无效，而粒细胞数又低于 $1.0 \times 10^9/L$ 并伴有严重贫血（溶血性）或血小板减少、反复感染者宜行脾切除术。80% 患者术后可获得血液学改善，且反复感染与小腿溃疡亦多有好转。但长期随访仅有 30%～40% 可保持缓解，其余病例多于数年内再度恶化或死于感染。近年发现切脾术后恶化者与副脾存在有关，提示有网状内皮系统亢进状态。

（三）对症治疗

用抗原性尽可能小的抗生素控制感染，因为许多抗生素可加重体内已存在的免疫反应，故应用抗生素治疗本病感染需慎重选用。

七、预后

本病常较一般类风湿关节炎严重，多有骨侵袭和畸形。约 60% 的患者有继发感染，感染部位以皮肤和呼吸道多见，肝功能异常。大部分患者有轻至中度的贫血，预后不佳。

第四节　成人 Still 病

成人 Still 病（AOSD）是一组病因和发病机制不明，临床以高热、一过性皮疹、关节炎和白细胞升高为主要表现的综合征。1896 年 Bannatyne 首先描述了幼年类风湿关节炎（JRA）全身型的症状和体征，第 2 年英国的医师 Georger Still 报道在 22 例儿童 RA 中有 12 例为全身型，1924 年以全身型起病的幼年 RA 被称为 Still 病，1971 年 Bywater 等系统报道了 14 例成人 Still 病的临床特征与儿童 Still 病相同，1973 年才正式命名为成人 Still 病。但当时同时并用的名称有成人变应性亚败血症、超敏性亚败血症、Willer－Fanconi 综合征或 Wissler 综合征、成人发病的幼年类风湿关节炎及成人急性发热性幼年风湿病性关节炎等,直到 1987 年国际上统一采用成人 Still 病命名后,本病作为一种独立性疾病,才得到广泛的承认。

成人 Still 病也包括在儿童期发病、到成年期才出现全身症状的病例(儿童型成人 Still 病)或在儿童期发生的 Still 病至成年期复发的连续性病例,这些病例约占总病例数的 12%。成人 Still 病的发病年龄从 14～83 岁不等,尤以 16～35 岁的青壮年多发,男女患病率基本相等或以女性为多,病程 2 个月到 14 年。

一、病因

本病的病因尚不清楚,一般认为与感染、遗传和免疫异常有关。

(一)感染

多数患者发病前有上呼吸道感染病史,发病时有咽炎、牙龈炎,化验检查血清抗 O 升高,部分患者咽拭子培养有链球菌生长,将其制备成自身疫苗注射后病情缓解,提示成人 Still 病与链球菌感染有关。另外,在部分患者血清中发现抗肠耶耳森菌抗体、抗风疹病毒抗体及抗腮腺炎病毒抗体,还有部分患者血清中存在葡萄球菌 A 免疫复合物,故有人认为成人 Still 病的发病与感染有一定关系。但除咽拭子培养外,在其他病变组织中从未分离出细菌和病毒,故尚不能确定感染在发病中的作用。

(二)遗传

据报道,成人 Still 病与人类白细胞抗原中 I 类抗原和 II 类抗原有关,包括 HLA－B8、Bw35、B44DR4、DR5 和 DR7 等,提示本病与遗传有关,但上述 HLA 阳性位点与临床表现、诊断及治疗药物的作用均未发现明显的相关性,对支持临床诊断无特殊意义。

(三)免疫异常

有研究认为,免疫异常与本病有关,成人 Still 病患者存在细胞和体液免疫异常。①患者血液中肿瘤坏死因子、白细胞介素－1、白细胞介素－2 及其受体和白细胞介素－6 水平升高。②T 辅助细胞减少、T 抑制细胞增高及 T 淋巴细胞总数减少。疾病活动时,T 细胞受体－$\gamma\delta$ 表型阳性的 T 淋巴细胞升高,这是一种新发现的 T 细胞亚群,具有分泌多种细胞因子的功能和细胞毒性,并与血清铁蛋白和 C－反应蛋白密切相关。③疾病活动时部分患者存在一些自身抗体,如抗组蛋白抗体和抗心磷脂抗体等,还有部分患者存在抗红细胞抗体和抗血小板抗体等。④血清总补体 C_3 和 C_4 可减低。⑤循环免疫复合物升高。在疾病活动时,血清中免疫球蛋白升高,并出现高球蛋白血症。妊娠和使用雌激素可能诱导本病发生。

以上研究提示成人 Still 病可能是由于易感个体对某些外来抗原如病毒或细菌感染的过度免疫反应,造成机体细胞免疫和体液免疫调节异常,从而出现发热、皮疹、关节痛和外周血细胞升高等一系列炎症性临床表现。

二、病理

皮损活组织病理改变为真皮胶原纤维水肿,毛细血管周围中性粒细胞、淋巴细胞和浆细胞浸润。关节滑膜表现为肥厚水肿、细胞增殖、血管增生、内生细胞肿胀、淋巴细胞和浆细胞浸润、纤维蛋白沉积。浅表淋巴结为非特异性慢性炎症。

三、临床表现

本病临床表现复杂多样,常有多系统受累,表现为发热、皮疹、关节痛,其次为咽痛、淋巴结肿大、肝脾肿大及浆膜炎等。

(一)发热

发热为本病的重要表现之一,几乎见于所有的患者。通常是突然高热,以弛张热多见,体温多超过39℃,午后或傍晚达高峰,持续3～4小时后自行出汗,早晨体温降至正常。约半数患者发热前出现畏寒,但寒战少见。热程可持续数天至数年,反复发作。发热时皮疹、咽痛、肌肉和关节疼痛症状加重,热退后皮疹可隐退,上述症状可减轻。多数患者虽然长期发热,但一般情况良好无明显中毒症状。

(二)皮疹

皮疹是本病的另一主要表现,85%以上的患者在病程中出现一过性皮疹,其形态多变,常表现为弥漫性充血性红色斑丘疹,多分布于颈部、躯干和四肢伸侧,也可出现于手掌和足跖。此外,还可呈荨麻疹、结节性红斑或出血点。皮疹多随傍晚发热时出现,清晨热退后消失,即昼隐夜现。皮疹消退后一般不留痕迹,少数可遗留有大片色素沉着。部分患者在搔抓、摩擦等机械刺激后皮疹可加重或表现明显,称为 Koebner 征。

(三)关节和肌肉症状

关节痛和关节炎为本病的主要临床表现之一,一般起病较为隐匿,多为关节及关节周围软组织疼痛、肿胀和压痛。任何关节均可受累,最常侵犯的关节是膝关节,其次是腕关节。关节的外观和分布与类风湿关节炎相似,但本病的滑膜炎多轻微且短暂。大多数患者热退后不遗留关节畸形,关节周围骨质侵袭和半脱位现象少见。少数多关节和近端指间关节受累者,亦可发生慢性关节损害,腕掌和腕关节受累可在多年以后出现强直。少数颈椎颞颌关节和跖趾关节受累者也可发生关节强直。多数患者发热时出现不同程度的肌肉酸痛,少数患者出现肌无力及肌酶轻度升高。

(四)咽痛

咽痛见于50%的患者,常在疾病的早期出现,有时存在于整个病程中。咽痛常于发热时出现或加重,热退后缓解。咽部检查可见咽部充血,咽后壁淋巴滤泡增生,扁桃体肿大,咽拭子培养阴性,抗生素治疗对咽痛无效。

(五)淋巴结肿大

本病早期往往有全身浅表淋巴结肿大,尤以腋下及腹股沟处显著,呈对称性分布,质软有轻度压痛,无粘连及大小不一。部分患者出现肺门及肠系膜淋巴结肿大,可造成腹部非固定性疼痛。如有肠系膜淋巴结坏死,可造成剧烈腹痛。体温正常后肿大的淋巴结缩小或消失。

(六)肝脾肿大

约半数患者肝脏肿大一般为轻、中度肿大,质软。约3/4的患者有肝功能异常,丙氨酸氨基转移酶升高。部分患者有黄疸,但碱性磷酸酶、γ-谷氨酰转肽酶、肌酸磷酸激酶一般正常。症状缓解后,肝脏可恢复正常。少数患者出现酶胆分离现象、亚急性重型肝炎、急性肝功能衰竭,以致死亡。脾脏轻至中度肿大,质软,边缘光滑,疾病缓解后可恢复正常。

(七)心脏损害

本病的心脏损害多表现为心包病变,其次为心肌炎,心内膜炎少见。临床表现为心悸、胸闷、心律失常和充血性心力衰竭等。心包炎一般起病隐匿,仔细听诊可闻及心包摩擦音,超声心动图可见心包积液,罕见心包填塞。部分患者出现心包缩窄。心肌病变一般不影响心脏功能。

(八)肺和胸膜病变

肺和胸膜病变可出现咳嗽、咳痰、胸闷和呼吸困难等症状。肺部损害表现为浸润性炎症、肺不张、肺出血间质性肺炎及淀粉样变,或出现成人呼吸窘迫综合征。胸膜病变为纤维素性胸膜炎、胸腔积液和胸膜肥厚等。痰培养及胸腔积液培养阴性。部分患者由于长期应用激素及免疫抑制剂,可出现肺部细菌感染或结核感染等。

(九)腹痛

约 1/4 的患者出现腹痛或全腹不适、恶心、呕吐和腹泻等。腹痛往往由肠系膜淋巴结炎、机械性肠梗阻或腹膜炎所致,少数患者因剧烈腹痛被误诊为外科急腹症而行剖腹探查术。

(十)神经系统病变

本病神经系统病变少见,可累及中枢和周围神经系统,出现脑膜刺激征及脑病,包括头痛、呕吐、癫痫、脑膜脑炎、颅内高压等。脑脊液检查多数正常,偶有蛋白含量轻度升高,脑脊液培养阴性。

(十一)其他表现

肾脏损害较少见,一般为轻度蛋白尿,以发热时明显。少数出现急性肾小球肾炎、肾病综合征、间质性肾炎及肾功能衰竭等。其他损害包括乏力、脱发、口腔溃疡、虹膜睫状体炎、视网膜炎、角膜炎,结膜炎、全眼炎、停经和弥漫性血管内凝血等。少数患者病情反复发作,多年后发生淀粉样变。另外,本病患者可对多种药物和食物过敏,出现形态不一的药疹,常造成误诊。

四、辅助检查

(一)实验室检查

1.血象

90%以上的患者外周血白细胞总数增高,一般在 $(10\sim20)\times10^9/L$,也有报道高达 $50\times10^9/L$,呈类白血病反应。白细胞升高以中性粒细胞增高为主,分类一般在 0.9 以上,中性粒细胞核左移而嗜酸性细胞不消失。在无胃肠道失血的情况下出现持续性和进行性贫血,多为正细胞正色素性贫血,也可为小细胞低色素性贫血或大细胞正色素性贫血,个别患者表现为溶血性贫血。贫血常和疾病活动有关。半数以上患者血小板计数高达 $300\times10^9/L$ 以上,疾病稳定后可恢复正常。

2.其他血液学检查

血沉增快多在 100 mm/h 以上。C-反应蛋白轻或中度升高。血清丙氨酸氨基转移酶、直接胆红素和间接胆红素均可升高。清蛋白降低,球蛋白升高,甚至血氨升高。在合并肌炎时肌酸磷酸激酶和乳酸脱氢酶等升高。

血清铁蛋白在疾病活动期明显升高,可超过正常水平 10 倍以上,并与疾病活动相平行,可作为本病诊断的支持点,也可作为观察疾病活动和监测治疗效果的指标。

3.免疫学检查

少数患者出现低滴度抗核抗体,类风湿因子的阳性往往提示患者可能发展为类风湿关节炎。免疫球蛋白和γ球蛋白可以升高。

4.细菌学检查

除非伴发继发感染,血培养及其他细菌学检查均为阴性。结核菌素纯蛋白衍生物试验阴性。其他微生物学培养亦为阴性。

5.骨髓象

常为感染性特点,粒系增生活跃,核左移,胞质内有中毒颗粒及空泡变性。骨髓细菌培养阴性。

(二)影像学检查

本病的X线表现是非特异性的。早期可见软组织肿胀和关节附近骨质疏松。反复或持续存在的关节炎,则可见关节软骨破坏及骨糜烂,关节附近骨膜下常见线状新生骨,晚期亦可出现关节间隙狭窄、关节强直及关节半脱位。累及腕关节、膝关节和踝关节时,比较特征的放射学改变是腕掌和腕间关节非糜烂性狭窄。

五、诊断

本病诊断比较困难,需排除感染性疾病、风湿性疾病、肿瘤性疾病、医源性疾病和过敏性疾病之后才能确诊。本病目前尚无统一的诊断标准,比较统一的认识是在出现高热、一过性斑丘疹、关节炎和白细胞及中性粒细胞升高时,应高度怀疑成人Still病。多次血培养或骨髓培养阴性及血清铁蛋白的异常升高,可作为支持本病诊断的重要依据。严格掌握发热、皮疹、关节炎或关节痛这三项主要表现,是防止误诊的关键。

六、治疗

由于本病的病程长短不一,病变累及部位不同,治疗药物剂量不同,疾病引起并发症不同以及缺乏对照观察等,本病治疗效果的评价比较困难。本病的治疗主要包括非甾体类抗炎药、糖皮质激素、细胞毒药物、慢作用药物及生物制剂。

(一)非甾体类抗炎药

非甾体类抗炎药对部分患者能取得良好疗效,如控制发热、减轻全身症状和关节炎症状,但不能完全控制多数患者的高热和皮疹,且应用剂量较大,常引起严重的不良反应,包括胃肠道出血溃疡和肝脏损害等,故该类药不是治疗本病的有效药物。

(二)糖皮质激素

糖皮质激素是治疗本病的主要药物,当出现下列情况时,应及时应用糖皮质激素。如非甾体类药物疗效不佳或出现严重并发症、肝功能异常、大量心包积液、心肌炎、肺炎、血管内凝血或其他脏器损害等。一般认为早期应足量使用,必要时治疗初期可以应用甲泼尼龙(甲基强的松龙)或氢化可的松等静脉冲击治疗。急重症患者,待病情平稳后再换成口服制剂,维持较长时间。减量过早过快易出现病情反复。对需要长期大剂量应用糖皮质激素才能控制全身症状及关节炎症状者,可加用慢作用药物或免疫抑制剂。

(三)免疫抑制剂及慢作用药物

为了增强疗效、减少糖皮质激素用量和不良反应,在病情基本控制后可并用小剂量免疫抑制剂,如环磷酰胺、硫唑嘌呤、雷公藤总苷等。应用激素加免疫抑制剂治疗时,感染机会明显增加需引起重视。以慢性关节炎为特点的本病患者宜尽早应用氨甲蝶呤、氯喹、青霉胺或柳氮磺吡啶等改善病情药物。另外,氯喹可用于治疗轻微的全身性病变,如乏力、发热、皮疹等。

(四)其他方法

对于严重的成人 Still 病的患者可试用大剂量免疫球蛋白静脉注射或环孢霉素 A 治疗。用免疫球蛋白静脉注射时,也可联合中医中药治疗。

总之,对成人 Still 病的治疗,需注意临床效果和药物不良反应之间的矛盾,既要控制病情求得最佳疗效,又不至于引起严重的药物不良反应。

七、预后

多数患者预后良好。有 1/5 的患者在 1 年内病情缓解且不再复发。有 1/3 的患者反复发作数次后病情完全缓解。其余患者病程转为慢性,主要表现为慢性关节炎。儿童期发病需全身激素治疗超过 2 年者往往预后不良。少数患者可因急性肝功能衰竭、弥漫性血管内凝血、继发性淀粉样变性及败血症等而死亡。

参考文献

[1] 葛洪.新编临床药物学[M].长春:吉林科学技术出版社,2018.

[2] 陈惠.临床药物学[M].昆明:云南科技出版社,2018.

[3] 杨宝学,张兰.实用临床药物学[M].北京:中国医药科技出版社,2018.

[4] 李翠琼,吕颖.药物学基础实训指导[M].西安:西安交通大学出版社,2018.

[5] 孙巽华.现代药物学与医学检验[M].昆明:云南科技出版社,2018.

[6] 刘明.药物学[M].长春:吉林科学技术出版社,2018.

[7] 赵彩珍,郭淑芳.药物学基础[M].4版.北京:科学出版社,2018.

[8] 邓霁玲,韩芬,李心红.临床药物学[M].天津:天津科学技术出版社,2018.

[9] 刘灵改,陈颖,向羿.临床药物学指南[M].天津:天津科学技术出版社,2018.

[10] 张国元,赵立春,谢程.临床药物学[M].天津:天津科学技术出版社,2018.

[11] 王丽娟.现代临床药物学[M].长春:吉林科学技术出版社,2018.

[12] 吴一凡,孙丽静,韩亚琼.现代药物学[M].长春:吉林科学技术出版社,2018.

[13] 郭成焕.实用药物学与临床[M].长春:吉林科学技术出版社,2018.

[14] 杨晶.实用药物学基础[M].北京:中国轻工业出版社,2018.

[15] 李恩波.实用临床药物学[M].长沙:中南大学出版社,2018.

[16] 于鲁志.新编临床药物学[M].长春:吉林科学技术出版社,2018.

[17] 陶平德,谢俊强,魏胜梅.实用药物学基础[M].青岛:中国海洋大学出版社,2018.

[18] 郑小吉.天然药物学[M].北京:中国医药科技出版社,2018.

[19] 滕叔恒.新编临床药物学[M].天津:天津科学技术出版社,2018.

[20] 刘克令.现代药物学[M].北京:科学技术文献出版社,2018.

[21] 傅春升.新编药物学[M].天津:天津科学技术出版社,2018.

[22] 张丽.精编临床药物学[M].长春:吉林科学技术出版社,2018.

[23] 符秀华,付红焱.药物学基础[M].北京:科学出版社,2018.

[24] 华翔.药物学基础与临床用药[M].天津:天津科学技术出版社,2018.

[25] 康玉龙.新编实用药物学基础[M].天津:天津科学技术出版社,2018.

[26] 江秉华.药物学基础与临床应用[M].昆明:云南科技出版社,2018.

[27] 符壮,钮柏琳,焦妍.药物学临床诊疗常规[M].天津:天津科学技术出版社,2018.

[29] 段红福.药物学基础与临床应用[M].长春:吉林科学技术出版社,2018.

[30] 贺大伟.临床药物治疗学[M].天津:天津科学技术出版社,2018.

[31] 郭勇.临床药物治疗学[M].北京:科学技术文献出版社,2018.

[32] 刘玉,辛婷,蒋立新.药物临床治疗学[M].长春:吉林科学技术出版社,2018.

[33] 赵春杰.药物分析学[M].北京:清华大学出版社,2018.